U0852128

美容手术
原理与实操

THE PRINCIPLES AND PRACTICE OF COSMETIC SURGERY

主　审　郭　澍　卞　崴

主　编　曹　政

副主编　殷莉波　朱志娟　岳　嵩

北方联合出版传媒（集团）股份有限公司

辽宁科学技术出版社

沈　阳

图书在版编目（CIP）数据

美容手术原理与实操 / 曹政主编 . -- 沈阳 : 辽宁科学技术出版社，2025. 10. -- ISBN 978-7-5591-4193-4

Ⅰ. R625

中国国家版本馆 CIP 数数据核字第 20253CX110 号

出版发行：辽宁科学技术出版社
（地址：沈阳市和平区十一纬路25号　邮编：110003）
印 刷 者：沈阳丰泽彩色包装印刷有限公司
经 销 者：各地新华书店
幅面尺寸：210 mm × 285 mm
印　　张：14.5
字　　数：350 千字
出版时间：2025 年 10 月第 1 版
印刷时间：2025 年 10 月第 1 次印刷
出 品 人：陈　刚
责任编辑：凌　敏　于　倩
封面设计：关木子
版式设计：袁　舒
责任校对：黄跃成

书　　号：ISBN 978-7-5591-4193-4
定　　价：198.00元

联系电话：024—23284356
邮购热线：024—23284502
E-mail：lingmin19@163.com
http：//www.lnkj.com.cn

主　编

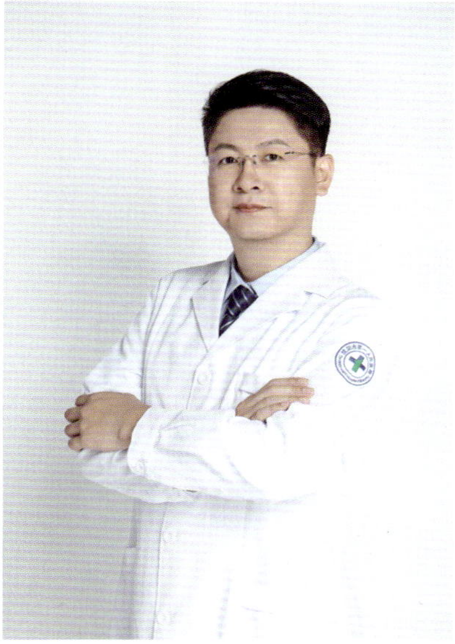

曹政　沈阳市第一人民医院整形皮肤美容中心

沈阳市第一人民医院整形皮肤美容中心负责人，整形外科硕士，美容外科主诊医师。辽宁省整形美容协会监事，中华医学会整形外科学分会鼻整形学组委员，中华医学会整形外科学分会干细胞学组委员，中国中西医结合学会医学美容专业委员，中国中西医结合学会乳房整形分会委员，中国中西医结合学会医学美容专业委员会内窥镜整形美容分会委员。擅长治疗眼周整形继发畸形、鞍鼻、歪鼻、宽鼻、驼峰鼻、鼻头鼻翼肥大、鼻整形继发畸形、乳房发育不良、巨乳、腹壁松弛，私密整形，微整形并发症治疗，创面的各类皮瓣修复等。

副主编

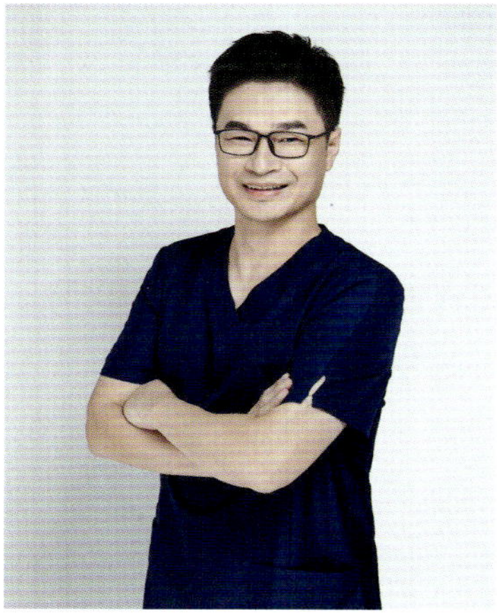

殷莉波　浙江湖州中心医院整形外科

浙江湖州中心医院整形外科副主任医师，德国海德堡大学外科学博士，硕士研究生导师。浙江省医学会医学美学与美容学分会青年委员，热玛吉超声炮认证医师。擅长眼整形、乳房整形、皮肤良恶性肿瘤治疗、注射美容、光电抗衰激光祛斑等。

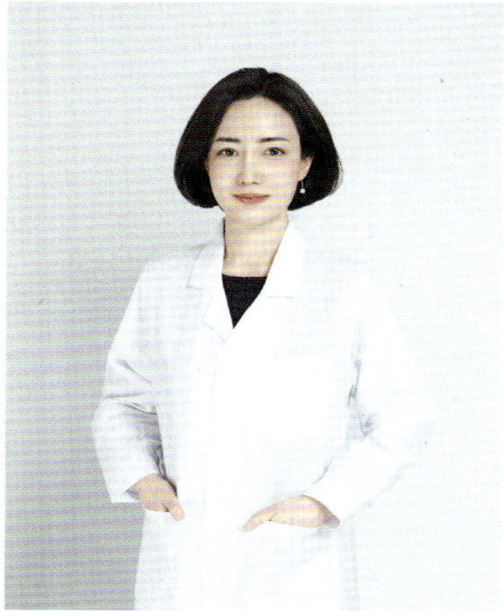

朱志娟　广州曙光医疗美容医院

广州曙光医疗美容医院副主任医师，硕士毕业于郑州大学全日制整形外科专业，目前整形外科博士在读。中国整形美容协会医美与艺术分会委员，中国非公立医疗机构协会整形与美容专业面部年轻化分委会委员，中国非公立医疗机构协会眼整形分会委员，中国中西医结合学会医学美容专业委员。

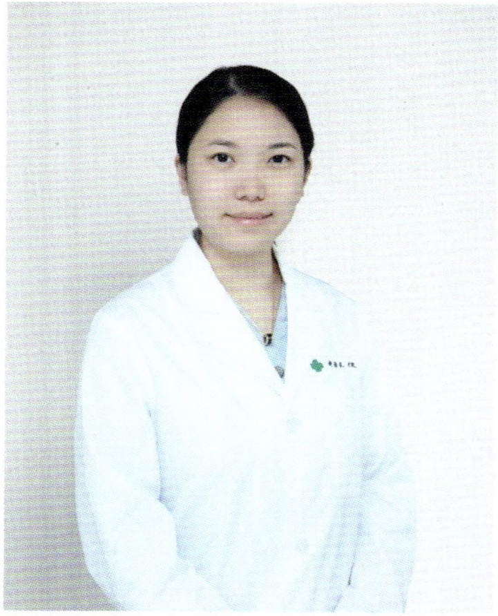

岳嵩　中国医科大学附属第一医院

中国医科大学眼科学硕士，中国医科大学附属第一医院眼科主治医师，擅长眼整形、注射微创美容。从事眼科临床、教学及基础研究 10 余年，参与发表 SCI 论文 10 余篇，其中作为第一作者及通讯作者发表 5 篇，获国家实用新型专利 3 项，参编美容外科图书 2 部。

主　审

郭　澍　中国医科大学附属第一医院
卞　崴　沈阳市第一人民医院

编　委

王　欢　辽宁省肿瘤医院
王晨超　中国医科大学附属第一医院
王锦文　沈阳市第一人民医院
田雅光　沈阳市第七人民医院
付志强　沈阳医学院附属第二医院
吕梦竹　中国医科大学附属第一医院
朱　珂　上海亚太医疗美容门诊部
刘中波　北部战区总医院
刘双阳　北部战区总医院
刘　烨　沈阳市第一人民医院
刘　霄　北部战区总医院
孙　强　中国医科大学附属第一医院
李洲健　沈阳市第一人民医院
李　哲　北部战区总医院
杨蔚琪　昆明医科大学第二附属医院
佟　爽　中国医科大学附属第一医院
张　蕾　中医科大学附属口腔医院
苗育玮　沈阳市第一人民医院
范　萌　沈阳市第四人民医院
金石峰　中国医科大学附属第一医院
郝玉荣　沈阳市第一人民医院
徐　烨　北部战区空军医院
徐　琳　沈阳市第一人民医院
唐甜甜　沈阳市第一人民医院

序 1

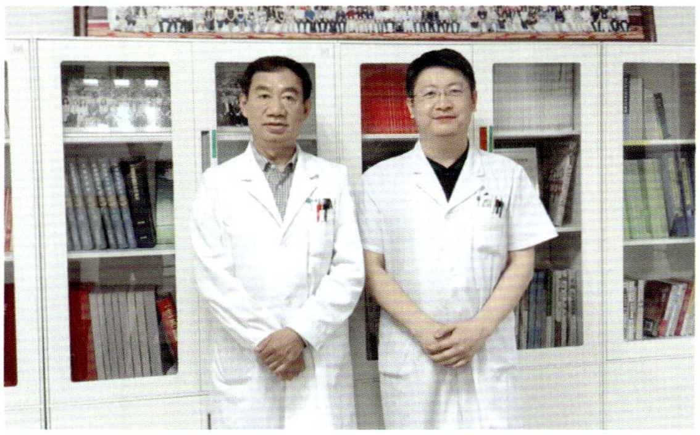

当我的研究生将这本关于整形外科手术操作与围手术期管理的书稿呈现在我面前时，我由衷地感到欣慰。本书聚焦于眼、鼻、胸及私密整形等关键领域，系统阐述了手术操作的精要及围手术期管理的核心注意事项，内容翔实、结构清晰，体现了作者扎实的专业功底和严谨的治学态度。作为本书的主审，我欣然提笔。

整形外科学，作为一门融合医学、美学与人文关怀的学科，近年来发展之迅猛，令人瞩目。新技术、新材料、新理念层出不穷，极大地拓展了学科的边界，提升了手术的安全性与效果的可预测性。与此同时，我们也欣喜地看到，一大批优秀的整形外科医生在临床实践与学术研究中脱颖而出，他们以精湛的技艺和高尚的医德，为无数求美者重塑自信，带来福祉，推动着整个行业向更高水平迈进。

然而，行业的蓬勃发展也伴随着挑战，知识的快速迭代要求从业者必须持续学习、不断更新，随着市场的扩展，从业者的专业素养和伦理水平也呈现出一定的差异。这种“不对称”的发展态势，不仅可能影响个体患者的治疗效果与安全体验，更关乎整个整形外科行业的健康发展与社会声誉。因此，系统化、规范化知识的普及与推广，建立并坚守行业的高标准，显得尤为重要而迫切。

正是在这样的背景下，本书的出版具备独有的价值：

1. 立足临床，注重实用：书中围绕眼、鼻、胸、私密等核心手术项目，对手术步骤、技术要点进行了清晰阐述，尤其着重强调了术前评估、术后护理及并发症防治等关键环节，为临床医生特别是青年医师和基层医生提供了极具操作性的指导。

2. 知识整合，反映前沿：作者努力将经典理论与当前学科相结合，力求反映相关领域的共识与实践经验，为读者提供一个相对全面且紧跟时代的知识框架。

3. 强调规范，倡导责任：本书在传授技术的同时，始终贯穿着对医疗安全、伦理规范和人文关怀的强调。这不仅是对技术的精益求精，更是对医生职业精神的呼唤，体现了对求美者高度负责的态度。

4. 助力普及，促进提升：本书内容深入浅出，结构分明，旨在成为一本实用的临床参考书和教学用书。它的出版，有助于规范化知识的传播与普及，为提升行业整体水平贡献一份力量。

作为导师和主审，我见证了作者在本书创作过程中付出的巨大努力与热忱。他广泛查阅文献，结合自身学习与实践心得，反复推敲，力求精准与实用。这种对专业的热爱与执着，是青年学者最宝贵的品质。

整形外科的美好未来，非一人之力可成，需全体同仁勠力同心。我们既需要顶尖专家的引领突破，也需要广大从业者恪守规范、精进技艺；既需要持续创新的科研驱动，也需要扎实可靠的基础知识普及。希望本书能成为这宏大事业中的一块坚实基石，为有志于整形外科事业的同仁提供一份有价值的参考，共同推动中国整形外科事业向着更规范、更安全、更人文的方向不断前进。

谨以此序，祝贺本书的出版，并向所有为提升整形外科诊疗水平而不懈努力的同行们致敬！

郭澍

序 2

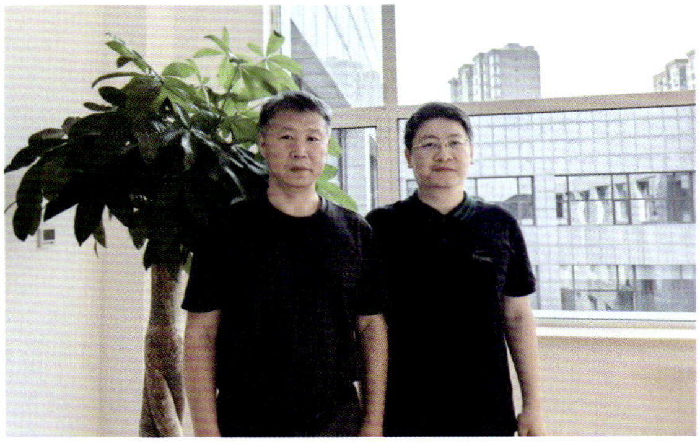

当今时代，医学的进步与人类对美好生活的追求交相辉映。整形外科作为一门融合医学、美学与人文关怀的学科，正以前所未有的速度蓬勃发展，成为现代医学领域中一颗璀璨的新星。新技术、新术式的涌现，以及越来越多优秀人才的加入，为无数求美者带来重塑自信的契机。然而，行业快速发展的背后，也暴露出一些令人深思的问题，如部分机构急功近利、从业人员资质良莠不齐、治疗流程缺乏规范化管理等。这些问题不仅可能损害求美者的身心健康，更可能动摇公众对整形医学的信任根基。在此背景下，兼具专业性与实用性、以提高医生水平为核心的著作的出现就显得尤为重要。

作为公立医院的负责人，我深知肩上责任之重。公立医院始终是医疗规范的践行者与行业发展的引领者，我们有义务将临床经验转化为学术成果，以严谨的态度推动行业向更高标准迈进。本书的编写初衷，正是源于这种使命——为临床医生、管床医师乃至患者提供一本系统、易理解、可操作性强的参考指南。

本书以美容外科常见疾病与术式为核心，内容涵盖眼部、鼻部、唇部、耳部、面骨轮廓、面部提升、胸腋部、腹部、私密部及吸脂与脂肪填充等十个专题。每一章节均以临床问题为导向，从手术设计逻辑到术后并发症的预防与管理，层层递进，力求以深入浅出的方式阐明技术要点。书中特别注重理论与实践的结合，编录了数百张手术示意图并辅以简明扼要的文字解析，既可为青年医师搭建系统化的知识框架，也能帮助资深医师优化技术细节。而对于求美者而言，本书以通俗易懂的语言阐述术后护理的科学依据，有助于消除信息不对等，建立双方协同的康复管理模式。

本书编写过程中，始终秉持三个原则：一是科学性，所有内容均基于循证医学证据与我院临床数据总结；二是规范性，严格参照最新诊疗指南和文献，强调适应证把控的重要性；三是人文性，将“以求美者为中心”的理念贯穿始终，倡导在追求美学效果的同时，守护医疗安全的底线。

当前，中国整形美容行业正处于转型升级的关键阶段。我们坚信，唯有坚持医疗本质、回归技术本源，方能实现行业的可持续发展。希望本书的出版，能够为临床工作者提供一份参考，为求美者架起一座理性认知的桥梁，更期待与业界同仁携手，共同构建规范、透明、健康的医疗美容生态。

卞崴

作者序

当您翻开这本书时，您可能正站在整形美容外科这一充满活力又责任重大的领域的起点，或是作为经验丰富的管床医生，正寻求更精进、更规范的操作指引。无论您身处何种角色，我由衷地希望这本凝聚了临床实践与理论思考的著作，能成为您执业路上值得信赖的伙伴。

中国美容外科行业的蓬勃发展有目共睹，公众对美的追求日益多元化、个性化，催生了巨大的市场需求。然而，繁荣的背后，一个严峻的现实不容忽视：合格、规范、经验丰富的专业整形外科医师的供给，远未能满足市场的实际需求。这种巨大的供需鸿沟，滋生了一系列亟待解决的问题。

我们看到，部分机构为快速填补人才缺口，提供着速成式的“培训”，其深度和广度远不足以支撑安全、有效的临床实践。这使得一些从业者对手术的根本原理、解剖层次的精妙、并发症的深层机制以及围手术期管理的系统性掌握不够透彻，犹如在迷雾中行船，风险暗藏。与此同时，混乱的市场环境中，“黑医美”如同阴影中的毒瘤，无资质、无标准、无保障的操作，不仅严重侵害了求美者的健康权益，更一次次地伤害着整个行业的声誉与公众的信任。

行业的健康发展，根基在于专业、规范与诚信，需要每一位从业者，特别是肩负着临床一线重任的管床医生和初入此门的新生力量，具备扎实的理论基础、精湛的手术技艺、严谨的围手术期管理能力以及对医学伦理的深刻理解。唯有如此，我们才能真正守护求美者的安全与梦想，才能逐步驱散阴霾，为这个本应充满艺术与科学的专业领域正名。

这便是本书编写的初衷与核心价值所在。

本书聚焦于美容外科领域最常见、最核心的手术项目，力求深入浅出地阐释其手术原理——不仅仅是“怎么做”，更重要的是“为什么这样做”。理解原理，是灵活应变、规避风险、处理疑难的根本。同时，书中以同等重要的篇幅，系统性地阐述了手术前、后的关键注意事项与规范治疗流程。从详尽的术前设计、风险沟通到精细的术后护理、并发症的早期识别与规范处理、康复指导，乃至长期效果的维护与随访，我们力图构建一个完整、实用的围手术期管理框架。

对于管床医生而言，本书旨在提供一份清晰、可靠的操作指南，帮助您在繁忙的临床工作中，系统化、标准化地管理患者，提升安全边际，优化患者体验。对于新入职的整形外科医生，本书则期望成为您专业道路上的坚实基石，帮助您跨越理论与实践的沟壑，理解手术的深层逻辑，培养严谨的临床思维和规范的执业习惯，避免在成长初期因知识或经验的不足而走弯路。

技术可以精进，但安全与责任不容有失。每一台手术，都承载着求美者对美的向往和对医生的信任。我们手中的器械，既是雕刻美的工具，更是守护生命的承诺。本书的每一章节，都凝聚着对这份承诺的敬畏与践行。

推动中国整形美容行业走向更加健康、有序、专业化的未来，非一人之力可及。这需要我们全体从业者坚守专业底线，持续学习精进，以规范的操作、透明的沟通和卓越的疗效来赢得尊重。我坚信，通过专业知识的系统传承与实践规范的严格遵循，越来越多的优秀人才将加入到这个行列，共同为“整形外科医生”这一称号赋予应有的专业尊严与荣光。

愿本书能为此目标贡献微薄之力，助力各位同仁在追求精湛技艺的道路上行稳致远，共同守护行业的纯净天空，不负求美者所托，不负医者初心。

曹政

目录
CONTENTS

第四章　耳部

第五章　面骨轮廓

第六章　面部提升

第七章　胸腋部

第八章　腹部

第九章　私密部

第一章

DI YI ZHANG

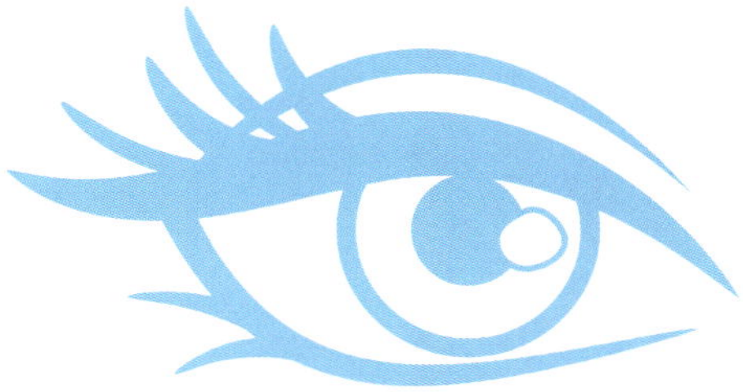

眼部

YAN BU

第一节 重睑成形术

双眼皮手术在医学中又被称为重睑成形术。从美学的角度考虑，双眼皮的长宽比例较单眼皮更符合黄金分割定律，从而使人产生美感。人们公认双眼皮的睑形在人们的视觉及心理感受上常能产生妩媚、灵巧、清澈、亮丽、富有层次等感觉。

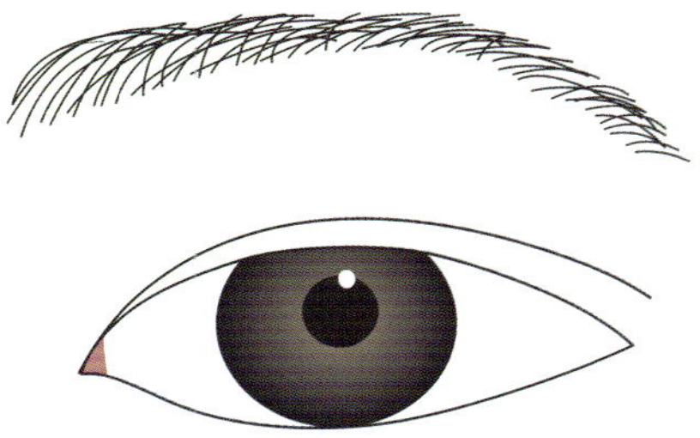

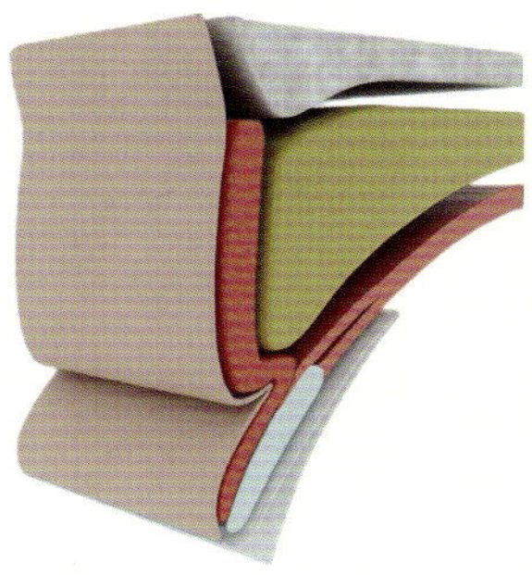

图 1-1-1　A 重睑睁眼正面观　B 重睑睁眼侧面观

而单眼皮则常常给人感觉眼睛小、不精神，没有双眼皮那样富于情感的表达。

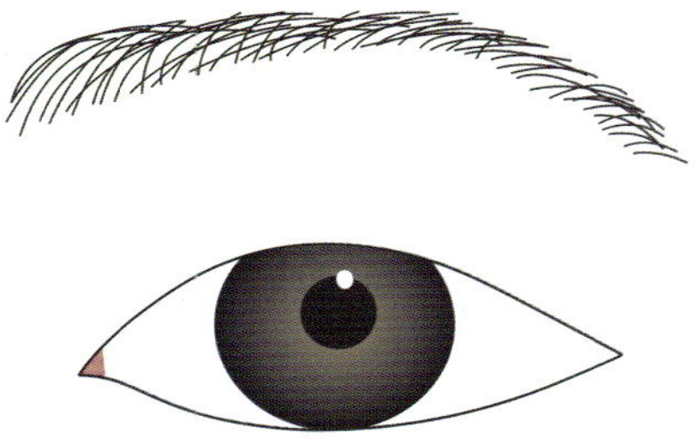

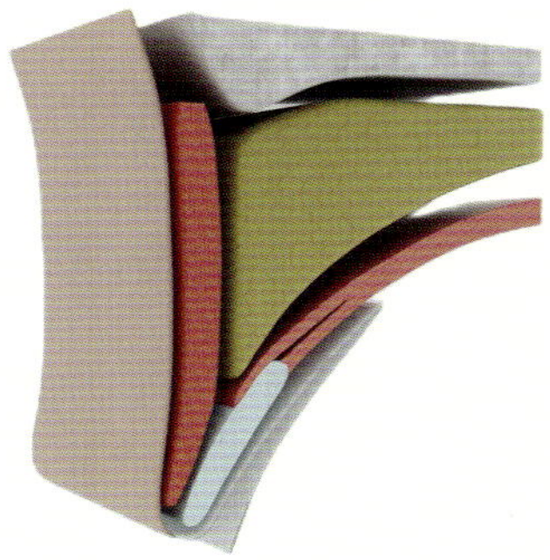

图 1-1-2　A 单睑睁眼正面观　B 单睑睁眼侧面观

注：

在实际生活中并非所有单睑的人都不美，有许多人的单眼皮睑形与五官面形和谐匹配，尤其有些男士因为单眼皮常显得目光深邃、庄重。

有些人天生便是双眼皮，其原因在于在睁眼的同时肌肉会“抛”出一些“线”固定于上睑皮肤，这部分皮肤伴随睁眼动作被牵拉并凹陷进皮肤，形成双眼皮皱褶。

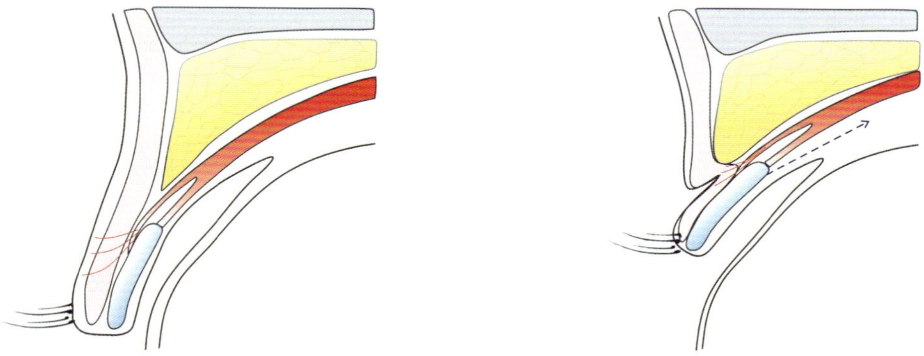

图 1-1-3　A　重睑闭眼侧面观　B　重睑睁眼侧面观，可见纤维连接的作用

重睑成形术的目的便是建立一个连接，以连接肌肉与上睑皮肤，使上睑皮肤随睁眼动作被牵拉折入皮肤，形成双眼皮皱褶。

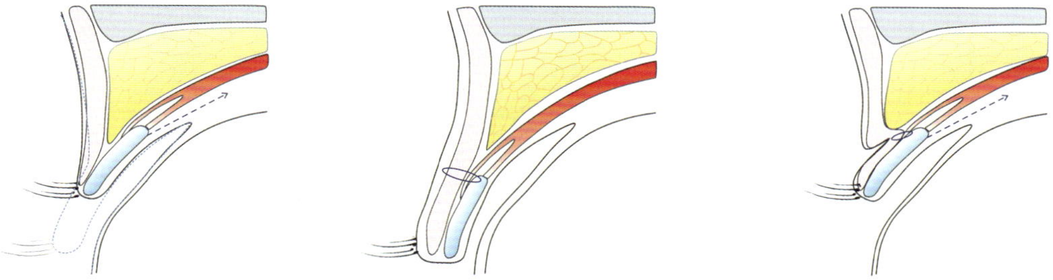

图 1-1-4　A　单睑睁眼时未形成双眼皮的皱褶外观　B　重睑成形术侧面，用缝线做出类似重睑的纤维连接结构　C　重睑成形术后，睁眼后可见双眼皮皱褶形成

手术方案与优缺点

重睑成形术的手术方法主要有埋线法、三点微创法、切开重睑法等。

1. 埋线法

埋线法即通过埋线，模拟先天双眼皮的模式，将负责睁眼的肌肉腱膜（或与之相附着的睑板）与皮下眼轮匝肌建立连接，以形成重睑外观。其操作简单、外形自然、无切口、损伤较小、恢复快、不影响工作，适用于上睑皮肤薄、无臃肿、皮肤松弛不明显、睑裂大的年轻人。其弊端有适用范围有限、无法去除多余皮肤、对眼睛自身条件有要求、重睑线容易变浅变窄甚至消失、线结存在外露的可能等。

注：

上睑赘皮较多时，即使强行埋线形成双眼皮外观，也存在固定点过高导致的线结磨眼球和上睑提肌相对无力的问题。

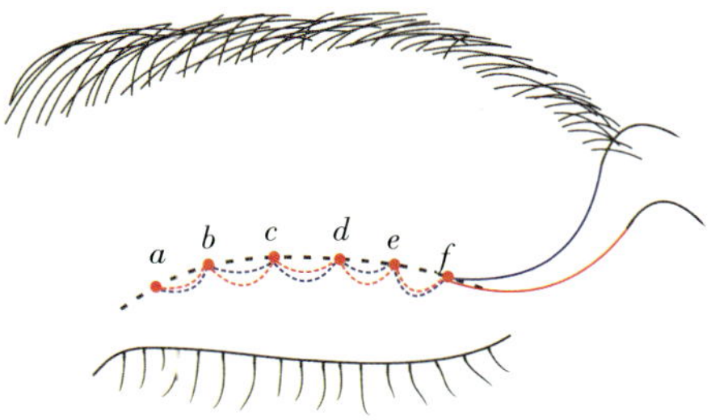

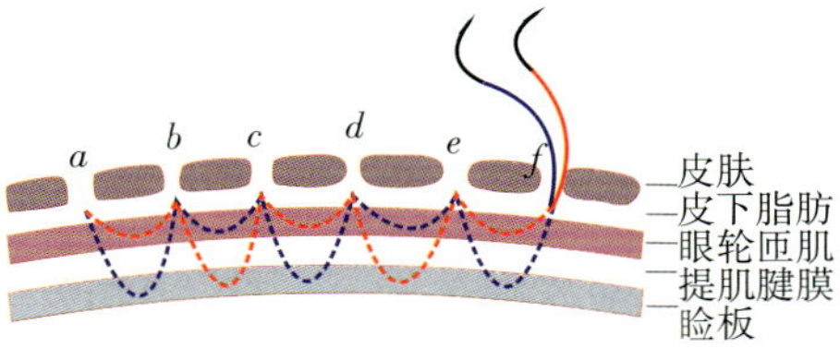

图 1-1-5

双眼皮埋线方式，建立深层与浅层连接

A 双眼皮埋线正面图

B 双眼皮埋线图

2. 三点微创法

三点微创法也常被说成韩式三点法，属于半开放式双眼皮手术方法。它是在眼皮上制备 3 个长度仅有 2 ~ 3 mm 不连续的微小伤口，经过这 3 个不连续的小切口用缝线将负责睁眼的肌肉（或与之相附着的睑板）与皮下眼轮匝肌建立连接。此外，还可以通过这些切口抽出上睑多余的眶隔脂肪。其术后线条自然美观，重睑形态不易消失，而且术后伤口小、消肿快，适用于上睑皮肤不过度松弛、上睑不过度臃肿者。其弊端是仍无法去除多余皮肤，不适合上睑皮肤存在赘皮的求美者，且存在 3 个小的瘢痕印迹。

补充

眶隔脂肪是位于上睑眼轮匝肌下层的眶隔内的脂肪团，为上睑肿眼泡的常见原因，切开重睑手术时常对其多余部分进行修剪，以减少其臃肿。

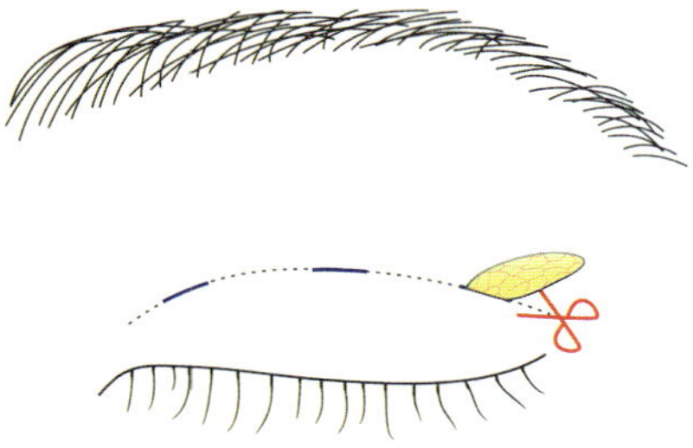

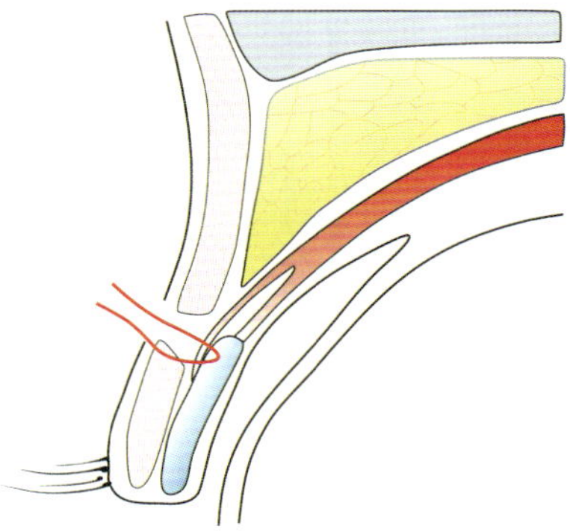

图 1-1-6

A 双眼皮三点微创法，可通过外侧小切口去除多余脂肪

B 通过三点微创法的切口用缝合线建立深层与浅层连接

3. 切开法

切开法是将双眼皮线处皮肤切开，同时可以去除多余皮肤、肌肉和眶脂，通过切口用缝线将负责睁眼的肌肉（或与之相附着的睑板）与皮下眼轮匝肌建立连接。其适用范围广，可矫正上睑松弛的皮肤、

上睑组织臃肿、睫毛内翻等，且重睑形态稳固持久。其弊端是手术损伤大，可形成瘢痕印迹，消肿时间长。

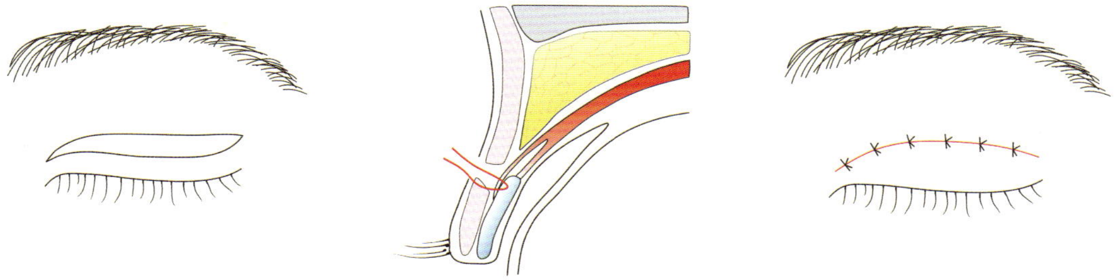

图 1-1-7　A　双眼皮切开法，标记赘皮切除范围　B　在双眼皮切口用缝合线建立深层与浅层连接　C　双眼皮缝合后外观

手术前须知

1. 双眼皮是不是越宽越好?

双眼皮并不是越宽越好，双眼皮的皱褶太宽了会带来以下几点缺憾：首先，从外形上看会有些不自然；其次，容易造成睁眼费力和疲劳感；再者，如果不满意，以后的修复就会很困难。有些严重的情况，如双眼皮做得特别宽时，其眼睛反而睁不大，易造成创伤性上睑下垂。

2. 重睑成形术后是否会留下瘢痕?

上睑皮肤较薄，真皮组织少，不容易形成明显的瘢痕，随着愈合时间的延长，瘢痕也会变得越来越不明显。切口的瘢痕会隐藏在双眼皮的皱褶内，在睁眼的时候会完全掩盖在皱褶深处，快速地睁眼、闭眼时很难看到瘢痕。但对于一些严重瘢痕体质的求美者，确实有瘢痕增生的可能。

3. 重睑成形术后双眼皮会不会宽窄不一样?

绝大多数人眼睛先天就存在着不对称，只是不甚明显，手术可以尽可能保持双眼的一致，但手术过程中的组织剥离、切除、出血程度等差异，也可能会造成愈合后双眼皮不对称，有经验的医生可以把这种差异控制到最小化。

4. 倒睫是否可通过重睑成形术矫正?

双眼皮手术可通过切开法将睫毛翘起，改善倒睫的情况。

5. 三眼皮可否通过重睑成形术矫正?

由于皮肤松弛堆积导致的三眼皮可通过重睑成形术去除多余皮肤来矫正。

6. 对于欧式双眼皮，推荐做吗?

欧式双眼皮富有立体感，但对于亚洲人来说不推荐做欧式双眼皮，做欧式双眼皮应具备以下条件：眶骨足够高、眼球内陷、眼裂足够长、睑缘距眉毛足够宽、眼皮足够薄。

7. 双眼皮手术能否和开眼角手术一起做?

如果存在内眦赘皮，双眼皮手术和开内眼角手术一起做是非常适合的，可以更好地控制双眼皮的线条，也可以增加眼睛长度，缓解双眼间距较宽的问题。

8. 重睑成形术后不满意，能否恢复原样?

除了部分埋线手术的双眼皮外，其他手术方式的双眼皮一般都很难恢复成单眼皮。

围术期注意事项

（1）手术需要避开月经期，因为此时凝血机制不好，易引起术中和术后出血。

（2）控制血压至正常值，术前2周内停服血管扩张、抗凝药物及活血化瘀药物，如阿司匹林、维生素E等。

（3）术前沐浴，尤其头部要清洗干净，严禁使用任何化妆品及戴隐形眼镜。

（4）术后可按医生要求酌情应用止血药及消炎药。

（5）拆线前不能沾水，注意用眼卫生，避免跳舞及跑、跳等剧烈运动，避免眼睛过度疲劳，尽量采取卧位、半卧位休息，夜间睡眠时可将枕头垫高以利于消肿。保持饮食清淡，适量补充蛋白质及维生素，避免食用辛辣刺激性食物、海鲜、牛羊肉等，避免吸烟喝酒。早期外出时可佩戴遮光眼镜。

（6）在术后24 h内，眼部进行间断冰敷及纱布覆盖适度压迫，可收缩血管，冰敷效果很好，并且可以止痛，有效地预防淤血的形成。冰敷时以皮肤适宜为好，间断地冰敷以免冻伤。

（7）术后24 h后于医院换药，如无血性渗出可暴露切口，外涂红霉素眼膏，每天2次，抑菌并防止血痂形成。

（8）在愈合期间，应避免揉擦、挤压、碰撞眼睑，这可能会导致切口开裂。

（9）术后如发现重睑的皱褶在两层以上，即所谓的“三眼皮”，可用清洁后的拇指和食指提起上睑皮肤，令自己眼睛在向上看的同时，向下牵拉上睑皮肤。如此反复做牵拉动作，大部分的多余皱褶可以消失。如顽固出现“三眼皮”外观，需早期及时找医生行胶带辅助固定。

（10）在愈合期间可能会因为眼睑水肿（水肿导致睁眼的负荷增加）导致暂时性的上睑睁眼无力，这会在1～2个月逐渐消肿的过程中恢复。

（11）通常在术后5～7天拆除缝线。

（12）拆线后2天开始热敷，以促进消肿（也可在术后3天开始热敷，但伤口易受感染）。在肿胀期，可出现双侧双眼皮线条不顺滑、宽度不对称的可能，需等待消肿后一般可恢复。建议消肿期尽量避免照镜子以免影响心态。

（13）拆线后，待切口及针孔完全愈合后，可以外涂抗瘢痕药物，如疤克。过早地外涂抗瘢痕药物会影响切口的愈合。前半年有效的抗瘢痕药物可以预防瘢痕增生，半年后为瘢痕成熟期，切口瘢痕会趋于稳定。

（14）越窄的双眼皮术后恢复时间越短。消肿大约需要2个月，消肿后才会因重力的原因逐渐变得自然，术后半年一般可以达到最自然的程度。

第二节 内眦赘皮矫正术

开内眼角手术在医学中又称为内眦赘皮矫正术。内眦赘皮为眼睛内侧一条半月形的皮肤皱襞，在亚洲人群中最为常见，又称为蒙古皱襞，主要表现为赘皮将正常的内眦角及泪阜部分或全部遮盖，直观看来睑裂长度缩小，内眦间距增宽。通过手术可以使泪阜暴露增加，同时减少内眼角之间距离。

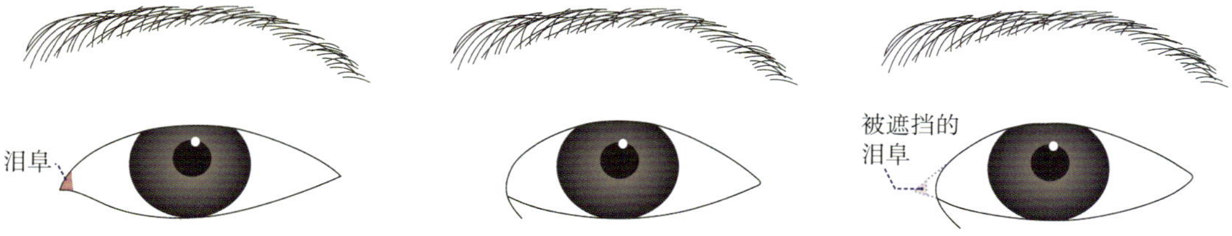

图 1-2-1　A　睁眼时可暴露泪阜的结构　B　内眦赘皮的外观　C　内眦赘皮可遮挡住泪阜的结构

注解：

泪阜是内眼角的一块粉红色的肉样突起。

手术方案与优缺点

内眦赘皮矫正术方法较多，现阶段手术术式的改进，大多是为了减少术后瘢痕的发生而做的调整。现常用方法为“Y-V 法”及“不对等 Z 瓣法”。

补充　内眦赘皮的分度

轻度：内眼角的皮肤遮盖 1/3 以下的泪阜。

中度：内眼角的皮肤遮盖 1/2 的泪阜。

重度：内眼角的皮肤遮盖 2/3 以上的泪阜。

1. Y-V 法

“Y-V 法”通过横向切开皮肤，利用皮肤横向移动和皮肤本身的弹性来矫正内眦赘皮的遮挡，瘢痕不明显，适用于轻度至中度的内眦赘皮。

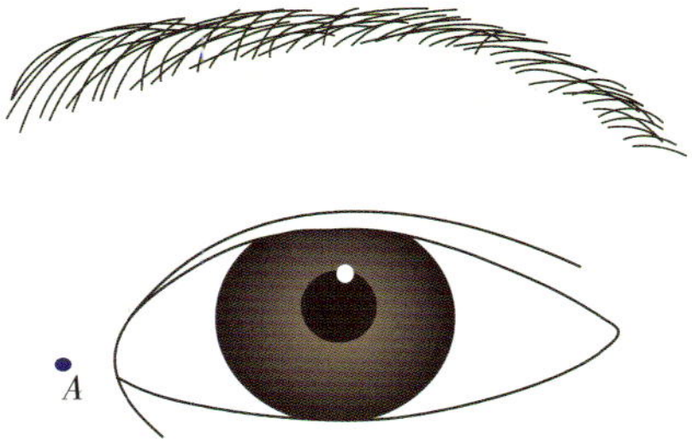

A 标记眼角在皮肤的体表投射点

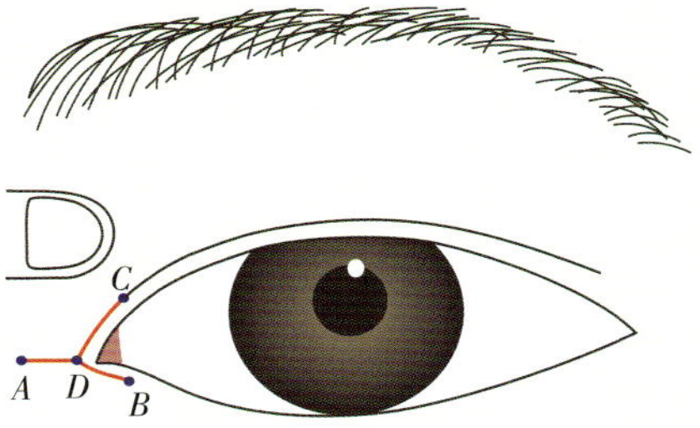

B Y-V 法矫正内眦赘皮的切口设计

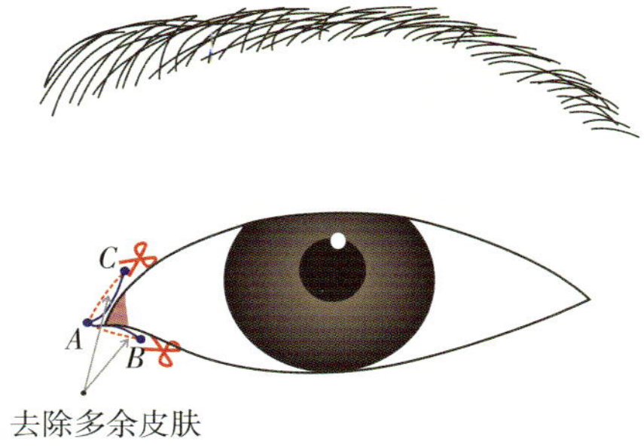

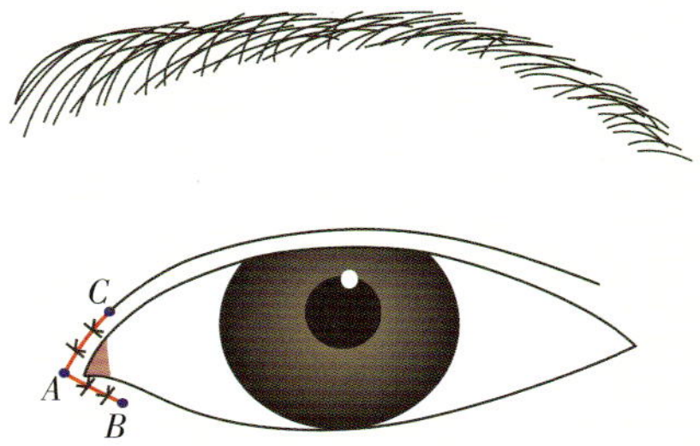

图 1-2-2 C 切开皮肤后去除多余的皮肤 D 缝合后外观

2. 不对等 Z 瓣法

于内眼角设计“Z”字形的切口，切开皮肤后将“Z”字形的两块组织调换位置，根据实际情况修剪后缝合。“不对等 Z 瓣法”针对内眦赘皮形成的原因矫正最彻底，不易复发，理论上适合矫正各种类型程度的内眦赘皮，瘢痕相对可见。

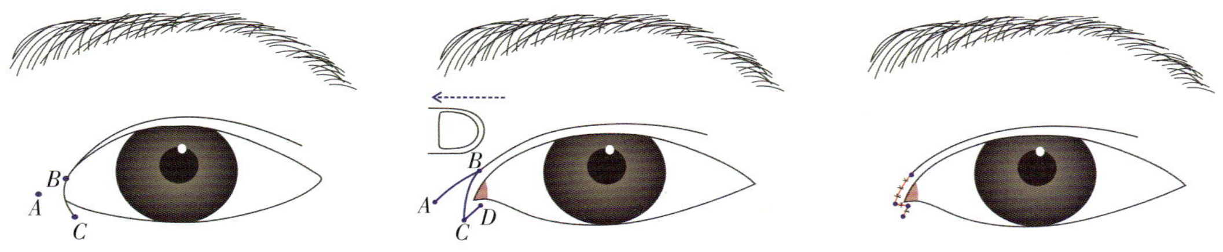

图 1-2-3 A 标记眼角在皮肤的投射点以及重睑线在内眦的起点 B 不对等 Z 瓣法矫正内眦赘皮的切口设计 C 缝合后外观

手术前须知

1. 开内眼角会不会留下瘢痕?

任何手术操作都会形成瘢痕，开内眼角也不能避免。手术切口的部分瘢痕在术后早期可以看到，随着术后时间的延长以及利用抑制瘢痕的药物，瘢痕会越来越淡，3～6 个月后瘢痕会慢慢变软，乃至消退，或仅留下一条淡淡的灰白线。

2. 开内眼角会改变眼裂形态吗?

开内眼角并不是真正地改变眼裂形态，只是把挡在内眼角前面的内眦赘皮打开，露出里面的眼角结构，以缩小两眼间内眦的距离。

3. 开内眼角适合与双眼皮手术一起做吗?

开内眼角非常适合与双眼皮手术一起做，它可以改善双眼皮起点和内侧的形态，美化双眼皮形态。

围术期注意事项

（1）手术需要避开月经期，因为此时凝血机制不好，容易引起术中和术后出血。

（2）控制血压至正常值，术前 2 周内停服血管扩张、抗凝药物及活血化瘀药物，如阿司匹林、维生素 E 等。

（3）术前沐浴，尤其头部要清洗干净，严禁使用任何化妆品及戴隐形眼镜。

（4）术后可按医生要求酌情应用止血药及消炎药。

（5）拆线前不能沾水，注意用眼卫生，避免跳舞及跑、跳等剧烈运动。避免眼睛过度疲劳，尽量采取卧位、半卧位休息，夜间睡眠时可将枕头垫高以利于消肿。保持清淡饮食，适量补充蛋白质及维生素，避免食用辛辣刺激性食物、海鲜、牛羊肉等，避免吸烟饮酒。早期外出时可佩戴遮光眼镜。

（6）在术后 24 h 内，眼部进行间断冰敷及纱布覆盖适度压迫，可收缩血管，冰敷效果很好，且可以达到止痛效果，有效地预防淤血的形成。冰敷时以皮肤适宜为好，间断地冰敷以免冻伤。

（7）术后 24 h 后于医院换药，如无血性渗出可暴露切口，外涂红霉素眼膏，每天 2 次，抑菌并防止血痂形成。

（8）在愈合期间，应避免揉擦、挤压、碰撞眼睑，这可能会导致切口开裂。

（9）通常在术后 5～7 天拆除缝线。

（10）拆线后 2 天开始进行热敷，以促进消肿（也可在术后 3 天开始热敷，但伤口易受感染）。

（11）拆线后，待切口及针孔完全愈合后，可以外涂抗瘢痕药物，如疤克。过早地外涂抗瘢痕药物会影响切口的愈合。前半年有效的抗瘢痕药物可以预防瘢痕增生，半年后为瘢痕成熟期，切口瘢痕会趋于稳定。

第三节 上睑下垂矫正术

人在自然睁眼平视时，上睑缘位于瞳孔上缘与角膜上缘之间的中间水平。当睁眼时，如上睑高度遮挡过多的角膜，则称为上睑下垂。

注：

用拇指于眶上压住眉毛排除额肌的上提力后，上睑缘遮盖角膜上缘> 2 mm，即可诊断为上睑下垂。

轻度下垂：遮盖≤ 4 mm，下垂量< 2 mm，上睑缘位于瞳孔上缘。

中度下垂：遮盖≤ 6 mm，下垂量 3～4 mm，上睑缘遮盖瞳孔上 1/3。

重度下垂：遮盖> 6 mm，下垂量> 4 mm，上睑缘遮盖至瞳孔中央。

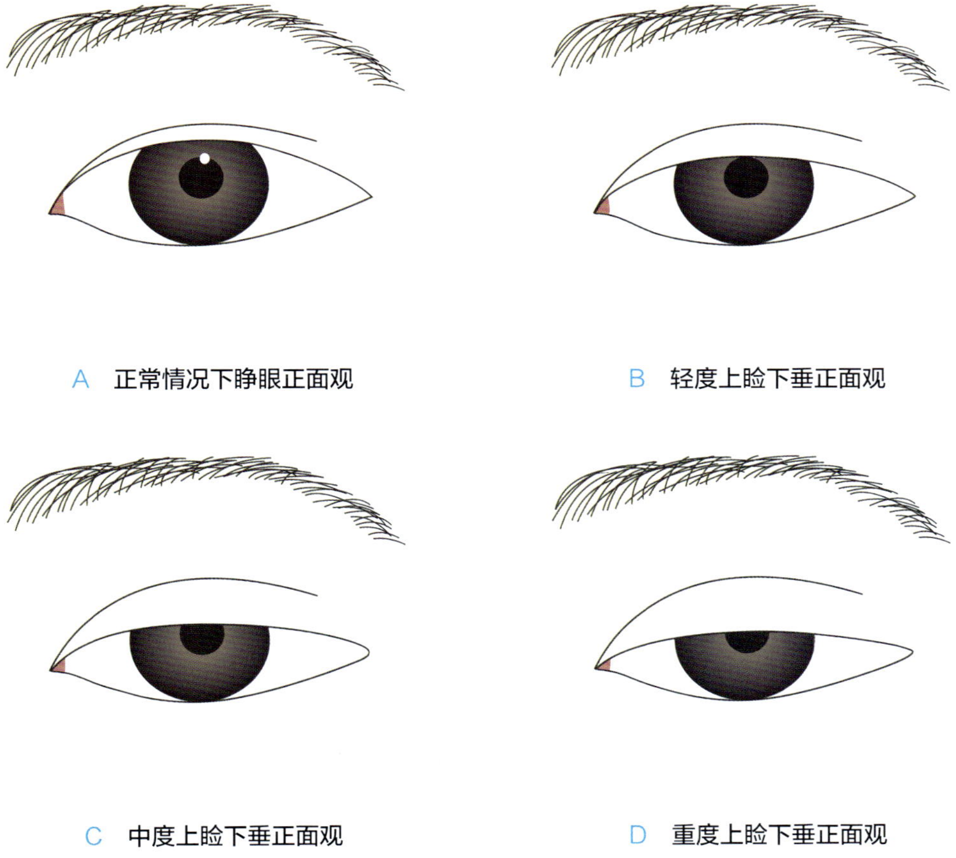

图 1-3-1 正常睁眼与上睑下垂时睁眼区别

手术方案与优缺点

要先通过检查评估上睑提肌的肌力情况，用拇指于眶上压住眉毛排除额肌的上提力后，先向下注视，再尽量向上看，上睑缘从下向上提高的幅度即为上睑提肌肌力。

注：

上睑提肌肌力分为 3 级：0～3.0 mm 为弱，4.0～7.0 mm 为中等，8.0～10.0 mm 为良。一般认为，正常人上睑提肌肌力在无额肌参与下为 13～16 mm，有额肌参与时可达 16～19 mm。

上睑提肌为上提上眼皮的主要力量来源。上睑提肌肌力是选择手术方案的重要指标。

当上睑提肌肌力为良时，可选用上睑提肌折叠术或上睑提肌缩短术。

当上睑提肌肌力为中等时，可选用上睑提肌缩短术、额肌瓣悬吊术或联合筋膜鞘（CFS）悬吊术。

当上睑提肌肌力为弱或完全缺失时，可选用额肌瓣悬吊术，联合筋膜鞘（CFS）悬吊术。

补充

后天性上睑下垂与先天性上睑下垂不同，多为外因造成。轻度时可选择上睑提肌折叠术矫正，中度时可选择上睑提肌折叠术或缩短术矫正，重度时可选择上睑提肌缩短术矫正。

1. 上睑提肌折叠术

在肌肉力量尚可时，可采用肌肉折叠的方式，就像松弛的“皮筋”，将其折叠缩短，以改善其“松弛”。其优势在于操作简便，但手术效果不稳定，术后复发概率高，改善幅度有限。

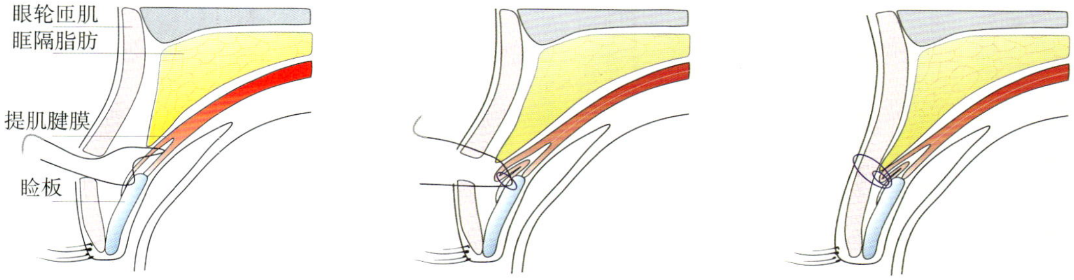

图 1-3-2 上睑提肌折叠术矫正上睑下垂 A 第 1 层缝合，通过缝合线将上睑提肌固定至睑板 B 第 2 层缝合，将皮肤的浅层与深层缝合固定 C 缝合后

2. 上睑提肌缩短术

当上睑提肌肌力较弱时，单纯靠折叠肌肉则需要折叠的肌肉过多，而实际情况不允许上睑部分过于臃肿，则需要切除部分上睑提肌，将“皮筋”长度缩短，以改善其“松弛”。其优势在于手术效果稳定，术后复发概率低，但同样改善幅度有限，不适合较严重的上睑下垂。

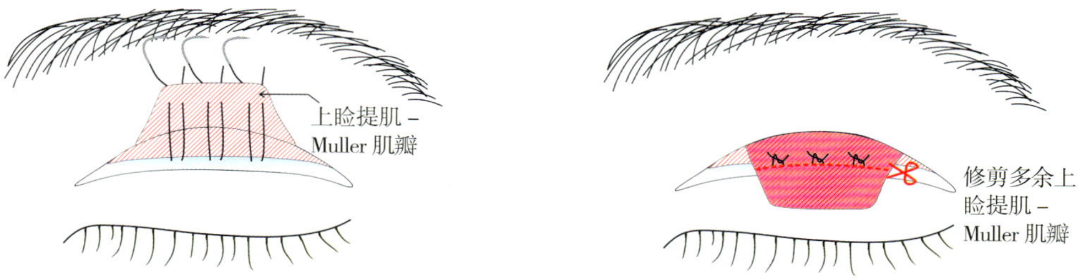

图 1-3-3

上睑提肌缩短术矫正上睑下垂

A 将下端游离的上睑提肌缝合固定至睑板

B 修剪去除多余的上睑提肌

3. 额肌瓣悬吊术与联合筋膜鞘（CFS）悬吊术

当上睑提肌肌力进一步缺失时，可以理解为“皮筋”的弹性已经无法改善，需借助其他力量，如额肌及联合筋膜鞘（CFS），这部分力量在做睁眼动作时可同时收缩，使上睑缘与其产生连接，可改善睁眼无力。

额肌瓣悬吊术是治疗重度上睑下垂的经典方法，其将额肌（负责抬眉的肌肉）分离出一部分用来辅助牵拉上睑缘，但额肌的力量为垂直向上，同上睑生理性提升方向有很大差别，术后常出现睑球分离、眼球与眼睑活动不协调等问题。

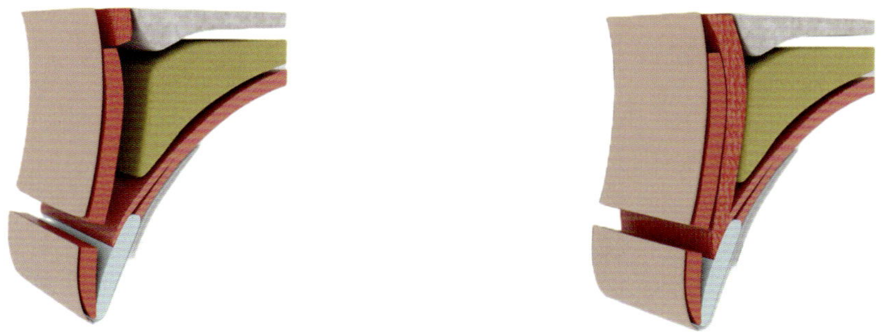

图 1-3-4

额肌瓣悬吊术矫正上睑下垂

A 分离额肌瓣

B 将额肌瓣下拉至睑板固定

近些年流行的联合筋膜鞘（CFS）悬吊术可以解决额肌瓣力量方向的问题，CFS 悬吊术将“上直肌与上睑提肌联合”处的组织牵拉至上睑睑板来辅助睁眼，力量源自上直肌（负责转动眼球的肌肉），与负责睁眼的上睑提肌力量方向相同，较少出现睑球分离，符合原本的生物力学方向，且术后眉毛位置正常，也避免了产生抬头纹。但其不适用于儿童，因儿童的 CFS 结构尚未发育完全，且分离过深，易造成结膜脱垂，同时有损伤上直肌的风险，有可能造成术后复视。

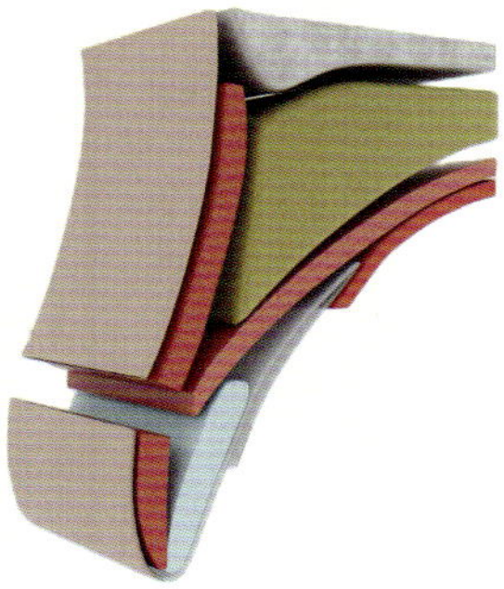

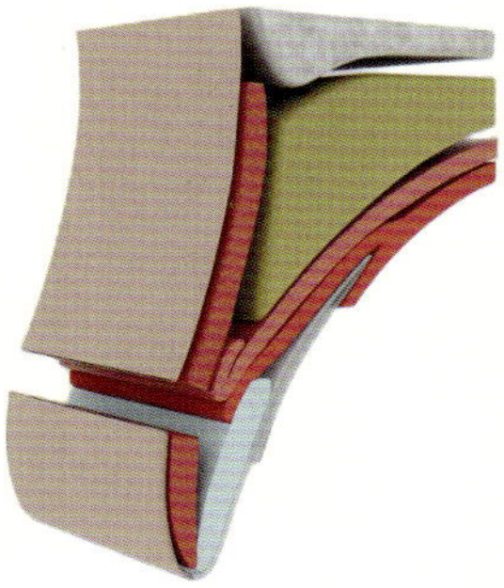

图 1-3-5
CFS 悬吊术矫正上睑下垂

A 分离至 CFS

B 将 CFS 下拉至睑板固定，同时可折叠多余的上睑提肌

手术前须知

1. 儿童轻度至中度上睑下垂手术时机?

患儿较少产生视力障碍，可暂时观察，在患儿年龄增长至可配合局麻后，再进行手术矫正。

2. 儿童重度上睑下垂手术时机?

因瞳孔上 1/2 被遮盖，需仰头视物，而上睑提肌肌力不会随儿童的生长发育而增加，即上睑下垂不会随着年龄的增长而有所改善，该类患儿一旦确诊应尽早进行手术治疗。

3. 儿童小睑裂综合征手术时机?

小睑裂综合征属于重度上睑下垂，可于 2 岁左右进行手术；手术可分两期进行，先行内外眦成形术，6 ~ 12 个月后再行上睑下垂矫正术。

4. 什么是 BELL 征? 为什么术前需要检查 BELL 征是否为阳性?

BELL 征阳性为在闭眼情况下牵拉上睑时黑眼球随之上转的情况，是身体为了保护角膜的反射。如果 BELL 征阴性，则在术后可能因上睑闭合不全导致暴露性角膜炎，且 BELL 征阴性可能说明上直肌存在问题。

5. 上睑睁眼无力时一定是上睑下垂吗?

不一定，需要排除下颌瞬目综合征等有上睑下垂体征的神经疾患以及重症肌无力等有上睑下垂体征的自身免疫性疾病、结缔组织病。

6. 手术需全麻还是局麻?

一般成年人采用局麻的方式，儿童采用全麻的方式。

7. 术后是否会出现眼睑闭合不全?

上睑下垂程度越重，矫正后越容易出现眼睑闭合不全的症状，需积极配合医生预防暴露性角膜炎，防止角膜损伤，随着恢复时间的推移，闭合不全会逐渐得到缓解。

8. 术眼在术后早期是否存在过度矫正?

手术矫正上睑下垂时常适度地“过度矫正”，这会随时间恢复逐渐好转。

9. 何为上睑迟滞?

术眼的灵活度低于对侧正常眼，这一现象几乎出现于所有求美者中。正常人在眼球下转时上睑随着眼球下转而下落，而上睑迟滞时眼球下转时上睑不能随之下落。根据肌力不同及个体差异，每个人出现迟滞现象的严重程度不同，轻度的迟滞通常不易被人察觉。

10. 何为睑球分离?

睑球分离即睑缘与眼球之间存在缝隙，常见于额肌瓣悬吊术后早期。

围术期注意事项

（1）女性需要避开月经期，因为此时凝血机制不好，容易引起术中和术后出血。

（2）控制血压至正常值，术前 2 周内停服血管扩张、抗凝药物及活血化瘀药物，如阿司匹林、维生素 E 等。

（3）术前沐浴，尤其头部要清洗干净，严禁使用任何化妆品及戴隐形眼镜。

（4）手术前 1 ~ 3 天应用抗生素滴眼液，4 ~ 6 次 / 日。

（5）术后注意休息，减少头部活动，不要强力闭眼，也不要用手揉搓眼部，以免缝线附着点重新撕脱和角膜损伤。避免眼睛过度疲劳，尽量采取卧位、半卧位休息，夜间睡眠时可将枕头垫高以利于消肿。保持清淡饮食，适量补充蛋白质及维生素，避免食用辛辣刺激性食物、海鲜、牛羊肉等，避免吸烟饮酒。

（6）积极预防暴露性角膜炎，术后在医生指导下应用滴眼液及凝胶，以及夜间使用眼膏，使上、下睑尽可能充分闭合，以保护、润滑角膜。增加瞬目运动，防止术眼干燥，必要时可应用加湿器增加室内湿度，术眼用纱布覆盖。在眼睑完全闭合前，应注意有无眼痛、畏光、流泪等症状，并及时报告医生。

（7）积极预防角膜损伤，术后在眼睑完全闭合前，避免术眼外力撞击，尤其儿童，尽量避免外出，避免灰尘、异物等进入术眼加重角膜损伤。术后可由于眼睑水肿致睫毛方向改变，易出现倒睫，引起异物感，如医生检查角膜未损伤可仅拔除引起异物感的倒睫，如角膜已有损伤，则需要配合医生用缝线临时缝合上、下睑。

（8）术后做好眼部功能康复锻炼，做瞬目运动和眼球转动直到眼睑闭合为止。目的是利于泪液流动，使角膜湿润，防止角膜损伤，同时利于眼睑闭合功能的恢复。

（9）术后出现结膜水肿比较常见，不必过度紧张，常为包扎原因导致，待压力解除后水肿自然会消退。

（10）在术后 24 h 内，眼部进行间断冰敷及纱布覆盖适度压迫，可收缩血管，冰敷效果很好，且可以达到止痛效果，有效地预防淤血的形成。冰敷时以皮肤适宜为好，间断地冰敷以免冻伤。

（11）儿童在术后 2 周内禁止进行跑跳、打闹等剧烈运动。

（12）通常在术后 7 天拆除上睑缝线。

（13）拆线后 2 天开始进行热敷，以促进消肿（也可在术后 3 天开始热敷，但伤口易受感染）。

（14）拆线后，待切口及针孔完全愈合后，可以外涂抗瘢痕药物，如疤克。过早地外涂抗瘢痕药物会影响切口的愈合。前半年有效的抗瘢痕药物可以预防瘢痕增生，半年后为瘢痕成熟期，切口瘢痕会趋于稳定。

（15）术后 3 个月内减少户外活动，若户外活动应戴保护镜以防异物入眼。

（16）随着术后恢复时间的推移，2 ~ 3 个月时大部分求美者已经恢复眼睑闭合功能，上睑迟滞和瞬目减少情况得到改善，基本达到术前水平。

第四节　悬眉术

随着上睑皮肤老化，真皮层变薄，胶原蛋白萎缩，弹性纤维松弛，以及重力因素，上睑会逐渐出现松弛下垂。上睑皮肤松弛后，会出现鱼尾纹、眼皮臃肿、双眼皮消失、外侧“耷拉”等，呈现“三角眼”的外观，这会严重影响个人气质，常显得人没精神，皮肤下垂严重时还可影响视物。眉下切口悬眉术可通过切除眉下方多余的皮肤并缝合固定来改善上睑皮肤松弛下垂。

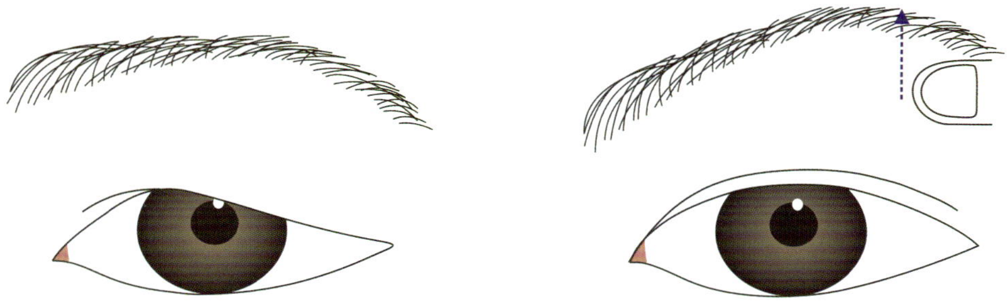

图 1-4-1
悬眉术的效果

A　上睑皮肤下垂的外观　　B　模拟悬眉术后的形态

手术方案与优缺点

悬眉术

悬眉术又称眉下皮肤切除术，在眉毛下缘设计切口，去除多余冗赘的皮肤，改善鱼尾纹，如存在眉脂肪垫的下垂，可将下垂的眉脂肪垫复位。切口长度不超过眉尾，将瘢痕隐藏在眉毛下缘，瘢痕较轻。

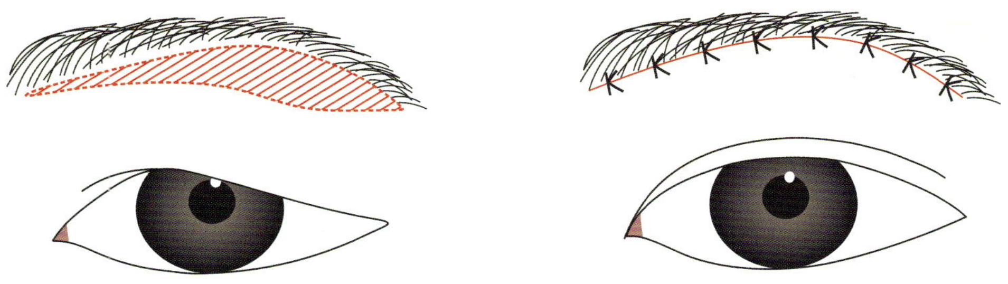

图 1-4-2　A 设计悬眉术切口　B 缝合切口后外观

补充

提眉　是在眉毛上缘设计切口，将眉上皮肤做部分切除，可以调整眉毛的外形，对双侧眉高度不对称者更加适合。但因其瘢痕较重，已较少应用。

切眉　主要用于文眉失败或洗眉留瘢痕时，可以说切眉是对文眉的补救措施，通过激光无法祛除的眉，可以通过手术方法切除之后再重新文刺，可在切眉的同时，上提松弛的眼皮及下垂的眼角，目前亦较少应用。

手术前须知

1. 上睑皮肤松弛时是选择重睑成形术还是悬眉术?

如果皮肤松弛下垂的量较小，可以通过重睑成形术矫正皮肤松弛。如果皮肤松弛量较大，特别是上睑外侧更加松弛时，可以通过悬眉术来矫正松弛。因为人的上睑皮肤自睑缘至眉部是由薄到厚的，上睑缘的皮肤要薄一些，眉下方的皮肤要厚一些，此时如果靠重睑成形术来矫正上睑松弛，那么重睑线上方皮肤较厚，可能会因皮肤厚度不同而导致阶梯感。如果原先没有重睑外观，可以先行悬眉术后再行重睑成形术；如果原本存在重睑外观，通过悬眉术可恢复原本自然的重睑外观。

2. 眉下切口悬眉术可否改善眉毛下垂?

眉下切口悬眉术可通过手术切口将眉下组织固定到额头，改善轻度到中度的眉毛下垂。

3. 上睑皮肤松弛是否会复发?

随着时间的推移，皮肤逐渐老化，上睑松弛还是有可能复发的。

4. 悬眉术是否可以做到翘睫?

皮肤松弛下垂可压迫睫毛贴向眼球，悬眉术可以改善其造成的影响，使睫毛恢复原本位置，但无法做到翘睫，翘睫需通过重睑成形术调整。

围术期注意事项

（1）手术需要避开月经期，因为此时凝血机制不好，易引起术中和术后出血。

（2）控制血压至正常值，术前 2 周内停服血管扩张、抗凝药物及活血化瘀药物，如阿司匹林、维生素 E 等。

（3）术前沐浴，尤其头部要清洗干净，严禁使用任何化妆品及戴隐形眼镜。

（4）术后可按医生要求酌情应用止血药及消炎药。

（5）拆线前不能沾水，注意用眼卫生，避免进行跳舞及跑、跳等剧烈运动，避免眼睛过度疲劳，尽量采取卧位、半卧位休息，夜间睡眠时可将枕头垫高以利于消肿。保持清淡饮食，适量补充蛋白质及维生素，避免食用辛辣刺激性食物、海鲜、牛羊肉等，避免吸烟饮酒。早期外出时可佩戴遮光眼镜。

（6）在术后 24 h 内，眼部进行间断冰敷及纱布覆盖适度压迫，可收缩血管，冰敷效果很好，且可以达到止痛的效果，可有效预防淤血的形成。冰敷时以皮肤适宜为好，间断地冰敷以免冻伤。

（7）术后 24 h 后于医院换药，如无血性渗出可暴露切口，外涂红霉素眼膏，每天 2 次，抑菌并防止血痂形成。

（8）在愈合期间，应避免揉擦、挤压、碰撞眼睑，这可能会导致切口开裂。

（9）通常在术后 5 ~ 7 天拆除缝线。

（10）拆线后 2 天开始热敷，以促进消肿（也可在术后 3 天开始热敷，但伤口易受感染）。

（11）拆线后，待切口及针孔完全愈合后，可以外涂抗瘢痕药物，如疤克。过早地外涂抗瘢痕药物会影响切口的愈合。前半年有效的抗瘢痕药物可以预防瘢痕增生，半年后为瘢痕成熟期，切口瘢痕会趋于稳定。

（12）可通过文眉将瘢痕遮盖，使瘢痕不明显。

第五节 眼袋祛除术

眼袋，顾名思义，它有一个“袋子”，袋子里面装的是脂肪团。当眼袋形成时，包绕脂肪团的袋子、袋子外面的眼部肌肉、肌肉外面的皮肤出现了松弛，对眼袋脂肪团的束缚逐渐降低，由于重力的原因便形成了“眼袋”外观，而手术则需要从加强皮肤的束缚、肌肉的束缚、眶隔的束缚以及缩减或转移脂肪的量等方面着手。

手术方案与优缺点

1. 外路祛眼袋

外路祛眼袋：于下睑皮肤睫毛下缘设计切口，可以就出现的问题进行矫正，如缩紧包绕眼袋脂肪的眶隔膜、缩紧松弛的眼部肌肉、缩紧松弛的皮肤。对于脂肪团，可以适当去除，也可以保留；或者将多余的脂肪团甩出，垫到泪沟的位置来矫正泪沟。优点是矫正彻底，有时甚至在不处理脂肪的情况下，也能将眼袋祛除。切口瘢痕轻微，不易被发现。

注：外路祛眼袋的做法

（1）肌瓣法外路祛眼袋：在下睑缘切开皮肤及眼轮匝肌至眼轮匝肌深层，因最后去除皮肤时与眼轮匝肌一同切除，且去除的眼轮匝肌为卧蚕部位，因此无法保留卧蚕。

（2）肌皮瓣法外路祛眼袋：在下睑缘切开皮肤至眼轮匝肌表面，向下分离跨过卧蚕区后转至眼轮匝肌下层分离。因最后分离去除皮肤与眼轮匝肌，且去除的眼轮匝肌不在卧蚕范围内，因此可以保留卧蚕，甚至重建卧蚕。

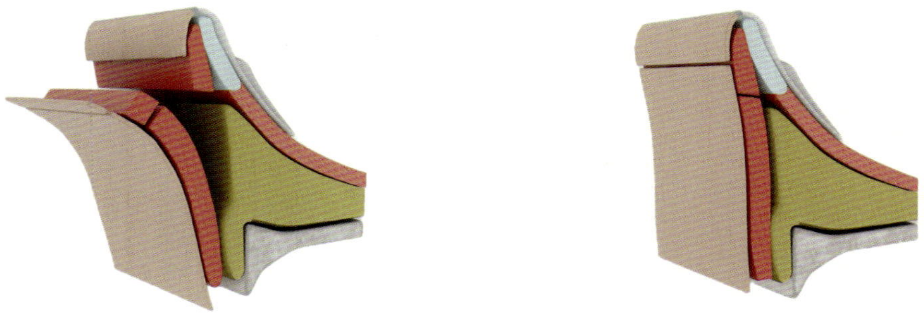

图 1-5-1　A 外路祛眼袋（肌皮瓣法）+ 眶隔释放的切口入路以及组织去除　B 外路祛眼袋手术缝合后

2. 内路祛眼袋

内路祛眼袋：于下睑结膜做切口，直接将多余的脂肪团去除或转移，优点是皮肤表面看不到切口，缺点也很明确，无法从根本矫正眼袋形成原因，如皮肤存在松弛，单行内路眼袋手术可能使皮肤松弛加重。若求美者没有皮肤松弛等问题，可选择内路祛眼袋。

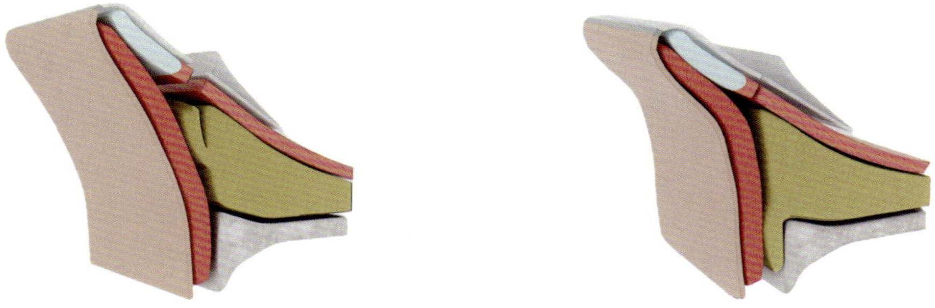

图 1-5-2　A　内路祛眼袋手术中去除眶隔脂肪　B　内路祛眼袋手术中行眶隔释放，将脂肪填充至泪沟

手术前须知

1. 眼袋和卧蚕有何区别?

卧蚕是紧邻睫毛下缘一条宽 4 ~ 7 mm 的带状隆起物，是增厚的眼轮匝肌，笑起来时明显。而眼袋是距离睫毛较远的半月形袋状物，是膨出的眶隔脂肪，不论面部表情如何都会出现，笑的时候会减轻。

2. 眼袋手术会影响卧蚕吗?

内切法的眼袋手术只是单纯地去除眼袋中多余的眶隔脂肪，不会影响卧蚕；而外切中肌瓣法祛眼袋时因去除一部分肌肉组织，可能会对卧蚕有一定程度的影响。外切中肌皮瓣法可跨越卧蚕区域，通过手术可以调整过于宽大的卧蚕，也可以重建卧蚕的形态。

3. 眼袋遗传吗?

眼袋具有遗传性，如果父母的眼袋比较重，那么孩子的眼袋也会出现得比较早。

4. 先天性的眼袋最早手术的时间是多大年龄?

一般认为，在 18 岁左右人的身体和心理发育基本成熟，可考虑进行手术。但如果眼袋较为明显，且身体、心理发育较为成熟，可根据实际情况早期实施手术。

5. 眼袋手术后会复发吗?

随着时间的推移，皮肤的衰老不可避免，还是会发生皮肤松弛的问题，加之作息不规律、熬夜、饮食不健康等因素的作用，残余的脂肪细胞可能会出现体积膨大、下滑，再次出现眼袋外观，一般眼袋的手术效果可持续 5 ~ 10 年，而如果改善生活习惯，可能手术效果会持续更久或成为永久性的。

6. 什么样的身体情况做眼袋手术容易造成下睑外翻?

由于瘢痕的原因，下睑外翻是外路祛眼袋手术之后的常见并发症。有两类人群不适合做眼袋祛除手术：一是瘢痕体质的人，不建议做外路祛眼袋手术，因瘢痕位置如出现挛缩，则会导致下睑外翻的情况；二是下睑缘松弛的人，由于术后形成瘢痕，切口向下牵拉睑缘，也可能形成下睑外翻。在睑缘松弛时，需尽可能保守地设计去皮量，或加强睑缘张力。

围术期注意事项

（1）手术需要避开经期，因为此时凝血机制不好，易引起术中和术后出血。

（2）控制血压至正常值，术前 2 周内停服血管扩张、抗凝药物及活血化瘀药物，如阿司匹林、维生素 E 等。

（3）术前沐浴，尤其头部要清洗干净，严禁使用任何化妆品及戴隐形眼镜。

（4）术后可按医生要求酌情应用止血药及消炎药。

（5）拆线前不能沾水，注意用眼卫生，避免进行跳舞及跑、跳等剧烈运动。避免眼睛过度疲劳，尽量采取卧位、半卧位休息，夜间睡眠时可将枕头垫高以利于消肿。保持清淡饮食，适量补充蛋白质及维生素，避免食用辛辣刺激性食物、海鲜、牛羊肉等，避免吸烟饮酒。早期外出时可佩戴遮光眼镜。

（6）在术后 24 h 内，眼部进行间断冰敷及纱布覆盖适度压迫，可收缩血管，冰敷效果很好，且可以达到止痛效果，有效地预防淤血的形成。冰敷时以皮肤适宜为好，间断地冰敷以免冻伤。

（7）术后 24 h 后于医院换药，如无血性渗出可暴露切口，外涂红霉素眼膏，每天 2 次，抑菌并防止血痂形成。

（8）术后前几天因下睑肿胀，可出现轻微的下睑外翻症状，可给予局部热敷，待消肿后多可自行恢复。

（9）术后出现流泪增多时可给予热敷，促进肿胀消退，待水肿、充血消失，缝线拆除后，症状常可逐渐缓解。

（10）在愈合期间，应避免揉擦、挤压、碰撞眼睑，这可能会导致切口开裂。

（11）通常在术后 5 ~ 7 天拆除缝线。

（12）拆线后 2 天，开始热敷，以促进消肿（也可在术后 3 天开始热敷，但伤口易受感染）。

（13）拆线后，待切口及针孔完全愈合后，可以外涂抗瘢痕药物，如疤克。术后前半年应积极抗瘢痕治疗，以防止瘢痕增生挛缩，造成下睑外翻。过早地外涂抗瘢痕药物会影响切口的愈合。前半年有效的抗瘢痕药物可以预防瘢痕增生，半年后为瘢痕成熟期，切口瘢痕会趋于稳定。

（14）术后 1 ~ 3 个月可以热敷下睑皮肤，以软化瘢痕，防止形成异常的瘢痕褶皱。

（15）眼袋矫正后也需要积极养护，良好的作息和生活习惯可以延缓眼袋复发。例如，要保证充足的睡眠，良好的睡眠可明显改善眼睑组织的血液循环，可使眼周各层组织保持良好的活力，从而有效地防止眼袋的发生和加重。

第六节 外眦开大术

我国成年人眼裂长度为 25 ~ 30 mm，当眼裂长度为 27 ~ 30 mm 时较为正常，但当眼裂长度为 25 ~ 26 mm 时，就常给人以“眼睛小”的印象，而且，睑裂短的求美者如果选择单行双眼皮手术，往往形成“小豆子”样外观，这时通过外眦延长眼裂长度是很好的选择。

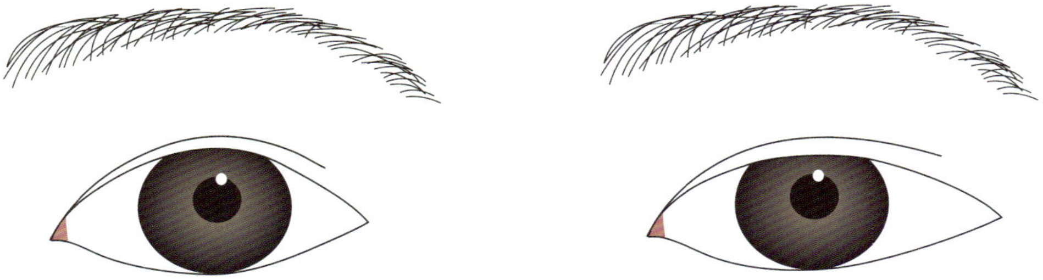

图 1-6-1　A 眼裂较短的外观　B 做外眦开大术矫正眼裂过短

手术方案与优缺点

开外眼角与开内眼角手术不同，开内眼角是打开内眦赘皮，显露被遮盖的结构，而开外眼角是改变外眦处的组织连接，以扩大眼睛横径。原则上说，开外眼角手术会破坏外眼角的特殊结构，且很难复原，是真正地拉长眼角。

手术通过切开外眼角处组织，将外眼角处组织分为两层，即前层的皮肤肌肉层和后层的结膜层，皮肤肌肉层可通过缝线向外牵拉，结膜层可通过松解牵拉或者做结膜瓣向外牵拉。手术切口位于灰线，瘢痕一般不明显，术后常会出现结膜的水肿，需配合医生积极用药。

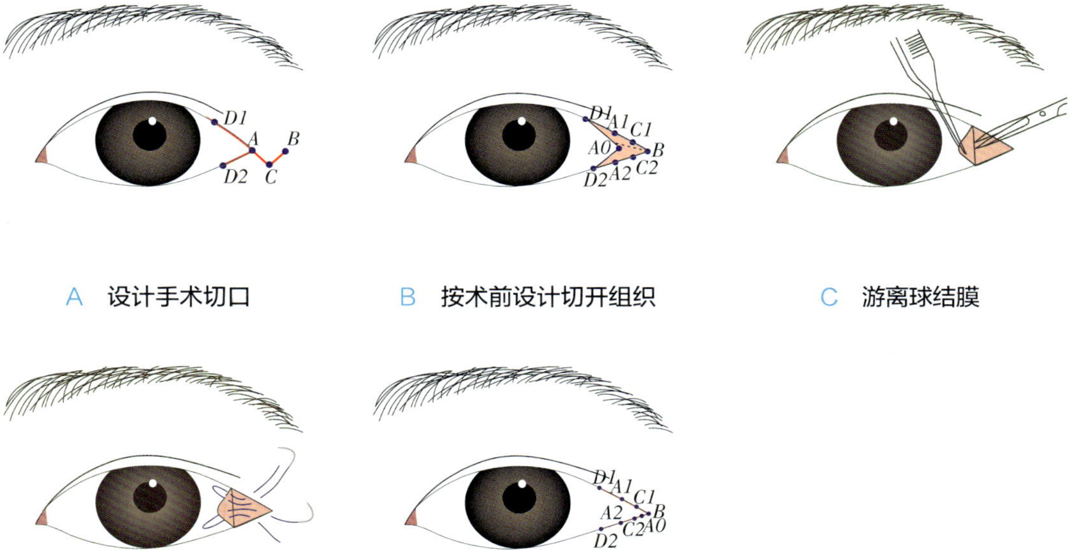

A 设计手术切口　B 按术前设计切开组织　C 游离球结膜

D 用缝合线固定　E 缝合后外观

图 1-6-2
外眦开大的手术过程

手术前须知

1. 外眦延长后会随时间的推移回缩吗?

外眦延长后由于张力和瘢痕的牵拉，常会发生回缩，回缩一般为部分回缩。

2. 外眦延长可延长多长距离?

外眦开大设计的最远点为眶骨边缘，术后可延长 1.5 ~ 5.0 mm。

3. 外眦延长部分是否有睫毛?

外眦延长部分没有睫毛，可通过化妆或文眼线的方法来改变视觉，增加美感。

4. 做外眦延长需要哪些自身条件?

①外眦距离外侧眶缘＞ 4 mm；②外眦穹隆深度＞ 3 mm；③瞳孔至外眦的距离小于至内眦的距离；④上睑皮肤无明显松弛不覆盖外眼角；⑤具有重睑外观。

围术期注意事项

（1）手术需要避开月经期，因为此时凝血机制不好，易引起术中和术后出血。

（2）控制血压至正常值，术前 2 周内停服血管扩张、抗凝药物及活血化瘀药物，如阿司匹林、维生素 E 等。

（3）术前沐浴，尤其头部要清洗干净，严禁使用任何化妆品及戴隐形眼镜。

（4）术后可按医生要求酌情应用药物治疗，如手术中为了更好地延长外眼角而做了结膜的处理，可能会导致较长时间的结膜水肿，可配合医生行激素类药物结膜下注射并应用抗生素预防感染。

（5）拆线前不能沾水，注意用眼卫生，避免进行跳舞及跑、跳等剧烈运动，避免眼睛过度疲劳，尽量采取卧位、半卧位休息，夜间睡眠时可将枕头垫高以利于消肿。保持清淡饮食，适量补充蛋白质及维生素，避免食用辛辣刺激性食物、海鲜、牛羊肉等，避免吸烟饮酒。早期外出时可佩戴遮光眼镜。

（6）在术后 24 h 内，眼部进行间断冰敷及纱布覆盖适度压迫，可收缩血管，冰敷效果很好，且可以达到止痛效果，有效地预防淤血的形成。冰敷时以皮肤适宜为好，间断地冰敷以免冻伤。

（7）术后 24 h 后于医院换药，如无血性渗出可暴露切口，外涂红霉素眼膏，每天 2 次，抑菌并防止血痂形成。

（8）在愈合期间，应避免揉擦、挤压、碰撞眼睑，这可能会导致切口开裂。

（9）通常在术后 7 天拆除缝线。

（10）拆线后 2 天，开始热敷，以促进消肿（也可在术后 3 天开始热敷，但伤口易受感染）。

第七节 下睑下至术

下睑下至术在韩国和日本流行较早，它将下睑外侧向外下方退缩，从而在垂直方向上增大睑裂。

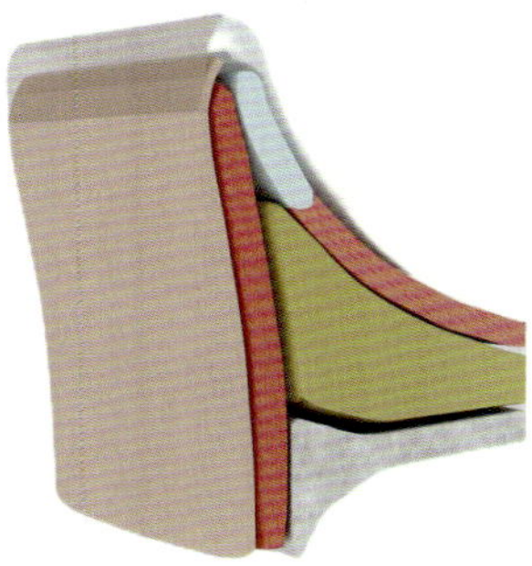

图 1-7-1
下睑下至术使下睑缘下移

它使眼睛变得大而明亮，并产生日本漫画般的下睑缘曲线，营造灵光闪烁的无辜大眼睛效果，符合日本人的审美，因此受到追捧。

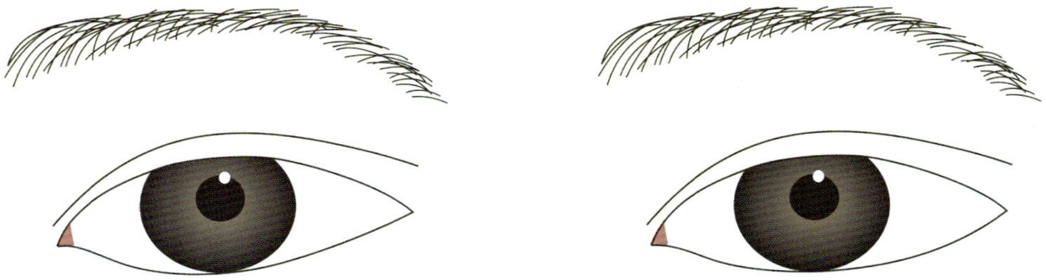

图 1-7-2　A　下睑下至术前正面观　B　下睑下至术后正面观

手术方案与优缺点

下睑下至术通过适当垂直缩短下睑前层和后层的方法，人为造成下睑外侧段适当向下、外侧退缩，从而在垂直方向上增大睑裂，使眼睛变得大而明亮。

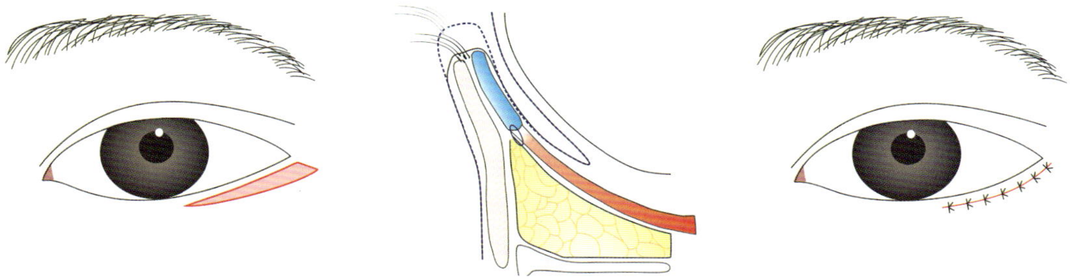

图 1-7-3 A 下睑下至术切口设计 B 下睑下至术使下睑缘下移 C 下睑下至术缝合后

手术前须知

1. 下睑下至术适合所有人吗?

下睑下至术需要通过切除部分重要组织结构，会造成下睑一定程度的非生理性改变，该手术应仅限用于垂直睑裂窄而外眼角过度上翘的求美者。在亚洲人中具备该类型的求美者的确明显多于高加索人，但这并不意味着手术适用于多数的亚洲人。

补充 眼裂形态主要有 3 种：

内眼角与外眼角位于同一水平线的水平型。
内眼角高于外眼角的下斜型。
内眼角低于外眼角的上翘型。

2. 下睑下至术为什么流行? 手术风险高吗?

适合做下睑下至术的人并不多，但在商业因素的影响下，下睑下至术被极力鼓吹，使其在没有严格限定适应证的情况下被广泛推广使用。在适应证选择不当或手术操作不当时，该手术后极易出现下睑外翻、下睑退缩、下睑内翻、外眼角变圆、巩膜过度显露、睑裂闭合不全等并发症。

围术期注意事项

（1）手术需要避开月经期，因为此时凝血机制不好，易引起术中和术后出血。

（2）控制血压至正常值，术前 2 周内停服血管扩张、抗凝药物及活血化瘀药物，如阿司匹林、维生素 E 等。

（3）术前沐浴，尤其头部要清洗干净，严禁使用任何化妆品及戴隐形眼镜。

（4）术后可按医生要求酌情应用止血药及消炎药。

（5）术后常可出现结膜水肿，可应用抗生素滴眼液 3～5 天。

（6）术后即刻的轻微下睑内翻常为术中注射麻药导致或去除皮肤量略少导致，一般拆线后半个月可恢复，无须特殊处理。

（7）拆线前不能沾水，注意用眼卫生，避免进行跳舞及跑、跳等剧烈运动，避免眼睛过度疲劳，尽量采取卧位、半卧位休息，夜间睡眠时可将枕头垫高以利于消肿。保持清淡饮食，适量补充蛋白质及维生素，避免食用辛辣刺激性食物、海鲜、牛羊肉等，避免吸烟饮酒。早期外出时可佩戴遮光眼镜。

（8）在术后 24 h 内，眼部进行间断冰敷及纱布覆盖适度压迫，可收缩血管，冰敷效果很好，且可以达到止痛效果，可有效地预防淤血的形成。冰敷时以皮肤适宜为好，间断地冰敷以免冻伤。

（9）术后 24 h 后于医院换药，如无血性渗出可暴露切口，外涂红霉素眼膏，每天 2 次，抑菌并防止血痂形成。

（10）在愈合期间，应避免揉擦、挤压、碰撞眼睑，这可能会导致切口开裂。

（11）通常在术后 5～7 天拆除缝线。

（12）拆线后 2 天，开始热敷，以促进消肿（也可在术后 3 天开始热敷，但伤口易受感染）。

（13）拆线后，待切口及针孔完全愈合后，可以外涂抗瘢痕药物，如疤克。过早地外涂抗瘢痕药物会影响切口的愈合。前半年有效的抗瘢痕药物可以预防瘢痕增生，半年后为瘢痕成熟期，切口瘢痕会趋于稳定。

第二章

DI ER ZHANG

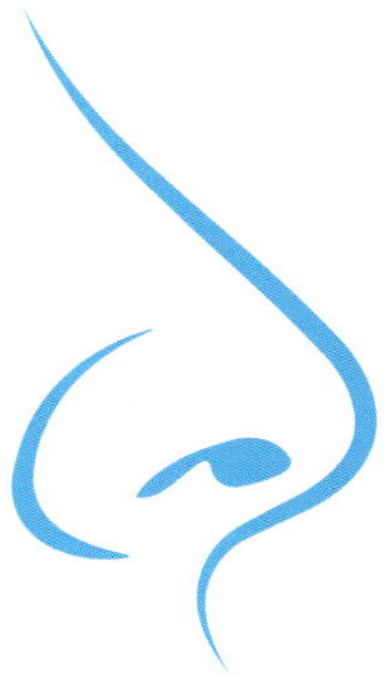

鼻部

BI BU

第一节 隆鼻术

隆鼻的主要目的为抬高鼻尖、鼻背。抛去一些个性化的观念，女性的鼻外形以存在略微向上的弧度为美，而男性的鼻外形以直为佳。

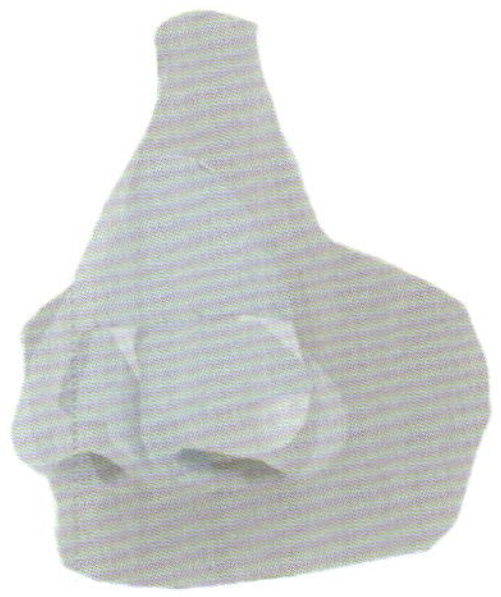

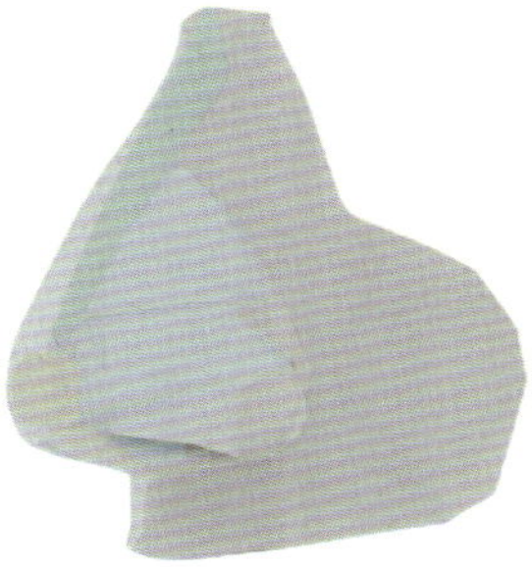

图 2-1-1　A　隆鼻术前的鼻部结构　B　隆鼻术

手术方案与优缺点

以往的单纯隆鼻以鼻翼缘小切口植入 L 形的硅胶假体为主，鼻背、鼻小柱、鼻尖均以假体支撑，但因其术后并发症较多（如假体外露、皮肤张力过大等），并且随着求美者对鼻部整形要求的增加，单纯隆鼻植入假体难以涵盖鼻整形的内容，已较少应用。

目前，隆鼻主要以鼻小柱、鼻翼缘飞鸟形切口从鼻背、鼻小柱、鼻尖部 3 个部位分别进行矫正：鼻背部应用硅胶假体、膨体或肋软骨等材料进行填充，鼻小柱支架可通过耳软骨、鼻中隔软骨或肋软骨进行搭建支架来获得支撑效果，同时鼻尖部也可通过软骨来修饰调整鼻尖外形。

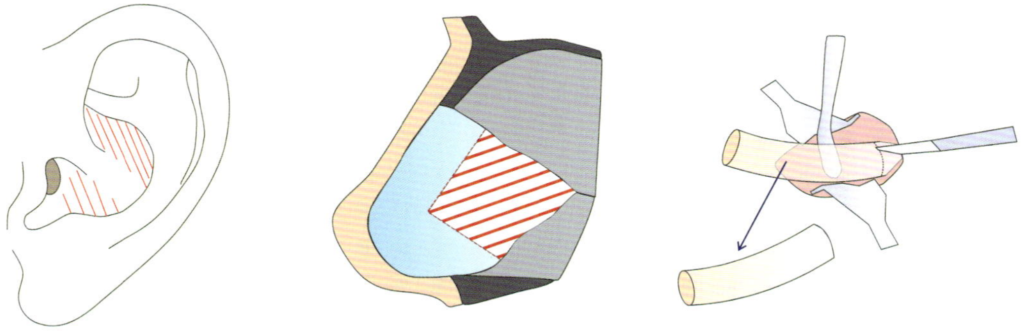

图 2-1-2 A 耳软骨切取 B 鼻中隔软骨切取 C 肋软骨切取

注：
隆鼻过程中最重要的并不是鼻背填充物的植入，相反，填充物的植入是隆鼻手术中相对来说较轻松的一个步骤，隆鼻的难点在于鼻小柱部位的软骨支架的搭建，无论耳软骨、鼻中隔软骨还是肋软骨都在围绕的主题便是软骨支架搭建的成功与否，如若支架不稳，那么隆鼻的整体效果便难以实现。

1. 切口的选择

①鼻翼缘小切口。

早些年的隆鼻手术采用鼻翼缘小切口，将 L 形假体植入，手术较快，瘢痕隐蔽，但同时弊端明显，如假体易偏斜（剥离腔隙不对称）、假体存在顶出皮肤的风险（L 形假体下滑）、自然度差等。

②鼻小柱切口。

目前，比较公认的方法为将鼻部皮肤掀起，充分暴露鼻部结构，由双侧鼻翼缘内侧至鼻小柱做切口，鼻背植入柳叶形假体，利用软骨来支撑鼻小柱并修饰鼻尖。缺点是鼻小柱可见切口，但优点也是鼻翼缘小切口手术无法媲美的，可以分别矫正鼻背、鼻小柱、鼻尖。

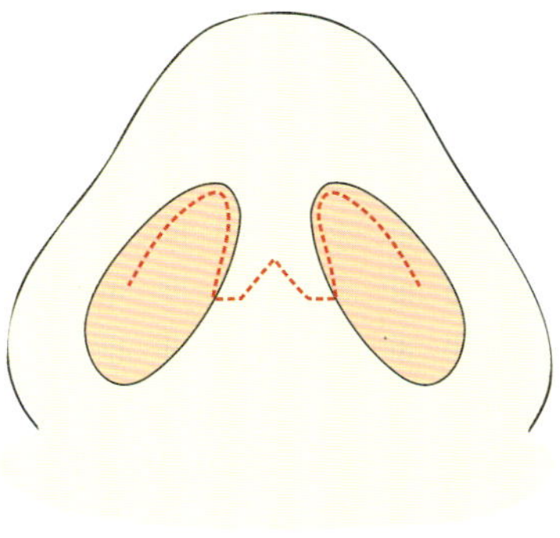

图 2-1-3
鼻整形手术切口

2. 鼻背材料选择

鼻背材料的选择主要有硅胶、膨体、肋软骨等。

①硅胶塑形性好，强光照射可透光，有下滑风险。

②膨体兼容性好，植入后相对不易取出，术后需避免感染的操作，如挤黑头等。

③肋软骨不透光、不易感染，植入后由于肋软骨的特性，存在弯曲的可能。

3. 鼻小柱支架软骨选择

隆鼻手术中，鼻小柱的支架搭建非常重要，可以抬高鼻小柱、形成翘鼻的外观。目前，应用耳软骨及肋软骨比较广泛，鼻中隔软骨虽更为合适，但大部分需隆鼻的求美者鼻中隔软骨发育并不好。

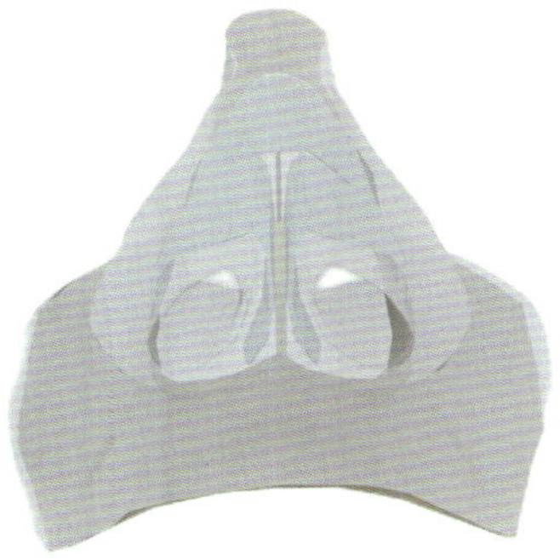

图 2-1-4
鼻小柱支撑软骨移植物

耳软骨比较自然、柔软、活动度好，但无法形成强有力的支撑；肋软骨比较坚实，可设计复合支架防止鼻尖回缩，但形成的鼻尖质地偏硬，有弯曲返修的风险，常用于短鼻的延长或歪鼻的矫正。

注：

(1) 如果想做一个高挺的鼻子，尤其是存在鼻中隔偏曲或短鼻时，建议采用肋软骨做复合支架。

(2) 如果想做一个自然度高、活动度高的鼻子，建议采用耳软骨搭建鼻小柱及鼻尖，需要注意的是耳软骨需取材的量较多，以往的耳软骨从耳后做切口，耳软骨取材量少且耳郭容易塌陷，因此建议改良该方法，保留耳轮脚至对耳轮处的软骨框架，取耳甲腔及耳甲艇软骨，这样取材量多且耳郭支架得以保留，不易变形。

4. 鼻尖软骨的应用

①鼻尖帽状软骨移植物。

将多个软骨移植物放置在鼻尖前上方，凸显鼻尖表现点，强化并维持远期较好的鼻尖形态。

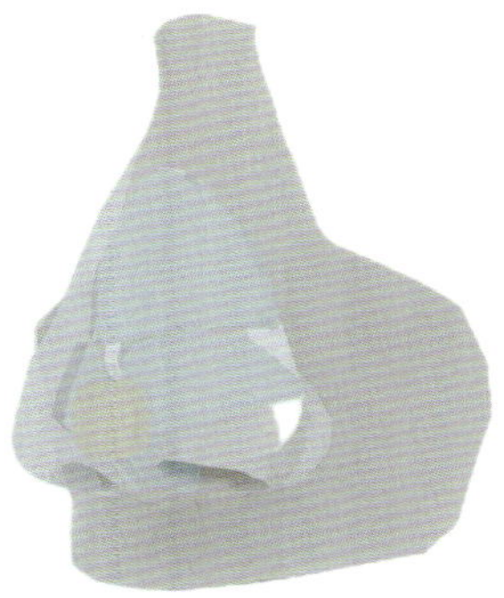

图 2-1-5
鼻尖帽状软骨移植物

②鼻尖盾牌形软骨移植物。

将软骨固定于鼻尖下方，可使鼻尖下小叶饱满，凸显海鸥线，并可预防鼻尖增高后的鼻尖过度上旋。

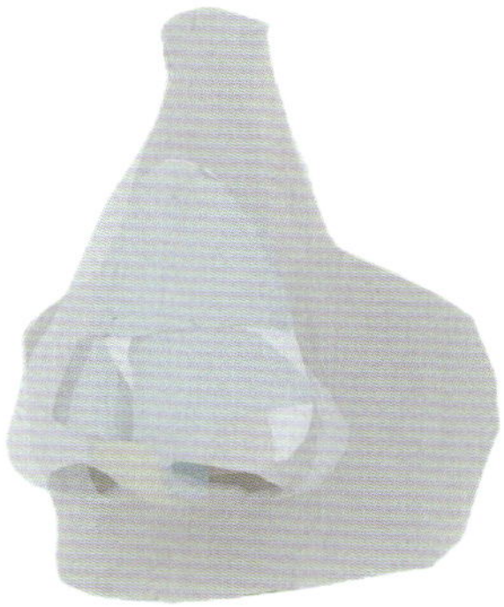

图 2-1-6
鼻尖盾牌形软骨移植物

5. 其他鼻整形材料

①异体肋软骨。

异体肋软骨称为脱钙骨基质，作为骨移植材料为近年来鼻综合整形中常用的材料，其特性与自体肋软骨相近，可作为隆鼻、支撑鼻小柱、延长短鼻等材料。优点为无须取自身肋软骨；缺点为目前异体肋软骨存活率较低，后期大部分或全部吸收，目前较少应用。

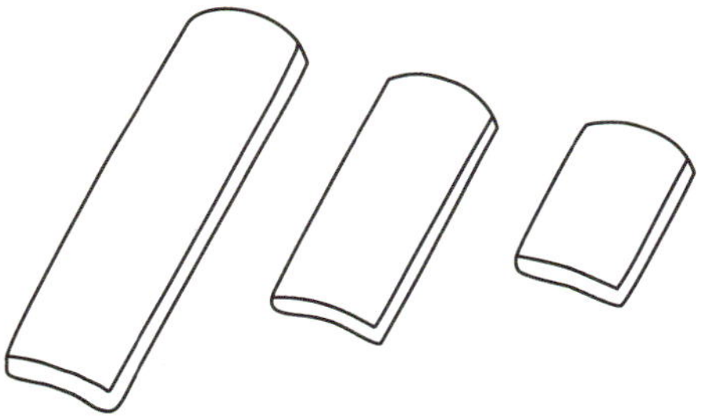

图 2-1-7
异体肋软骨材料

注：异体肋软骨的吸收率

据报道，异体肋软骨吸收率为 0～100%，其与异体软骨的来源及处理、植入部位及条件、有无感染、时间长短均有关系。长期随访结果显示，随着时间的推移，异体肋软骨终将不可避免地被吸收，然而替代的宿主纤维结缔组织仍可起到部分维持外形的作用。

②超肋。

超肋为片状人工合成材料，可代替半肋，用来搭建鼻中隔处的延长支架，适用于短鼻、歪鼻等。优点是可不取自体肋软骨且不易变弯，但容易发生排异反应，存在鼻中隔处软组织增生、漏孔等风险。

③真皮脂肪垫。

自体真皮脂肪垫是指将皮肤表皮去除后的真皮及皮下脂肪，可将其一起当作移植物进行隆鼻，常适用于假体、奥美定、骨粉等填充后鼻背皮肤变色变薄时。常取自臀沟外侧，可较好地隐蔽切口，但其吸收率较高。

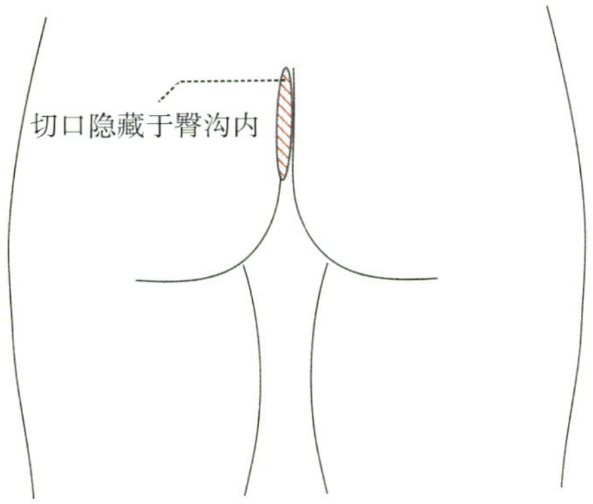

图 2-1-8

于臀沟附近标记切取范围，切取真皮脂肪垫

注：真皮脂肪垫的优势

真皮组织质地柔软，结构致密，具有丰富的毛细血管网，移植后可早期与周围组织间建立血供，将真皮与脂肪组织一起移植可减少脂肪小叶细胞的破损，使移植物吸收减少，抗感染力加强，吸收率低于单纯脂肪移植。

④颞筋膜。

自体颞筋膜在鼻整形中可包裹自体软骨，可以降低自体软骨的吸收率，在鼻背皮肤薄时以其包裹假体可以防止假体边界显现，同时自身存在一定厚度，于颞部发际线内做切口切取。

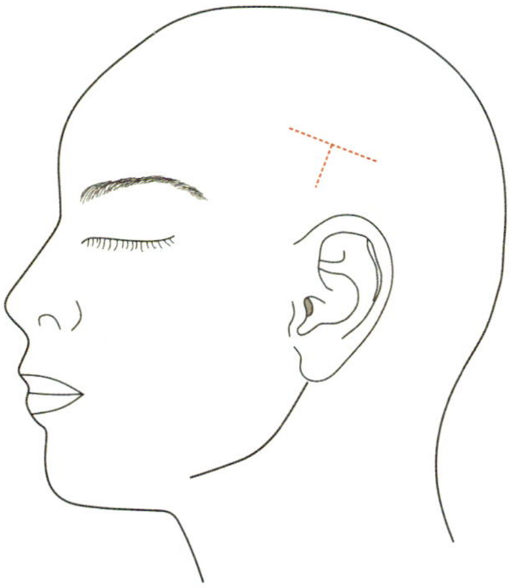

图 2-1-9

于颞部发际线内设计切口，切取颞筋膜

手术前须知

1. 术后影响呼吸和嗅觉吗?

隆鼻术后鼻子的嗅觉不会受到影响，但在手术刚刚结束后的一段时间，由于麻醉及肿胀因素，可能会出现暂时性呼吸及嗅觉的一些轻微改变，这种情况一般在术后 3 ~ 6 周会逐渐好转。

2. 鼻部皮肤薄者可以做假体隆鼻吗?

对于自身鼻背特别薄的求美者一般不太适合做假体隆鼻，或仅可放置较小的假体，因为鼻背的软组织含量太少，不能很好地覆盖假体，使得术后假体轮廓和痕迹比较明显，使隆鼻的效果生硬不自然，且隆鼻术后由于鼻部皮肤张力大，会影响鼻部皮肤血运，并挤压自身组织变薄，出现皮肤变红，甚至戳破皮肤。

3. 隆鼻术后会不会留下瘢痕?

以往的鼻翼缘小切口植入 L 形假体的隆鼻瘢痕几乎看不出，但由于切口和手术方式的限制，已很少应用（待其术式改进后有可能再次流行）。

而现在常规的鼻小柱飞鸟形切口在鼻小柱处可见瘢痕，但瘢痕不会很明显，在积极抗瘢痕的情况下几乎看不出。

4. 隆鼻是否越高越好看?

好多求美者觉得做一次隆鼻就要做得高一点，误以为像西方人一样鼻子越高越美，但在亚洲人中，过于高挺的鼻子会破坏原有的比例，看上去很不和谐。因此要根据自身的皮肤弹性、鼻小柱长短来设计，如果一味地追求不符合自身情况的高翘鼻子，术后容易出现鼻背偏曲、鼻黏膜渗液、鼻小柱偏曲、皮肤变红变薄等问题。

5. 隆鼻后假体是否会顶出皮肤?

隆鼻后假体存在顶出皮肤的可能，如果鼻子基础比较差，皮肤紧且薄，同时还做了一个高挺的鼻子，则会比较危险，因为张力的增加会使鼻背部、鼻尖部皮肤出现血运障碍，继而增加皮肤缺血、坏死、假体顶出皮肤的风险。在皮肤薄弱处增加自体组织可减少顶出风险，但依然不推荐做过高的鼻子。

6. 隆鼻后会改善内眦赘皮吗?

理论上对于轻度的内眦赘皮，由于隆鼻后鼻根处皮肤收紧，两眼内侧皮肤向中线移位，可以改善内眦赘皮使泪阜暴露增加。但实际上大多数假体的起点设计在鼻山根最低点，且起点厚度较低，对内眦改善有限。

7. 隆鼻假体可以放置多久?

国家对假体的使用寿命没有限制，但如果未出现明显不适，完全可以取出。如果出现不适或心理上的排斥，硅胶假体较容易取出，而膨体取出相对困难。

8. 隆鼻后假体会偏斜吗?

如果鼻骨本身存在偏斜，那么隆鼻后会使这个缺点放大化，因此术前如果存在“基底”的偏斜，最好先对其进行矫正，之后同期再植入假体。术后出现偏斜的原因在于早期假体固定不牢或用力碰撞，可以用手将假体推向正常位置并固定或及时联系医生进行调整。

9. 切取肋软骨后会再生吗? 对身体有无影响?

肋软骨切取后不会再生，局部会被软组织所替代，强度没有肋软骨强，但也不会产生胸廓的畸形等影响，伤口愈合后与常人无异，一般术后早期略有疼痛，术后 1 个月可正常活动。

10. 切取耳软骨后会再生吗？对身体有无影响？

耳软骨切取后不会再生。耳软骨一般在耳甲腔位置，不属于框架的部分，一般都不会对耳郭的外形产生影响，但对戴耳机存在一定影响。

11. 鼻部注射过异物的求美者可以做隆鼻手术吗？

建议将异物取出后半年如果没有感染等异常症状，再行隆鼻手术，建议植入自体组织，以减少排斥和感染的风险。

12. 半肋和全肋的区别？

全肋是指鼻背和鼻小柱均选择肋软骨材料，半肋是指鼻背使用假体、鼻小柱支架使用肋软骨。半肋是目前比较流行的做法。

围术期注意事项

（1）手术需要避开月经期，因为此时凝血机制不好，易引起术中和术后出血。

（2）控制血压至正常值，术前 2 周内停服血管扩张、抗凝药物及活血化瘀药物，如阿司匹林、维生素 E 等。

（3）术前沐浴，尤其头部要清洗干净，严禁使用任何化妆品。

（4）术后第 1 周内睡觉时可以用 2 个枕头保持头部抬高，以减少肿胀。

（5）术后尽可能避免食用辛辣刺激性食物、海鲜、牛羊肉及饮酒等，以减轻切口红肿并预防瘢痕增生。恢复期避免吸烟以促进切口愈合。

（6）术后当天只进易消化的流食，尽量避免低头。第 2 天开始进半流食，术后 2 周内避免进食让嘴唇移动过大的食物，如苹果、玉米等。

（7）鼻部皮肤细菌较多，术后可预防性应用抗炎药物 3～5 天。如有疼痛，可按说明书口服止痛药。服消炎药及止痛药时勿要饮酒。

（8）术后前 72 h 内冷敷，使血管收缩，以尽可能降低肿胀和瘀血程度，注意冷敷期间不要对鼻夹板施加压力。

（9）在鼻腔填塞期，为避免鼻腔填塞物脱出，尽量不要打喷嚏。如有想打喷嚏的感觉，应立即张口做深呼吸，使气流从口腔喷出。

（10）术后 3～4 天有少量血液流出属于正常现象，为避免血液流入呼吸道需经口呼吸，不要吞下口腔流出的血液，以免引起恶心、呕吐等症状，勿要搓鼻或吸鼻，这些动作可能会刺激鼻出血。如鼻部大量出血，请立即通知医生。其间端坐不动，鼻部加压。

（11）鼻部肿胀消退时间较慢，在术后胶带及夹板固定期间鼻子肿胀尚不明显，待胶带及夹板撤除后，鼻头肿胀逐渐显现，逐渐变硬，活动度差，微笑时鼻子可能会感觉僵硬，不像术前一样柔软，这不会被旁人察觉，随时间推移会逐渐恢复正常。

（12）恢复期时间较长，其间可减少照镜子次数，以减少焦虑感，必要时可服用抗焦虑药物。

（13）可在鼻切口外涂红霉素眼膏，防止痂皮形成，造成拆线困难，拆线时痂皮脱落形成瘢痕。

（14）术后 6～7 天拆除鼻夹板。

（15）佩戴鼻夹板期间，可至理发店洗头，防止将鼻夹板弄湿。

（16）去除鼻夹板后，4 周内避免戴眼镜，对于隐形眼镜，在肿胀消退到能放入时即可放入。

（17）术后 1～2 周视情况拆除缝线，拆线后 2 天可沾水，并应用抗瘢痕药物或辅助激光治疗预防瘢痕。前半年为瘢痕活跃期，半年后为瘢痕成熟消退期。

（18）术后 2 周内不要用力吸鼻或搓鼻等，尽量避免打喷嚏。

（19）术后前 4 周避免鼻部受到击打，避免剧烈运动。

（20）术后鼻部皮肤对日光敏感，术后 6 个月内避免阳光直射。

（21）鼻整形术后鼻尖有时会感觉麻木，偶尔门齿会有异样感觉，这些感觉会随术后恢复逐渐消失。

第二节 短鼻与长鼻矫正术

短鼻是复杂的畸形，在亚洲人中，先天性因素更为多见，后天性因素则多为鼻整形术后感染、瘢痕挛缩等，常伴有鼻梁塌陷、鼻尖上翘、鼻孔外露等。

长鼻在亚洲人中较少，是指鼻尖部位下垂，鼻背过长，在笑时可呈现箭头的模样，这使得面部整体很不协调。

补充

短鼻又称为朝天鼻，正常鼻唇角在女性中为 95°～100°，在男性中为 90°～95°，朝天鼻的鼻尖与嘴唇之间的角度＞105°，同时鼻子的鼻骨短及皮肤、软骨、黏膜都不够长，并且手术可能根据需要要辅以隆鼻矫正鼻梁塌陷，张力的增大使鼻尖向上回缩，增大矫正的难度，复杂的操作使得短鼻延长术成为鼻整形中最难的一类手术之一。

手术方案与优缺点

1. 短鼻延长术

短鼻延长主要目的是使鼻尖支架向下方旋转并固定。通过鼻小柱、鼻翼的飞鸟形切口将鼻部皮肤游离，将鼻部的支架向下旋转，再用软骨支撑固定旋转后的支架，以使鼻尖支架向下旋转，同时可以配合鼻尖帽状软骨移植物进一步延长短鼻。如鼻腔黏膜的组织量不足，在延长鼻部后还需在鼻腔衬里进行植皮以覆盖创面。如果同时伴有鼻梁的塌陷，还可在鼻梁处隆鼻矫正鼻梁，但如果皮肤弹性较小，不可植入较大的假体，以免皮肤回缩力过大。

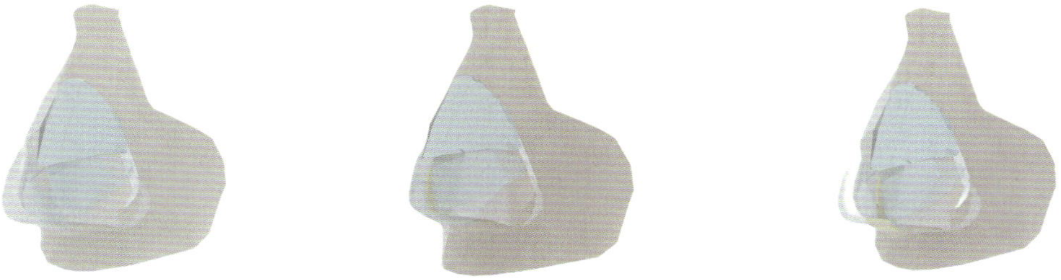

图 2-2-1　A　鼻部支架过短，将下外侧软骨下旋　B　用软骨固定下旋后的下外侧软骨　C　鼻尖处用帽状软骨或盾牌形软骨进一步延长短鼻

2. 长鼻缩短术

长鼻缩短术主要目的是使鼻尖支架向上旋转并固定。通过鼻小柱、鼻翼的飞鸟形切口将鼻部皮肤游离，将鼻部的支架向上旋转、切除部分支架软骨，用软骨撑起鼻尖并同时离断向下牵拉的肌肉使鼻尖支架向上旋转。

A　去除过宽的下外侧软骨头侧　B　去除过长的鼻中隔软骨尾侧

图 2-2-2　C　用鼻小柱支撑移植物撑起鼻尖使鼻尖上旋　D　离断降鼻中隔肌，减弱肌肉的下拉力量

手术前须知

如何从鼻背长度判断短鼻或是长鼻?

补充

鼻部的长短不以具体的数值为准，而是根据每个人面部的比例而谈。

理想的鼻背长度 RT 应等于 $2/3d$，或等于口裂到颏部的长度。实际鼻背长度低于测出数值时为短鼻，高于测出数值时为长鼻。

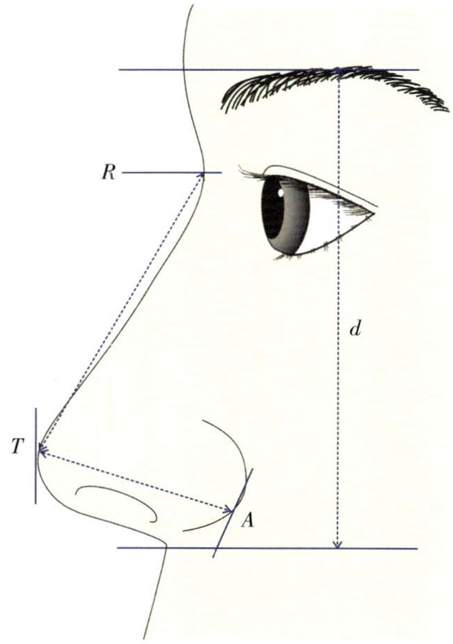

图 2-2-3

AT 方向改成斜面

理想的鼻背 RT 应等于 2/3 中面部（d）距离，或等于口裂至颏部的距离。根据测出数值判断鼻背长短

1. 先天性的短鼻与后天形成的短鼻有何区别?

先天性的短鼻由骨、软骨发育不良造成。

后天形成的短鼻通常由隆鼻术后或鼻部外伤后组织挛缩造成，骨与软骨的发育基本正常，但需要松解瘢痕粘连，并予以强力的支撑以防止瘢痕再次回缩。

2. 短鼻矫正术需要什么条件?

短鼻矫正术前应进行软组织和黏膜内衬弹性评估，以确保鼻支架的矫正程度不会超过皮肤黏膜扩张的能力，尤其要防止鼻小柱和鼻中隔软骨尾端的软组织压力超负荷。如果求美者皮肤软组织被膜过紧，需要先活动鼻翼，通过抓住鼻翼向尾侧端推移一段时间来帮助活动软组织，直到有足够活动度才可进行手术，对于皮肤软组织明显不能活动的求美者不推荐手术。

3. 短鼻矫正术需要使用何处软骨?

对于中重度的短鼻矫正需要强力的软骨行鼻中隔的支撑延长以防止鼻尖皮肤回缩，肋软骨与鼻中隔软骨的硬度较为适合，但短鼻求美者的鼻中隔软骨量常不足，因此最适合采用肋软骨。而对于轻度的短鼻延长，张力并不是很大，也可采用耳软骨进行支撑。

4. 长鼻缩短术需要使用何处软骨?

长鼻缩短术需要支撑鼻小柱使鼻尖向上抬起，使用肋软骨、鼻中隔软骨及耳软骨均可。长鼻求美者的鼻中隔发育良好，且取鼻中隔软骨不添加额外切口，因此可采用鼻中隔软骨。

围术期注意事项

（1）手术需要避开月经期，因为此时凝血机制不好，易引起术中和术后出血。

（2）控制血压至正常值，术前 2 周内停服血管扩张、抗凝药物及活血化瘀药物，如阿司匹林、维生素 E 等。

（3）术前沐浴，尤其头部要清洗干净，严禁使用任何化妆品。

（4）术后第 1 周内睡觉时可以用 2 个枕头保持头部抬高，以减少肿胀。

（5）术后尽可能避免食用辛辣刺激性食物、海鲜、牛羊肉及饮酒等，以减轻切口红肿，并预防瘢痕增生。恢复期避免吸烟以促进切口愈合。

（6）术后当天只进易消化的流食，尽量避免低头。第 2 天开始进半流食，术后 2 周内避免进食让嘴唇移动过大的食物，如苹果、玉米等。

（7）鼻部皮肤细菌较多，术后可预防性应用抗炎药物 3 ~ 5 天。如有疼痛，可按说明书口服止痛药。服消炎药及止痛药时勿要饮酒。

（8）术后前 72 h 内冷敷，使血管收缩，以尽可能降低肿胀和瘀血程度，注意冷敷期间不要对鼻夹板施加压力。

（9）在鼻腔填塞期，为避免鼻腔填塞物脱出，不要打喷嚏。如有想打喷嚏的感觉，应立即张口做深呼吸，使气流从口腔喷出。

（10）术后 3 ~ 4 天有少量血液流出属于正常现象，为避免血液流入呼吸道需经口呼吸，不要吞下口腔流出的血液，以免引起恶心、呕吐等症状，勿要搓鼻或吸鼻，这些动作可能会刺激鼻出血。如鼻部大量出血，请立即通知医生。其间端坐不动，鼻部加压。

（11）肿胀最重时为术后 48 ~ 72 h，为正常现象。术后 2 ~ 3 周大部分肿胀将会消退，剩下 10% 的肿胀会在 1 年之内逐渐消散。

（12）恢复期时间较长，其间可减少照镜子次数，以减少焦虑感，必要时可服用抗焦虑药物。

（13）可在鼻切口外涂红霉素眼膏，防止痂皮形成，造成拆线困难，拆线时痂皮脱落形成瘢痕。

（14）术后 1 ~ 2 周视情况拆除缝线，拆线后 2 天可沾水，并应用抗瘢痕药物或辅助激光治疗预防瘢痕。前半年为瘢痕活跃期，半年后为瘢痕成熟消退期。

（15）术后 2 周内不要用力吸鼻或搓鼻等，尽量避免打喷嚏。

（16）术后鼻部皮肤对日光敏感，术后 6 个月内避免阳光直射。

（17）鼻整形术后鼻尖有时会感觉麻木，偶尔门齿会有异样感觉，这些感觉会随术后恢复逐渐消失。

（18）手术消肿时间较长，鼻背张力越大，消肿越慢，在术后早期，鼻头可因重力原因存在积血，导致偏硬、活动度差，微笑时鼻子可能会感觉僵硬，不像术前一样柔软，这不会被旁人察觉，随时间推移会逐渐恢复正常。

（19）如进行隆鼻填充鼻梁术后佩戴鼻夹板，术后 6～7 天可拆除鼻部夹板。佩戴鼻夹板期间，可至理发店洗头，防止将鼻夹板弄湿。去除鼻部夹板后，4 周内避免戴眼镜，对于隐形眼镜，在肿胀消退到能放入时即可放入。术后前 4 周避免鼻部受到撞击，避免剧烈运动。

第三节

鼻头肥大矫正术

鼻头肥大又称为蒜头鼻，正常鼻尖外形在基底面上呈三角形，而当鼻尖呈球形或盒形时，易给人以呆滞的感觉。其主要是由于皮肤较厚，皮下组织量多，软骨支架肥厚且向外膨隆造成的。

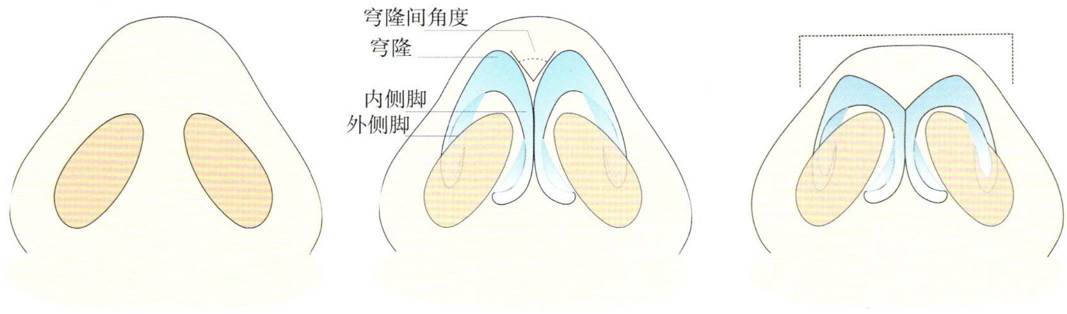

图 2-3-1 A 鼻头仰面观 B 鼻头处软骨形态，穹隆间存在角度 C 穹隆间角度增大时鼻头宽大

手术方案与优缺点

鉴于鼻头肥大的形成原因为皮肤厚、皮下组织量多、软骨支架肥厚且向外膨隆，手术经鼻小柱、鼻翼缘做飞鸟形切口，通过改变软骨支架的形态和角度，减少皮下纤维脂肪组织的量来改善，但皮肤厚的问题无法通过手术改善，因为修剪皮肤会造成皮肤坏死。

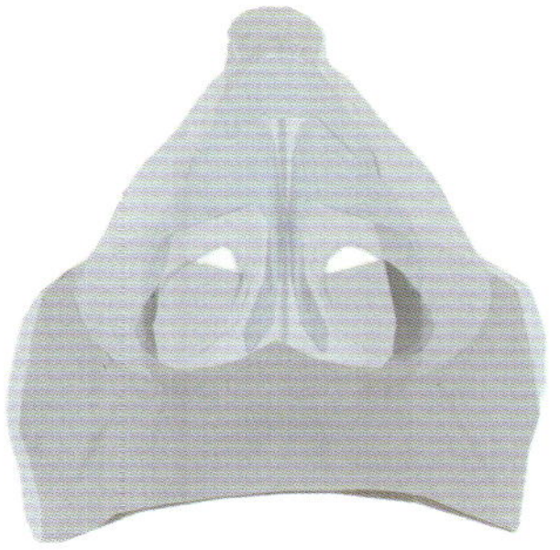

A 正常鼻头处软骨框架

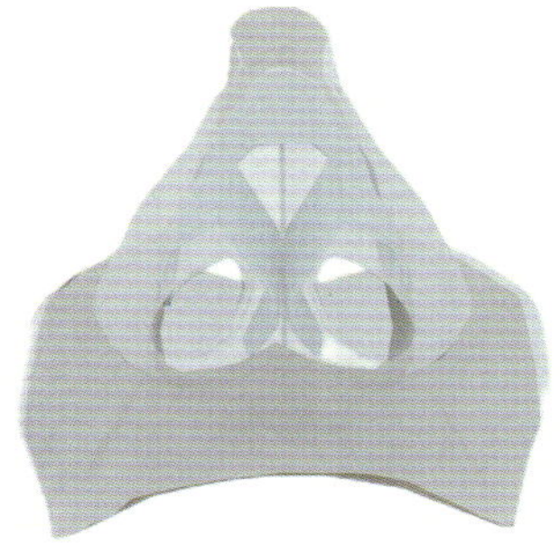

B 鼻头宽大时软骨框架

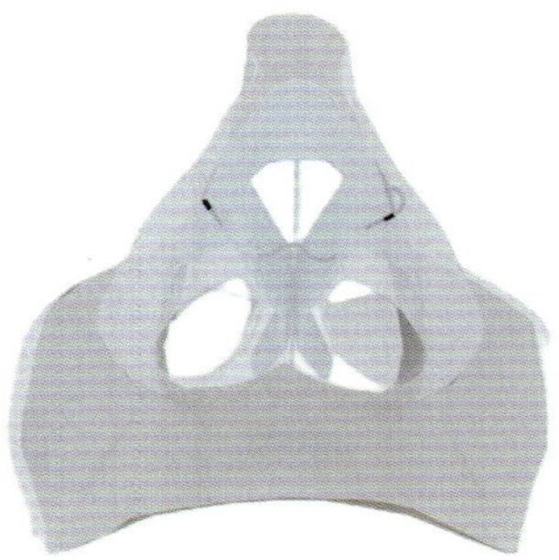

C 用缝合线缝合下外侧软骨

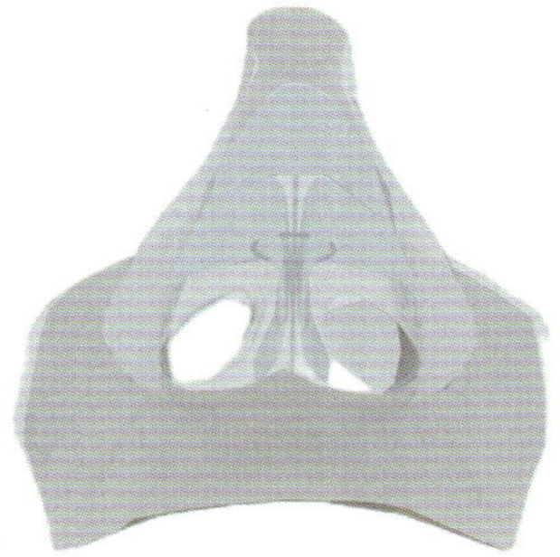

D 缝合下外侧软骨后鼻头软骨框架的外形

图 2-3-2

手术前须知

1. 蒜头鼻，皮肤很厚，油脂分泌旺盛的情况下，如何做出精巧的鼻尖?

鼻头的缩小部分分为两部分，一部分为鼻头内部的支架及软组织，一部分为鼻头外部的皮肤罩，可以通过缩小鼻内支架的方式使鼻头“内部”缩小，但鼻头外部的皮肤罩仍保有原来的“记忆”。针对这种情况，可以尝试在术后或围手术期行鼻头部位的药物（曲安奈德等）注射，以使鼻部厚的皮肤变薄，更贴合手术矫正后的鼻头内部的支架。

2. 鼻头是越小越好吗?

过于宽大肥厚的鼻头比较明显美观，可以通过调整内部的支架并去除过多的软组织等方式来改善，但鼻头处的软组织应予以部分保留，保留部分“肉感”，这样更符合亚洲人的审美。

围术期注意事项

（1）手术需要避开月经期，因为此时凝血机制不好，易引起术中和术后出血。

（2）控制血压至正常值，术前 2 周内停服血管扩张、抗凝药物及活血化瘀药物，如阿司匹林、维生素 E 等。

（3）术前沐浴，尤其头部要清洗干净，严禁使用任何化妆品。

（4）术后第 1 周内睡觉时可以用 2 个枕头保持头部抬高，以减少肿胀。

（5）术后尽可能避免食用辛辣刺激性食物、海鲜、牛羊肉及饮酒等，以减轻切口红肿并预防瘢痕增生。恢复期避免吸烟以促进切口愈合。

（6）术后当天只进易消化的流食，尽量避免低头。第 2 天开始进半流食，术后 2 周内避免进食让嘴唇移动过大的食物，如苹果、玉米等。

（7）鼻部皮肤细菌较多，术后可预防性应用抗炎药物 3 ~ 5 天。如有疼痛，可按说明书口服止痛药。服消炎药及止痛药时勿要饮酒。

（8）术后前 72 h 内冷敷，使血管收缩，以降低肿胀和瘀血程度，注意冷敷期间不要对鼻夹板施加压力。

（9）在鼻腔填塞期，为避免鼻腔填塞物脱出，不要打喷嚏。如有想打喷嚏的感觉，应立即张口做深呼吸，使气流从口腔喷出。

（10）术后 3 ~ 4 天有少量血液流出，属于正常现象，为避免血液流入呼吸道需经口呼吸，不要吞下口腔流出的血液，以免引起恶心、呕吐等症状，勿要搓鼻或吸鼻，这些动作可能会刺激鼻出血。如鼻部大量出血，请立即通知医生。其间端坐不动，鼻部加压。

（11）肿胀最重时为术后 48 ~ 72 h，为正常现象。术后 2 ~ 3 周大部分肿胀将会消退，剩下 10% 的肿胀会在 1 年之内逐渐消散。

（12）恢复期时间较长，其间可减少照镜子次数，以减少焦虑感，必要时可服用抗焦虑药物。

（13）可在鼻切口外涂红霉素眼膏，防止痂皮形成，造成拆线困难，拆线时痂皮脱落形成瘢痕。

（14）术后 1 ~ 2 周视情况拆除缝线，拆线后 2 天可沾水，并应用抗瘢痕药物或辅助激光治疗预防瘢痕。前半年为瘢痕活跃期，半年后为瘢痕成熟消退期。

（15）术后 2 周内不要用力吸鼻或搓鼻等，尽量避免打喷嚏。

（16）术后鼻部皮肤对日光敏感，术后 6 个月内避免阳光直射。

（17）鼻整形术后鼻尖有时会感觉麻木，偶尔门齿会有异样感觉，这些感觉会随术后恢复逐渐消失。

（18）手术消肿时间较长，在术后早期，鼻头可因重力原因存在积血，导致偏硬、活动度差，微笑时鼻子可能会感觉僵硬，不像术前一样柔软，这不会被旁人察觉，随时间推移会逐渐恢复正常。

第四节 鼻翼缩小与缩窄术

鼻翼肥厚、宽大、扁平在中国人中很常见，鼻翼宽时鼻孔就会显得很大，鼻梁也会显得比较低，人会显得没精神。当鼻翼微宽时通过隆鼻手术就可以使鼻翼缩小，获得自然的效果，而当鼻翼较宽时，则需要进行专门的鼻翼手术调整才可以。

注：

传统审美认为鼻宽应与内眦宽度相等，但近些年来结合东亚人的面部特征和测量数据，一般认为超出内眦宽度 5 mm 才称之为鼻翼过宽，可手术治疗。或可根据面部整体情况，如第一眼即可观察到偏大的鼻孔或鼻翼，则可进行相关的手术治疗。

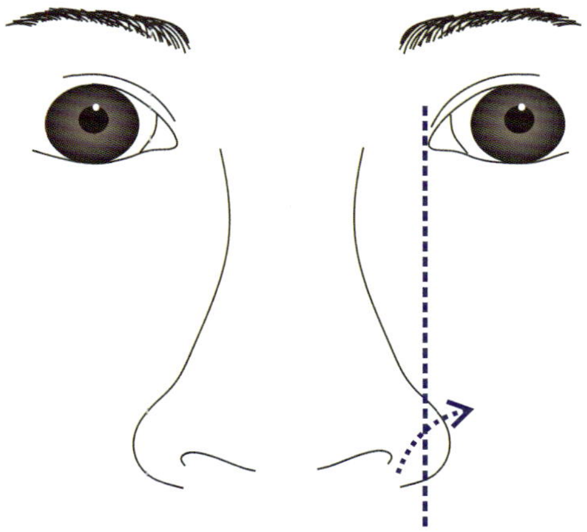

图 2-4-1

鼻翼外扩的测量

手术方案与优缺点

1. 鼻翼缩小术

鼻翼外切，于鼻翼外缘切除多余皮肤及皮下组织，以缩小鼻翼组织，使鼻孔显得比较长，切口留在鼻翼和面颊的交界，瘢痕较为隐蔽。鼻翼最突出处与鼻基底最外侧距离越近，手术切除的范围越小。术后会在一定程度上矫正法令纹，瘢痕相对明显，后期需通过激光去除。

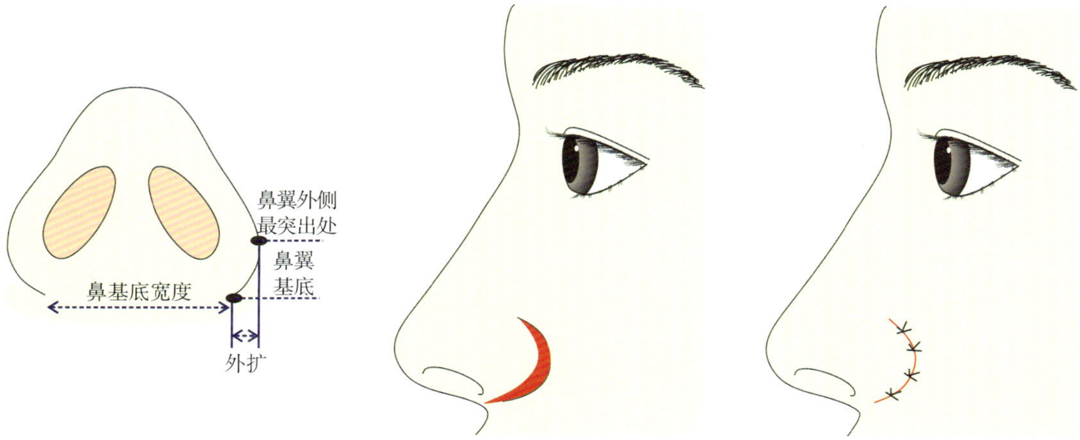

图 2-4-2 A 测量鼻翼外扩的最大切除范围 B 鼻翼外切去除皮肤 C 鼻翼外切缝合后

2. 鼻翼基底缩窄术

①鼻翼内切，于鼻槛设计新月形切口，通过略不对位的缝合方式，可以调整鼻翼基底的高度，同时将鼻翼向内回缩，减小鼻孔的横向距离。

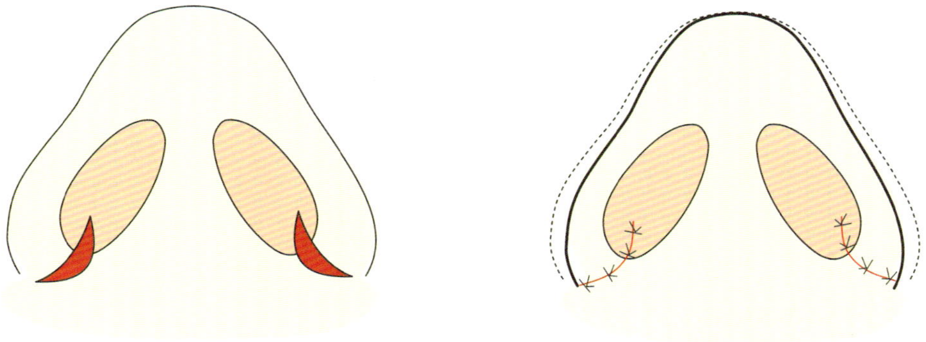

图 2-4-3 A 鼻翼内切切口设计 B 鼻翼内切缝合后鼻基底缩窄

②亦可切除部分鼻槛处皮肤组织，通过缝线将鼻翼缘向中间拉近，以减小鼻孔的横向距离。

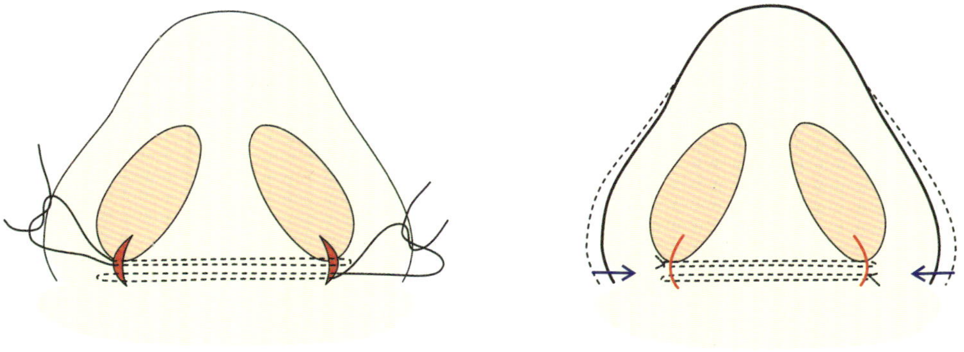

图 2-4-4
鼻翼基底缩窄

A 通过切开及缝线拉拢减少鼻翼基底宽度　　B 鼻翼基底宽度缩窄

3. 鼻翼修薄术

于鼻翼缘纵向设计切口，切除部分皮肤组织后缝合，使鼻翼缘变薄。

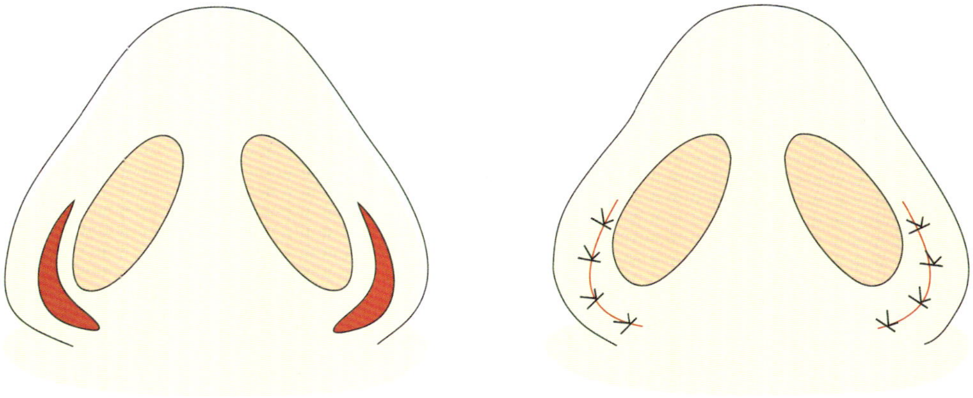

图 2-4-5
鼻翼厚度较厚时

A 设计鼻翼厚度修薄切口　　B 缝合后鼻翼厚度变薄

手术前须知

1. 可以先做鼻翼调整的手术以后再做隆鼻等其他鼻部手术吗?

不建议，做隆鼻或其他修改鼻背支架的手术会影响鼻翼的外形，因此建议同期手术，待缝合所有开放性鼻整形的鼻内切口后再根据新的鼻翼形态调整鼻翼。

2. 鼻翼是越小越窄越好吗?

并不是，凡事都需要适度，现在好多修图软件、网红审美都喜欢将鼻翼做得很窄，这并不符合常规美学标准，且鼻孔又是通气道的“外鼻阀”，“外鼻阀”如果很小也会影响呼吸。

3. 鼻翼缩小、缩窄后还可以恢复吗?

鼻翼缩小、缩窄是通过将皮肤及软组织切除并缝合达成的，切除后是不可逆的，因此想要恢复很难，需要靠其他手段，如转皮瓣或植皮手术矫正，会留下瘢痕，并可能使外观不自然，因此手术要谨慎。

4. 鼻翼外切后瘢痕明显吗?

鼻翼外切后有存在瘢痕增生不平整的可能性。鼻翼外切术后需要精细的护理，因鼻翼基底细菌量多、易出油，如渗出液和油脂成分混合成痂皮覆盖于切口，则痂下容易感染导致切口开裂瘢痕明显，因此前期需要清理切口表面的痂皮以保证切口顺利愈合。后期根据个人具体情况，建议使用预防瘢痕的药物，并定期进行激光治疗。

围术期注意事项

（1）手术需要避开月经期，因为此时凝血机制不好，易引起术中和术后出血。

（2）控制血压至正常值，术前 2 周内停服血管扩张、抗凝药物及活血化瘀药物，如阿司匹林、维生素 E 等。

（3）术前沐浴，尤其头部要清洗干净，严禁使用任何化妆品。

（4）术后尽可能避免食用辛辣刺激性食物、海鲜、牛羊肉及饮酒等，以减轻切口红肿并预防瘢痕增生。恢复期避免吸烟以促进切口愈合。

（5）鼻部皮肤细菌较多，术后可预防性应用抗炎药物 3 ~ 5 天。如有疼痛，可按说明书口服止痛药。服消炎药及止痛药时勿要饮酒。

（6）术后前 72 h 内冷敷，使血管收缩，以便降低肿胀和瘀血程度。

（7）鼻翼缘与面颊处切口易出油，出油较多时易造成切口开裂、感染、愈合不良等情况，因此要及时换药，消毒清理油脂。

（8）术后鼻翼拆线至少 7 天后，如为鼻翼油脂分泌多、粉刺多的求美者则可适当延长，拆线后 2 天可沾水，并应用抗瘢痕药物或辅助激光治疗预防瘢痕。前半年为瘢痕活跃期，半年后为瘢痕成熟消退期。

第五节 鼻基底填充术

鼻基底凹陷主要表现为中面部鼻唇间角变小以及鼻唇沟加深，影响整体面部形态，并加剧面部衰老的表现，单纯通过隆鼻术往往也难以矫正。鼻基底凹陷分为鼻小柱基底凹陷及两侧鼻翼基底凹陷。目前，手术主要以硬质移植物填充术为主。

手术方案与优缺点

常于口内做切口，将鼻基底植入材料修剪外形后，通过切口植入鼻翼基底或鼻小柱基底凹陷处，植入物贴于骨面。愈合口皮肤无可见瘢痕。

注：

也可在鼻综合时采用鼻综合的鼻小柱切口向植入区剥离。

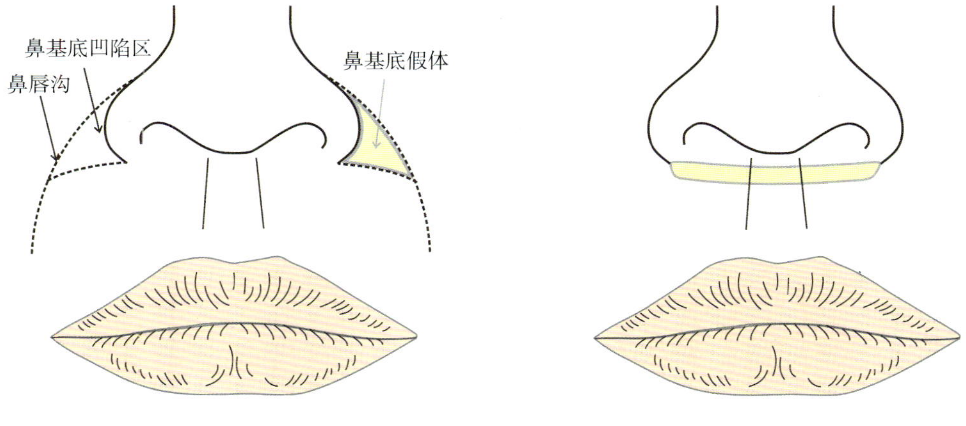

图 2-5-1　A　鼻翼基底凹陷填充　B　鼻小柱基底凹陷填充

填充材料的选择

①硅胶。

硅胶相容性较好，产生刺激较少，容易放入和取出，耐久度高。但硅胶没有孔，组织不能长入，是包裹性愈合的一种，早期容易发生假体不稳定、漂浮、晃动等不良现象。

②膨体。

由于膨体为有孔结构，有优异的相容性，组织可长入膨体，所以很少发生移位。也因其具有多孔结构，细菌可进入微孔内，所以膨体易发生感染。

③自体肋软骨。

自体肋软骨组织相容性更好，不容易发生排异反应，且吸收率及感染率较低。自体肋软骨分为颗粒肋软骨及块状肋软骨，其中颗粒肋软骨有向周围扩散和局部堆积的风险，块状肋软骨有弯曲变形的风险。

手术前须知

1. 牙套对手术有无影响?

如果佩戴有金属牙套，是不能做鼻基底手术的，因为鼻基底术后需要进行局部加压包扎，由于术后肿胀，有可能挤压到金属牙套上，导致局部黏膜缺血溃烂或者坏死。

2. 透明质酸对手术有无影响?

建议术前至少1周在原注射部位使用透明质酸酶，排除透明质酸对手术的干扰。鼻基底存在异物注射史的求美者，理论上其手术的排异和感染概率会增加。

3. 手术后是否会表情不自然、有异物感?

表情不自然为鼻基底部假体填充手术的常见并发症。手术部位出现肿胀，微笑和谈话时会感到有些异物感，这是正常现象，少部分人会出现法令纹上段部分缺失。

围术期注意事项

（1）手术需要避开月经期，因为此时凝血机制不好，易引起术中和术后出血。

（2）控制血压至正常值，术前2周内停服血管扩张、抗凝药物及活血化瘀药物，如阿司匹林、维生素E等。

（3）手术前检查有无口腔黏膜溃疡，以及其他口腔疾患等。

（4）术前1天用复方氯己定漱口，早晚各1次，手术当日同样用漱口液漱口。

（5）术后进流质饮食，因切口疼痛，可用注射器抽取牛奶、水果汁、营养高汤注入口腔，保证营养需求，减少空腹带来的不适，必要时静脉输注营养液。

（6）术后继续使用复方氯己定漱口水漱口，早晚及三餐前后，连续使用1周。含漱的动作有利于口腔周围肌肉运动，可促进口腔自洁作用的恢复，术后1周拆线后可进行正常刷牙。

（7）术区无法完全做到无菌，术后可预防性应用抗炎药物3～5天。口腔切口容易发生感染，如出现红肿加重，口内切口脓液渗出，需及时与医生联系，及时处置。

（8）如有疼痛，可按说明书口服止痛药。

（9）注意保护鼻部勿受外力，尤其要注意睡觉时不能侧躺，以免鼻基底部受到挤压而引起移位。

（10）术后前72 h内冷敷，使血管收缩，以便降低肿胀和瘀血程度。

（11）术后尽可能避免食用辛辣刺激性食物、海鲜、牛羊肉及饮酒等。恢复期避免吸烟以促进切口愈合。

（12）术后尽量减少伤口张力，3个月内避免夸张表情，减少伤口的张力，保持假体在腔内的稳定及定型。

（13）术后1周以后基本可正常参与社交活动。手术2～3个月后假体基本稳固，完全恢复需要半年以上时间。

（14）表情不自然为鼻基底部假体填充手术的常见问题。术后早期手术部位出现肿胀，微笑和谈话时会感到有些不适，有异物感，这是正常现象，随着时间的推移会越来越自然，当假体固定后这种现象会慢慢消失。

第六节 宽鼻矫正术

亚洲黄种人中有部分人因骨质发育异常导致鼻背宽大畸形。从美学的观点看，正面观外鼻两侧应有两条纵向的略向内陷的轮廓曲线，曲线上端与眉跟部相连续，宽大的鼻背破坏了鼻正面曲线自然流畅的外观，难以产生美感，对于这类求美者可进行鼻部截骨术，使鼻骨向中线靠拢，往往可以获得显著的美容效果。

手术方案与优缺点

手术通过鼻小柱切口入路做鼻骨内侧骨折线，并通过鼻腔内黏膜切口做骨外侧骨折线，通过这两条人为的骨折线，可以精准地将宽大的鼻骨积压内推变窄，手术效果明显。

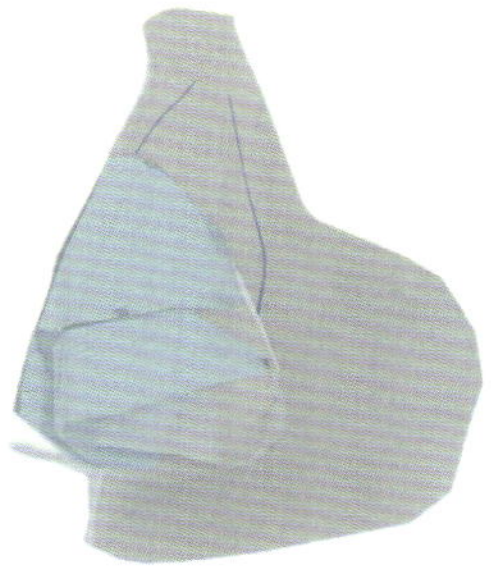

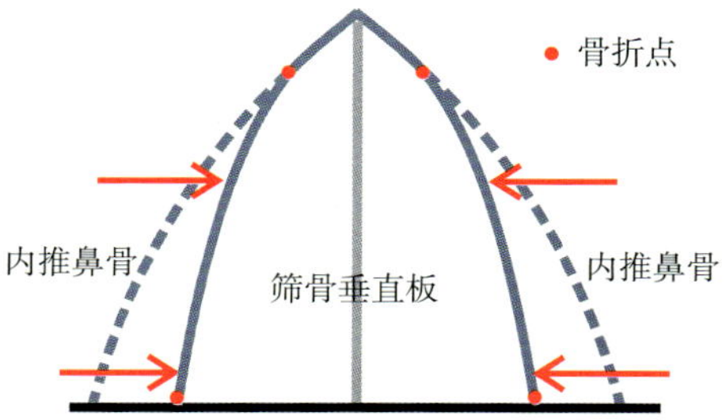

图 2-6-1

宽鼻截骨

A 宽鼻截骨在鼻骨的截骨线

B 宽鼻截骨内推的方式

手术前须知

1. 通过隆鼻可以改善宽鼻骨吗?

不能，隆鼻只是增加了鼻背的高度却忽视了鼻背的宽度。过宽的鼻背依然会使人显得慵懒、不精神，而影响对隆鼻的满意程度。

2. 宽鼻缩窄后会显得鼻背增高吗?

宽鼻缩窄本身不影响鼻背高度，但是由于角度的改变，鼻部显得更加立体，看起来会比之前增高。

3. 鼻骨的宽度多少为合适?

据文献报道，正面观时，鼻骨之间的宽度小于鼻翼基底之间宽度的 75% 为美。

4. 老年人适合做宽鼻缩窄吗?

老年人因骨质脆弱，在手术时有骨质碎裂的风险，因此不适合做宽鼻缩窄。

5. 扁平鼻适合做宽鼻缩窄吗?

扁平鼻求美者常常鼻头肥大而鼻骨短小，在宽鼻缩窄后会造成缩窄的鼻背与肥大的鼻头之间的不协调，所以不建议单纯行宽鼻缩窄术，应从整体上进行综合手术治疗。

围术期注意事项

（1）手术需要避开月经期，因为此时凝血机制不好，易引起术中和术后出血。

（2）控制血压至正常值，术前2周内停服血管扩张、抗凝药物及活血化瘀药物，如阿司匹林、维生素E等。

（3）术前沐浴，尤其头部要清洗干净，严禁使用任何化妆品。

（4）术后第 1 周内睡觉时可以用 2 个枕头保持头部抬高，以减少肿胀。

（5）术后当天只进易消化的流食，尽量避免低头。第 2 天逐渐过渡为正常清淡饮食。术后早期存在一定程度的吞咽功能受限，食欲减退，可食用营养丰富的流质或半流质饮食，少食多餐，清淡饮食，忌烟酒及辛辣刺激性食物，适量饮用蜂蜜水，可利于大便通畅。根据天气情况及时增减衣服，勿受凉感冒，防止因上呼吸道感染引起鼻腔分泌物增多而影响手术效果。

（6）鼻部皮肤细菌较多，术后可预防性应用抗炎药物 3 ~ 5 天。如有疼痛感，可按说明书口服止痛药。服消炎药及止痛药时勿要饮酒。

（7）术后前 72h 内冷敷，使血管收缩，以便降低肿胀和瘀血程度，注意冷敷期间不要对鼻夹板施加压力。

（8）在鼻腔填塞期，为避免鼻腔填塞物脱出，不要打喷嚏。如有想打喷嚏的感觉，应立即张口做深呼吸，使气流从口腔喷出。填塞期间需经口呼吸，易导致口腔和呼吸道干燥而产生不适感，可维持室内湿度为 50% ~ 60%，少量多次饮水，以减轻咽喉部的干燥、疼痛等不适感。

（9）刚去除鼻腔填塞物后不要捂鼻、挖鼻，易导致鼻腔出血。

（10）术后 3 ~ 4 天有少量血液流出属于正常现象，为避免血液流入呼吸道需经口呼吸，不要吞下口腔流出的血液，以免引起恶心、呕吐等症状，勿要搓鼻或吸鼻，这些动作可能会刺激鼻出血。如鼻部大量出血，请立即通知医生。其间端坐不动，鼻部加压。

（11）术后眼周出现淤青、结膜出血为常见现象，会随时间逐渐好转。

（12）术后 1 ~ 4 周后根据肿胀消退程度及骨折稳定程度拆除外固定夹板。截骨线处初步愈合需要 3 ~ 4 周，在此期间经过重建的骨性结构处于不稳定状态，截骨后的骨片回弹常发生在这一时期内，只有施加适当的外部压力，才能较稳定地保持骨折准确愈合的位置。

（13）可在鼻切口外涂红霉素眼膏，防止痂皮形成，造成拆线困难，拆线时痂皮脱落形成瘢痕。

（14）术后 1 ~ 2 周视情况拆除缝线，拆线后 2 天可沾水，并应用抗瘢痕药物或辅助激光治疗预防瘢痕。前半年为瘢痕活跃期，半年后为瘢痕成熟消退期。

（15）术后 1 个月内勿剧烈运动，勿用力揩鼻、挖鼻、剧烈咳嗽及打喷嚏，防止骨折移位。洗脸时动作轻柔，勿触及鼻部，选择宽松开口上衣，避免因穿脱套头衫碰撞鼻部。

（16）在术后早期，鼻头可因重力原因存在积血导致偏硬、活动度差，随时间推移会逐渐恢复正常。

（17）3 个月后鼻部轮廓及曲线基本稳定。

第七节 驼峰鼻矫正术

驼峰鼻在鼻整形中较常见，表现为鼻梁高拱，形式驼峰，故称为驼峰鼻。驼峰鼻的矫正想要达到较好的改善效果，要保证的就是要有漂亮的侧面轮廓，在女性中，鼻背的侧面以平行于鼻根 – 鼻尖连线并位于其后方 2 mm 处为佳，在男性中则以形成一条直线为佳。

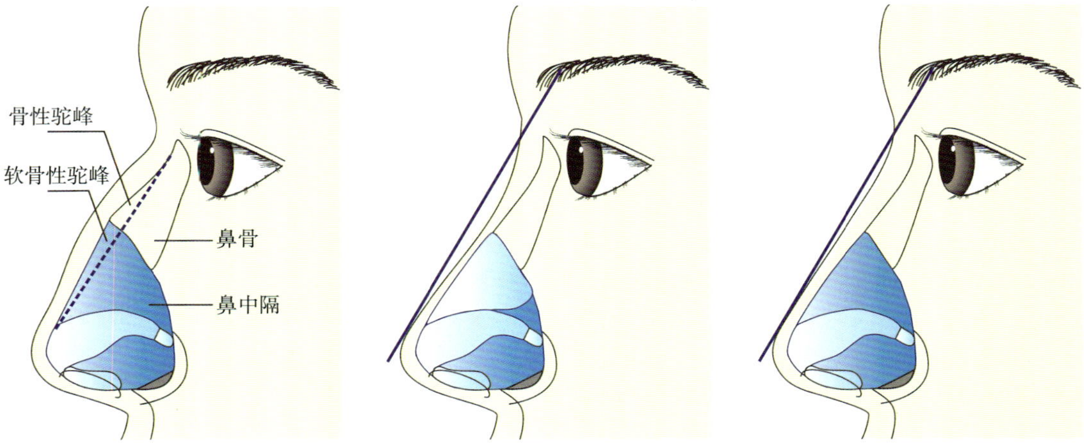

图 2-7-1　A　驼峰鼻表现　B　女性鼻背微翘　C　男性鼻背偏直

手术方案与优缺点

如果外鼻整体高度较低，仅鼻背驼峰部突出，而鼻尖、鼻根高度相对较低，可采用增加驼峰部两端鼻背高度（类似于隆鼻）的方法予以矫正。

如果鼻背整体高度不低，且鼻背出现驼峰样畸形，可采用驼峰部鼻骨的截骨（骨性驼峰较高）或驼峰部鼻骨的磨骨（骨性驼峰较低）的方法去除骨性隆起，并同时切除驼峰部鼻中隔过高的软骨来去除软骨性隆起。如在高度修复后出现鼻骨顶端的开放性畸形（顶板开放），还需行外侧截骨或辅以内侧截骨以使鼻骨内推来关闭鼻骨背侧的开放状态。

图 2-7-2 A 通过鼻骨的截骨矫正骨性驼峰，鼻中隔背侧的切除矫正软骨驼峰 B 如出现顶板开放，则通过鼻骨的外侧截骨关闭鼻骨顶板开放 C

手术前须知

1. 先天性的驼峰鼻是否需要手术治疗?

先天性驼峰鼻常伴有软骨部分的发育过长，除形态异常外，并无功能障碍，不会影响嗅觉、发音及呼吸功能。审美不是一成不变的，一些形态特征可以改变，也可以保留，因此是否需要手术要看自身的需求。

2. 后天形成的驼峰鼻是否需要手术治疗?

后天性驼峰鼻主要由于鼻骨外伤扭曲愈合或后期骨痂增生造成，常常伴有歪鼻畸形，歪鼻也通常会伴有不同程度的鼻通气问题。因此后天形成的驼峰鼻如出现鼻背部偏曲或鼻通气障碍，可考虑手术治疗歪鼻，可同期修复驼峰鼻。

围术期注意事项

(1) 手术需要避开月经期，因为此时凝血机制不好，易引起术中和术后出血。

(2) 控制血压至正常值，术前 2 周内停服血管扩张、抗凝药物及活血化瘀药物，如阿司匹林、维生素 E 等。

(3) 术前沐浴，尤其头部要清洗干净，严禁使用任何化妆品。

(4) 术后第 1 周内睡觉时可以用 2 个枕头保持头部抬高，以减少肿胀。

(5) 术后当天只进易消化的流食，尽量避免低头。第 2 天逐渐过渡为正常清淡饮食。术后早期存在一定程度的吞咽功能受限，食欲减退，可食用营养丰富的流质或半流质饮食，少食多餐，清淡饮食，忌烟酒及辛辣刺激性食物，适量饮用蜂蜜水，可利于大便通畅。根据天气情况及时增减衣服，勿受凉感冒，防止因上呼吸道感染引起鼻腔分泌物增多而影响手术效果。

(6) 鼻部皮肤细菌较多，术后可预防性应用抗炎药物 3～5 天。如有疼痛感，可按说明书口服止痛药。服消炎药及止痛药时勿要饮酒。

(7) 术后前 72 h 内间断冷敷，使血管收缩，以便降低肿胀和瘀血程度，注意冷敷期间不要对鼻夹板施加压力。

(8) 在鼻腔填塞期，为避免鼻腔填塞物脱出，不要打喷嚏。如有想打喷嚏的感觉，应立即张口做深呼吸，使气流从口腔喷出。填塞期间需经口呼吸，易导致口腔和呼吸道干燥而产生不适感，可维持室内湿度为 50%～60%，少量多次饮水，以减轻咽喉部的干燥、疼痛等不适感。

（9）刚去除鼻腔填塞物后不要揩鼻、挖鼻，易导致鼻腔出血。

（10）术后 3 ~ 4 天有少量血液流出属于正常现象，为避免血液流入呼吸道需经口呼吸，不要吞下口腔流出的血液，以免引起恶心、呕吐等症状，勿要搓鼻或吸鼻，这些动作可能会刺激鼻出血。如鼻部大量出血，请立即通知医生。其间端坐不动，鼻部加压。

（11）术后眼周出现淤青、结膜出血为常见现象，尤其是在做鼻骨截骨术后，此现象会随时间逐渐好转。

（12）术后 1 ~ 4 周后根据肿胀消退程度及骨折稳定程度拆除外固定夹板。截骨线处初步愈合需要 3 ~ 4 周，在此期间经过重建的骨性结构处于不稳定状态，截骨后的骨片回弹常发生在这一时期内，只有施加适当的外部压力，才能较稳定地保持骨折准确愈合的位置。

（13）可在鼻切口外涂红霉素眼膏，防止痂皮形成，造成拆线困难，拆线时痂皮脱落形成瘢痕。

（14）术后 1 ~ 2 周视情况拆除缝线，拆线后 2 天可沾水，并应用抗瘢痕药物或辅助激光治疗预防瘢痕。前半年为瘢痕活跃期，半年后为瘢痕成熟消退期。

（15）术后 1 个月内勿剧烈运动，勿用力揩鼻、挖鼻、剧烈咳嗽及打喷嚏，防止鼻骨移位或植入物移位。洗脸时动作轻柔，勿触及鼻部，选择宽松开口上衣，避免因穿脱套头衫碰撞鼻部。

（16）在术后早期，鼻头可因重力原因存在积血导致偏硬、活动度差，随时间推移会逐渐恢复正常。

第八节

歪鼻矫正术

歪鼻畸形即鼻部歪斜，通常指鼻梁或鼻尖偏离面部中轴线的外鼻畸形。可分为先天性歪鼻和继发性歪鼻：前者与面部发育异常相关，常伴有面部不对称或鼻中隔偏曲；后者常为外伤造成，可伴有骨性驼峰及鼻通气障碍。

手术方案与优缺点

对单纯因鼻骨凹陷出现的 C 形骨折，在没有通气功能障碍的情况下，有些医生会采用填充的方法，如应用硅胶、膨体、自体脂肪等植入材料将鼻骨凹陷处填充，以使鼻梁两侧的形态对称。

但大多数的歪鼻都伴有筛骨垂直板（鼻骨下面的骨性立柱）和鼻中隔软骨的扭曲以及不同程度的鼻通气障碍，从根本上恢复需要通过鼻小柱切口将扭曲的鼻中隔软骨进行修剪，保留 L 形支架（以削弱扭曲的力量），同时修剪去除部分扭曲的筛骨垂直板（以减轻其对通气道的阻挡），以自体软骨将鼻中隔软骨矫正，再对鼻骨进行中央和外侧的截骨，使鼻骨恢复正中位。

图 2-8-1

歪鼻的矫正方法

A 歪鼻时鼻骨及鼻中隔偏曲

B 将鼻中隔保留 L 形支架，去除中央部软骨及部分偏曲的筛骨垂直板

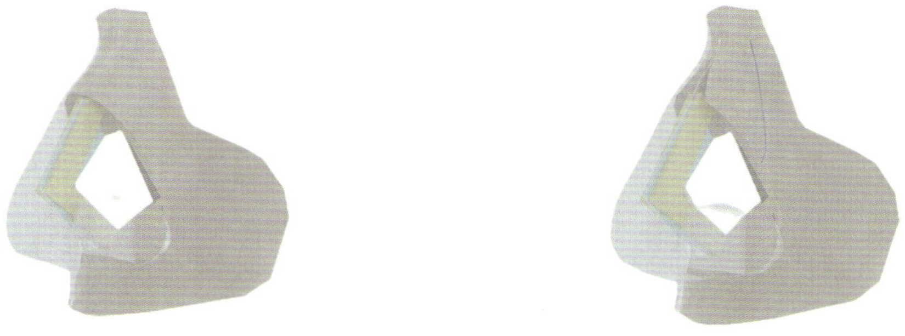

图 2-8-1 （续） C 用自体软骨将鼻中隔背侧矫直 D 通过鼻的中央截骨及外侧截骨矫正鼻骨的偏曲

手术前须知

1. 鼻部被撞击后为何有时会在 1 个月左右开始逐渐出现鼻部偏斜?

当鼻部被撞击骨折时，有时鼻骨外形没有太大改变但筛骨垂直板（鼻骨下面的骨性立柱）发生了偏曲，而因“上梁不正”导致与其相接续的鼻中隔软骨会随时间逐渐扭曲变形，导致鼻背出现偏斜。

2. 歪鼻治疗后会和术前一样直吗?

歪鼻治疗可以将鼻骨的支架部分矫正，皮肤也会与支架“脱套”，但鼻部的皮肤罩存在记忆，且皮肤的长度也有可能不对称，因此恢复后可能还留有轻度的不对称。如有必要，可根据具体问题细微调整。

3. 继发性歪鼻为何会随时间的推移出现鼻通气障碍吗?

继发性歪鼻因鼻骨的骨折造成了筛骨垂直板（鼻骨下面的骨性立柱）和鼻中隔软骨的偏曲，而其偏曲会影响气道，造成气道阻力增加，双侧鼻孔气道阻力不同，阻力较小，阻力较小一侧会形成涡流刺激下鼻甲黏膜，久而久之，因身体逐渐代偿，使气道阻力小的一侧下鼻甲黏膜肥大，也会加重整体的气道通气不畅。

4. 歪鼻治疗后鼻通气障碍会马上恢复吗?

歪鼻治疗会增加内鼻阀的角度，使鼻通气得到部分改善，通气的两个入口（内、外鼻阀）保持正常通气状态，但入口内的下鼻甲肥大问题不会马上得到解决，需等待下鼻甲黏膜肥大好转，或请耳鼻喉科进一步治疗下鼻甲的问题，待下鼻甲不再阻塞气道后，整体通气会再次好转。

5. 歪鼻治疗术前为什么需要拍肋软骨三维 CT ?

歪鼻时鼻中隔软骨偏曲的矫正常通过鼻中隔软骨、肋软骨或其他材料来矫正，通过肋软骨 CT 可以明确肋软骨有无钙化，是否可用，如发生大范围的钙化，则术中无法采用肋软骨进行鼻中隔软骨的矫正，需采用其他办法。

6. 歪鼻治疗术前为什么需要拍鼻骨三维 CT？

通过鼻骨的三维 CT 可以明确鼻骨、筛骨垂直板（鼻骨下面的骨性立柱）、鼻中隔软骨、下鼻甲的形态和问题，以便制订手术方案，同时可与术后进行对比。

围术期注意事项

（1）手术需要避开月经期，因为此时凝血机制不好，易引起术中和术后出血。

（2）控制血压至正常值，术前 2 周内停服血管扩张、抗凝药物及活血化瘀药物，如阿司匹林、维生素 E 等。

（3）术前沐浴，尤其头部要清洗干净，严禁使用任何化妆品。

（4）术后第 1 周内睡觉时可以用 2 个枕头保持头部抬高，以减少肿胀。

（5）术后当天只进易消化的流食，尽量避免低头。第 2 天逐渐过渡为正常清淡饮食。术后早期存在一定程度的吞咽功能受限，食欲减退，可食用营养丰富的流质或半流质饮食，少食多餐，清淡饮食，忌烟酒及辛辣刺激性食物，适量饮用蜂蜜水，可利于大便通畅。根据天气情况及时增减衣服，勿受凉感冒，防止因上呼吸道感染引起鼻腔分泌物增多而影响手术效果。

（6）鼻部皮肤细菌较多，术后可预防性应用抗炎药物 3～5 天。如有疼痛感，可按说明书口服止痛药。服消炎药及止痛药时勿要饮酒。

（7）术后前 72 h 内间断冷敷，使血管收缩，以便降低肿胀和瘀血程度，注意冷敷期间不要对鼻夹板施加压力。

（8）在鼻腔填塞期，为避免鼻腔填塞物脱出，不要打喷嚏。如有想打喷嚏的感觉，应立即张口做深呼吸，使气流从口腔喷出。填塞期间需经口呼吸，易导致口腔和呼吸道干燥而产生不适感，可维持室内湿度为 50%～60%，少量多次饮水，以减轻咽喉部的干燥、疼痛等不适感。

（9）刚去除鼻腔填塞物后不要揩鼻、挖鼻，易导致鼻腔出血。

（10）术后 3～4 天有少量血液流出属于正常现象，为避免血液流入呼吸道需经口呼吸，不要吞下口腔流出的血液，以免引起恶心、呕吐等症状，勿要搓鼻或吸鼻，这些动作可能会刺激鼻出血。如鼻部大量出血，请立即通知医生。其间端坐不动，鼻部加压。

（11）术后眼周出现淤青、结膜出血为常见现象，尤其是在做鼻骨截骨术后，此现象会随时间逐渐好转。

（12）术后 1～4 周后根据肿胀消退程度及骨折稳定程度拆除外固定夹板。截骨线处初步愈合需要 3～4 周，在此期间经过重建的骨性结构处于不稳定状态，截骨后的骨片回弹常发生在这一时期内，只有施加适当的外部压力，才能较稳定地保持骨折准确愈合的位置。

（13）可在鼻切口外涂红霉素眼膏，防止痂皮形成，造成拆线困难，拆线时痂皮脱落形成瘢痕。

（14）术后 1～2 周视情况拆除缝线，拆线后 2 天可沾水，并应用抗瘢痕药物或辅助激光治疗预防瘢痕。前半年为瘢痕活跃期，半年后为瘢痕成熟消退期。

（15）术后 1 个月内勿剧烈运动，勿用力揩鼻、挖鼻、剧烈咳嗽及打喷嚏，防止鼻骨移位或植入物移位。洗脸时动作轻柔，勿触及鼻部，选择宽松开口上衣，避免因穿脱套头衫碰撞鼻部。

（16）在术后早期，鼻头可因重力原因存在积血导致偏硬、活动度差，随时间推移会逐渐恢复正常。

第九节 鼻小柱悬垂与鼻小柱退缩矫正术

鼻小柱悬垂是指鼻小柱突出鼻翼缘过多，向尾侧端下垂的状态。在正常的鼻翼 – 鼻小柱关系中，从鼻小柱缘或鼻翼缘到鼻孔长轴的距离应为 1 ~ 2 mm。而鼻小柱悬垂中，鼻孔长轴与鼻小柱缘之间的距离＞ 2 mm，而鼻孔长轴与鼻翼缘之间的距离仍为 1 ~ 2 mm（正常范围）。

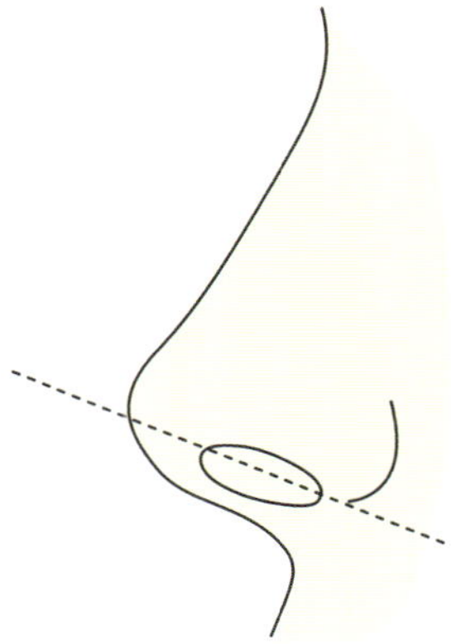

图 2-9-1

鼻小柱悬垂

鼻小柱退缩的特征是鼻小柱与鼻孔长轴之间的距离缩短。鼻小柱退缩有可能累及整个鼻小柱，也可能仅累及鼻小柱基底，造成鼻小柱 – 上唇角减小。

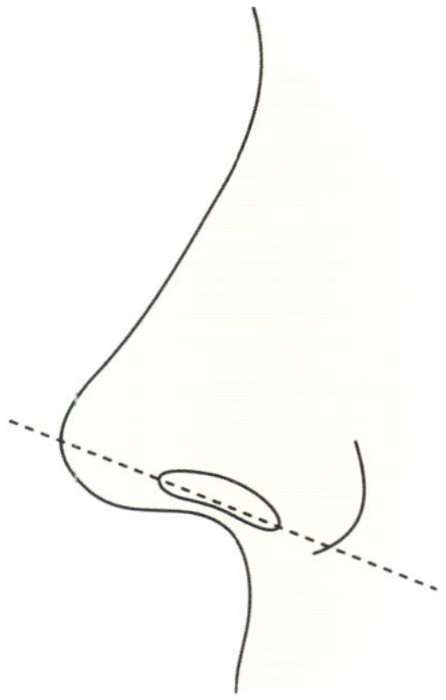

图 2-9-2

鼻小柱退缩

手术方案与优缺点

1. 鼻小柱悬垂

对于鼻小柱悬垂，首先要分析其原因，若为下外侧软骨（形成鼻孔的软骨）过宽，则应适当缩减下外侧软骨的下方过宽部分。

图 2-9-3

下外侧软骨过宽，适当缩短下外侧软骨宽度

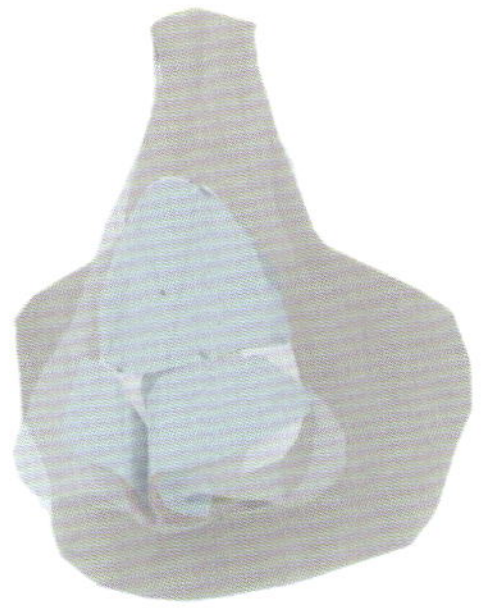

若为鼻中隔软骨过长，则应适当缩减鼻中隔软骨的下方过长部分。

图 2-9-4

鼻中隔尾侧过宽，适当缩减鼻中隔尾侧长度

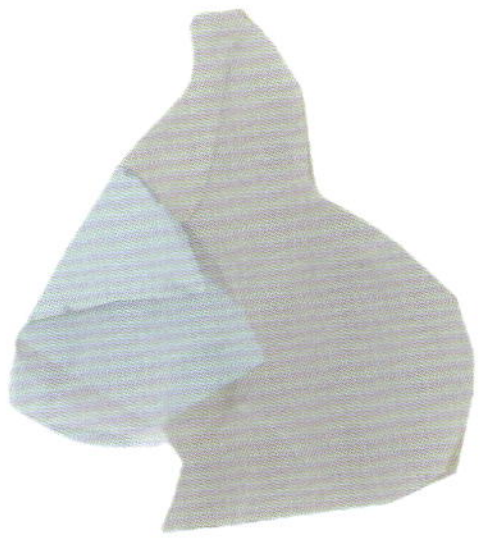

若为膜性鼻中隔（鼻小柱与鼻中隔之间的组织）过长，则需适当缩减膜性鼻中隔处的组织。

若为鼻小柱处的皮肤过多，则需适当缩减鼻小柱过多的皮肤。

2. 鼻小柱退缩

与鼻小柱悬垂不同的是，对于鼻小柱退缩需要适量地增加组织，将皮肤内的框架部分加长，可以使用鼻中隔延伸软骨移植物和（或）鼻小柱支撑移植物植入鼻中隔的尾侧，以延长皮肤内的支架，将皮肤退缩部分向外顶出。同时，可使用隆鼻手术常用的鼻尖帽状或盾牌形软骨移植物，进一步改善鼻尖或鼻小柱凸度。

注：

鼻尖部支架可有多种方式搭建，目的均为延长鼻中隔的下方，以软骨移植物占位膜性鼻中隔（鼻小柱与鼻中隔之间的组织），以防止瘢痕挛缩或组织回缩导致鼻中隔至鼻小柱距离缩短，即防止鼻小柱退缩复发。

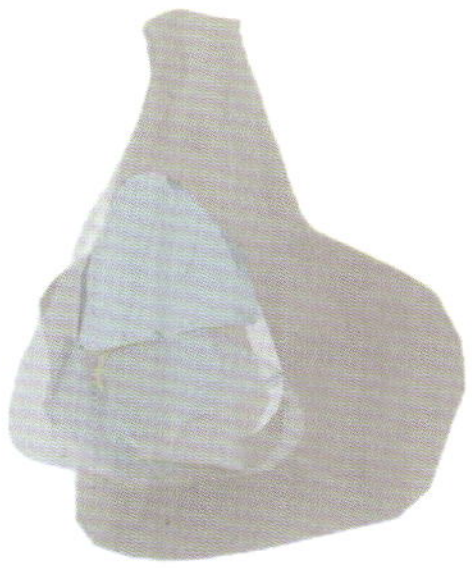

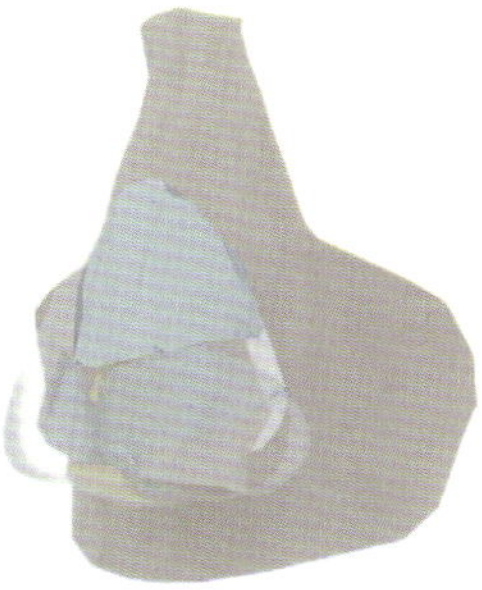

图 2-9-5 鼻小柱退缩的矫正

A 使用鼻中隔软骨延伸移植物延长鼻中隔长度

B 使用盾牌形软骨移植物改善鼻小柱凸度

手术前须知

鼻部整形手术造成的鼻小柱悬垂可以改善吗?

可以，如果为鼻部手术造成的鼻小柱悬垂，常为鼻小柱支撑移植物或鼻中隔延伸移植物过度前突造成，可将移植物去除并重新雕刻或彻底取出，以减小鼻小柱前突的量。

围术期注意事项

（1）手术需要避开月经期，因为此时凝血机制不好，易引起术中和术后出血。

（2）控制血压至正常值，术前 2 周内停服血管扩张、抗凝药物及活血化瘀药物，如阿司匹林、维生素 E 等。

（3）术前沐浴，尤其头部要清洗干净，严禁使用任何化妆品。

（4）术后第 1 周内睡觉时可以用 2 个枕头保持头部抬高，以减少肿胀。

（5）术后尽可能避免食用辛辣刺激性食物、海鲜、牛羊肉及饮酒等，以减轻切口红肿并预防瘢痕增生。恢复期避免吸烟以促进切口愈合。

（6）术后当天只进易消化的流食，尽量避免低头。第 2 天开始进半流食，术后 2 周内避免进食让嘴唇移动过大的食物，如苹果、玉米等。

（7）鼻部皮肤细菌较多，术后可预防性应用抗炎药物 3～5 天。如有疼痛，可按说明书口服止痛药。服消炎药及止痛药时勿要饮酒。

（8）术后前 72 h 内冷敷，使血管收缩，以便将肿胀和瘀血降低到最低限度。

（9）在鼻腔填塞期，为避免鼻腔填塞物脱出，不要打喷嚏。如有想打喷嚏的感觉，应立即张口做深呼吸，使气流从口腔喷出。

（10）术后 3～4 天有少量血液流出属于正常现象，为避免血液流入呼吸道需经口呼吸，不要吞下口腔流出的血液，以免引起恶心、呕吐等症状，勿要搓鼻或吸鼻，这些动作可能会刺激鼻出血。如鼻部大量出血，请立即通知医生。其间端坐不动，鼻部加压。

（11）肿胀最重时为术后 48 ~ 72 h，为正常现象。术后 2 ~ 3 周大部分肿胀将会消退。

（12）可在鼻切口外涂红霉素眼膏，防止痂皮形成，造成拆线困难，拆线时痂皮脱落形成瘢痕。

（13）术后 1 ~ 2 周视情况拆除缝线，拆线后 2 天可沾水，并应用抗瘢痕药物或辅助激光治疗预防瘢痕。前半年为瘢痕活跃期，半年后为瘢痕成熟消退期。

（14）术后 2 周内不要用力吸鼻或搓鼻等，尽量避免打喷嚏。

（15）术后鼻部皮肤对日光敏感，术后 6 个月内避免阳光直射。

（16）术后鼻尖有时会感觉麻木，偶尔门齿会有异样感觉，这些感觉会随术后恢复逐渐消失。

（17）手术消肿时间较长，在术后早期，鼻头可因重力原因存在积血导致偏硬、活动度差，微笑时鼻子可能会感觉僵硬，不像术前一样柔软，这不会被旁人察觉，随时间推移会逐渐恢复正常。

第十节 鼻翼退缩与鼻翼悬垂矫正术

1. 鼻翼退缩

鼻翼缘与鼻小柱在正面观时应形似平缓飞行的海鸥翅膀，当鼻翼缘向头侧凹入正常解剖位置时，诊断为鼻翼退缩，此时鼻翼缘至鼻孔纵轴的垂直距离超过 2 mm，如振翅飞翔的海鸥。由于鼻翼缘上移导致鼻孔暴露过多、鼻毛外露，侧面观及斜侧面观时尤其明显。

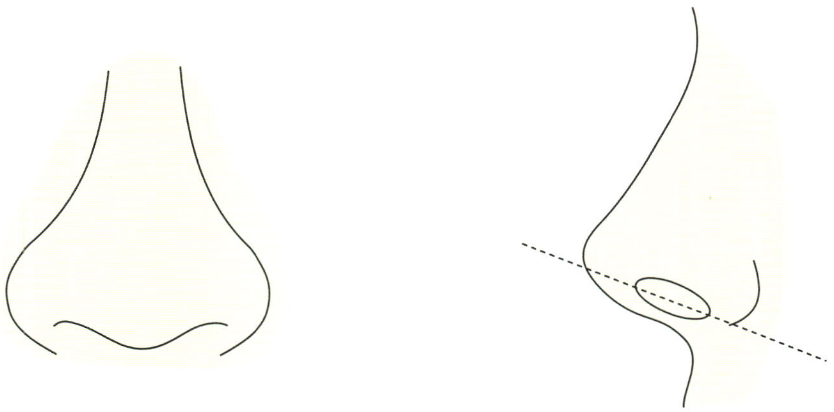

图 2-10-1
理想的鼻翼缘与鼻小柱在正面观时应形似平缓飞行的海鸥翅膀

A 鼻翼退缩时正面观鼻孔暴露度增加

B 鼻翼退缩时侧面观鼻翼缘至鼻孔的垂直距离大于 2 mm

2. 鼻翼悬垂

侧面观鼻，正常情况下应可以看到一部分鼻孔，显露出来的鼻孔呈斜椭圆形。鼻翼悬垂时鼻翼缘到鼻孔长轴的距离变短，鼻孔的斜椭圆形弧线下陷，椭圆面积变小。

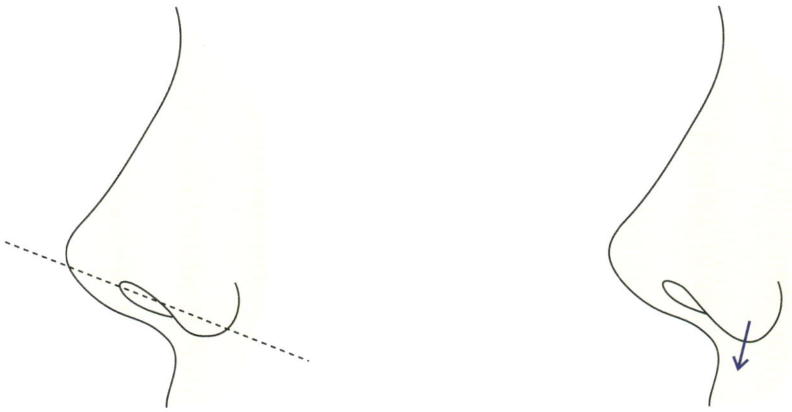

图 2-10-2

鼻翼悬垂　A 鼻翼悬垂时鼻翼缘至鼻孔长轴距离变短　B 鼻翼悬垂时鼻孔的椭圆形弧线下陷

手术方案与优缺点

1. 鼻翼退缩

（1）鼻翼退缩为皮肤与皮肤下支架共同的长度不足，需要首先搭建皮肤下的软骨支架（鼻翼缘轮廓线移植物），取自身软骨植入鼻翼缘皮肤下（此位置在解剖上本没有软骨支撑物）。

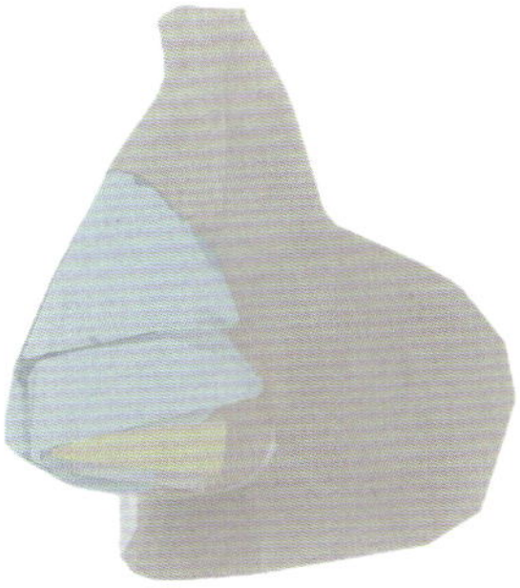

图 2-10-3

鼻翼缘轮廓线移植物改善鼻翼退缩

（2）如改善效果欠佳，需松解鼻部最下方的下外侧软骨，并在其下方软骨的底面植入自身软骨条（下外侧软骨支撑移植物），将自身的软骨向下顶出。

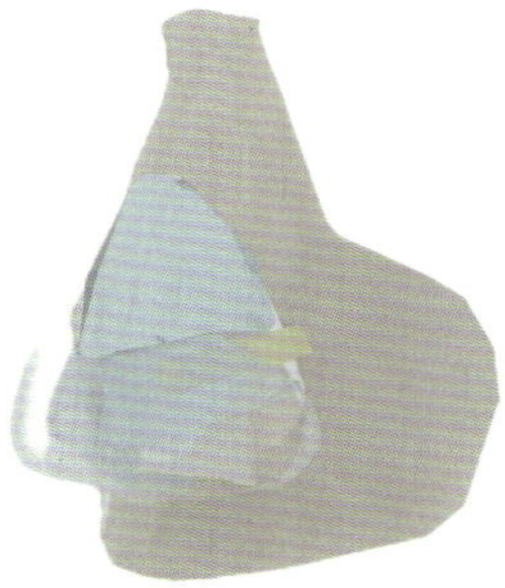

图 2-10-4
下外侧软骨支撑移植物改善鼻翼退缩

（3）如鼻翼退缩改善后鼻腔衬里不足，可用耳部皮肤软骨复合移植物或植皮的方式填充鼻前庭衬里的缺损。

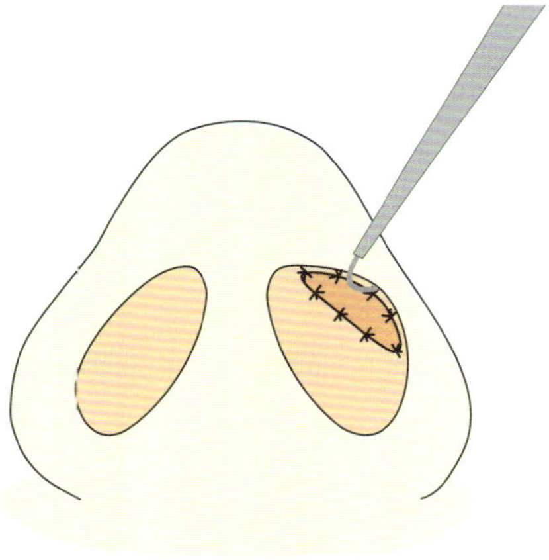

图 2-10-5
通过植皮改善鼻腔衬里的不足

2. 鼻翼悬垂

如为轻微的鼻翼悬垂，可通过鼻腔内黏膜的部分切除来矫正，其矫正幅度有限，且不适合鼻部皮肤较厚者，皮肤表面无可见瘢痕。

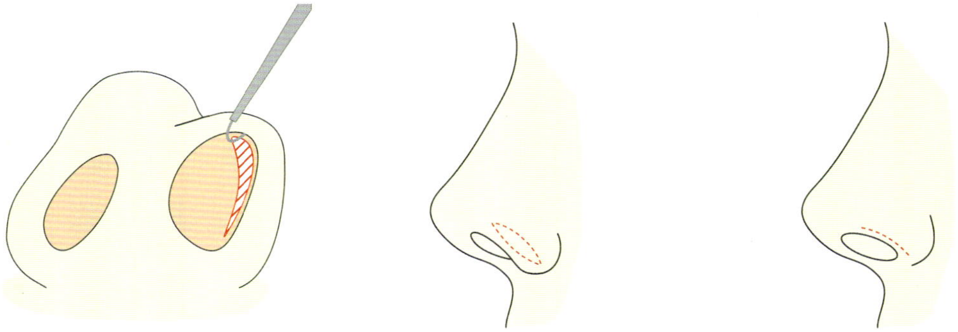

图 2-10-6 A 鼻翼悬垂时设计鼻腔前庭切口 B 鼻外侧观时切口的位置 C 切口缝合后改善鼻翼悬垂

如为较重的鼻翼悬垂，可于鼻翼上方设计切口切除部分皮肤，形成皮肤缺损，再向上缝合将皮肤缺损闭合，以此牵拉鼻翼使其上移。其矫正幅度较大，术后可留有L形瘢痕。

注：

也可设计鼻翼内外切联合的切口，通过鼻翼的不对位缝合，矫正鼻翼位置。

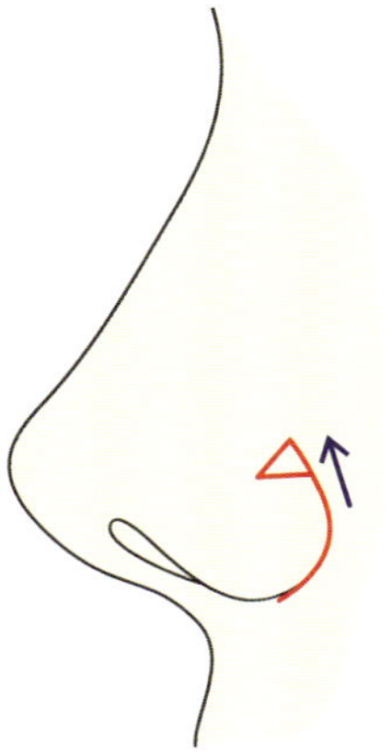

图 2-10-7

较重的鼻翼悬垂通过在鼻翼上方设计切口，使鼻翼牵拉上移

手术前须知

1. 什么是鼻翼缘悬垂和鼻翼基底悬垂?

鼻翼悬垂表现为鼻翼缘的位置过低。根据其悬垂的部位，可将鼻翼悬垂分为两类：鼻翼缘悬垂和鼻翼基底悬垂。

鼻翼缘悬垂为鼻翼缘呈弧形下垂，但其鼻翼基底位置基本正常。若下垂严重，则鼻翼基底部常伴有一定程度的下垂，但下垂程度比鼻翼缘轻。

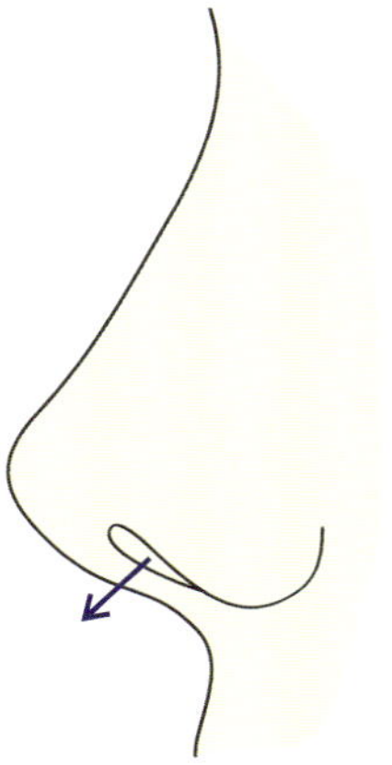

图 2-10-8

鼻翼缘悬垂，鼻翼基底位置基本正常

鼻翼基底悬垂即鼻翼缘近鼻翼基底部分位置过低。

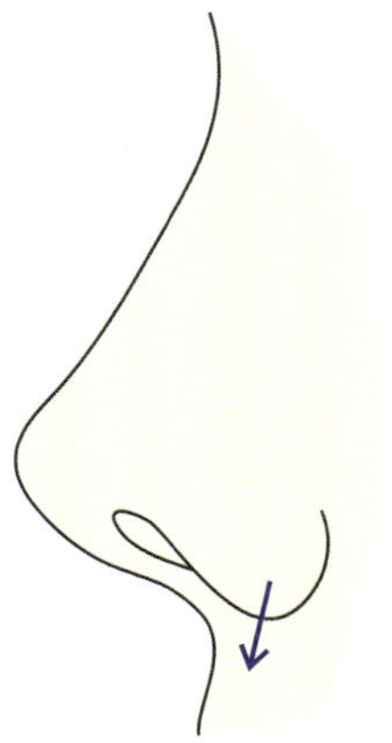

图 2-10-9

鼻翼基底悬垂，在靠近鼻翼基底位置鼻翼缘悬垂较重

2. 如为前次鼻部手术后形成的鼻翼缘悬垂，可以手术调整吗?

可以调整，除了正常的调整外，还需注意前次手术有无植入鼻翼缘轮廓线移植物，术中检查其位置有无不适，如存在问题，需取出移植物进行修剪或去除。

3. 如为前次鼻部手术后形成的鼻翼退缩，可以手术调整吗?

可以调整，但需根据前次手术的手术记录或术中探查进行细致检查：有无软骨的过度切除；有无假体的包膜挛缩；有无对软骨向上张力的缝合或瘢痕挛缩等。解决引起鼻翼退缩的问题并以软骨移植物形成支撑，会对鼻翼退缩有很大改善。

围术期注意事项

（1）手术需要避开月经期，因为此时凝血机制不好，易引起术中和术后出血。

（2）控制血压至正常值，术前 2 周内停服血管扩张、抗凝药物及活血化瘀药物，如阿司匹林、维生素 E 等。

（3）术前沐浴，尤其头部要清洗干净，严禁使用任何化妆品。

（4）术后第 1 周内睡觉时可以用 2 个枕头保持头部抬高，以减少肿胀。

（5）术后尽可能避免食用辛辣刺激性食物、海鲜、牛羊肉及饮酒等，以减轻切口红肿并预防瘢痕增生。恢复期避免吸烟以促进切口愈合。

（6）鼻部皮肤细菌较多，术后可预防性应用抗炎药物 3 ~ 5 天。如有疼痛感，可按说明书口服止痛药。服消炎药及止痛药时勿要饮酒。

（7）术后前 72 h 内冷敷，使血管收缩，以便降低肿胀和瘀血程度。

（8）如进行鼻腔填塞，为避免鼻腔填塞物脱出，不要打喷嚏。如有想打喷嚏的感觉，应立即张口做深呼吸，使气流从口腔喷出。

（9）术后 3 ~ 4 天有少量血液流出属于正常现象，为避免血液流入呼吸道需经口呼吸，不要吞下口腔流出的血液，以免引起恶心、呕吐等症状，勿要搓鼻或吸鼻，这些动作可能会刺激鼻出血。如鼻部大量出血，请立即通知医生。其间端坐不动，鼻部加压。

（10）肿胀最重时为术后 48 ~ 72 h，为正常现象。术后 2 ~ 3 周大部分肿胀将会消退。

（11）可在鼻切口外涂红霉素眼膏，防止痂皮形成，造成拆线困难，拆线时痂皮脱落形成瘢痕。

（12）术后 1 ~ 2 周视情况拆除缝线，拆线后 2 天可沾水，并应用抗瘢痕药物或辅助激光治疗预防瘢痕。前半年为瘢痕活跃期，半年后为瘢痕成熟消退期。

（13）鼻翼退缩术后鼻尖有时会感觉麻木，随术后恢复会逐渐消失。

（14）鼻翼退缩术后早期，鼻头可因重力原因存在积血导致偏硬、活动度差，随时间推移会逐渐恢复正常。

第三章

DI SAN ZHANG

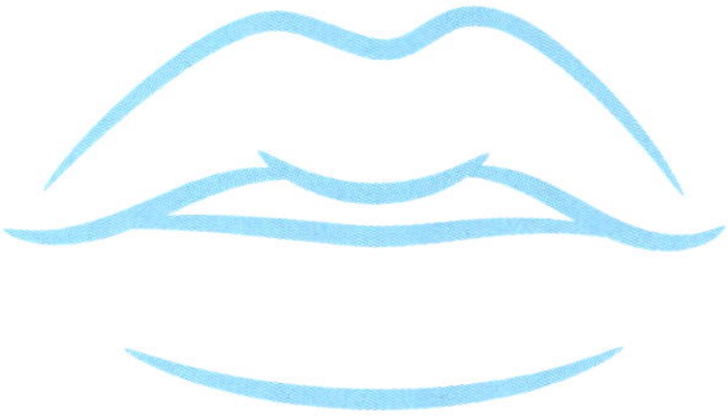

唇部

CHUN BU

第一节

上白唇缩短术

一般来说，随着年龄的增长，上白唇会下垂拉长，形成一种衰老的表象。即使在年轻女性中，上唇人中过长也会给人留下老气、刻板、严肃的印象。相反，短而上翘的上唇，能给人一种年轻、活泼、可爱的感觉。

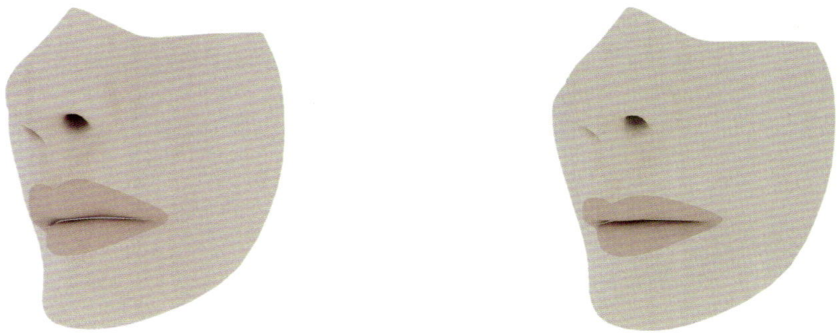

图 3-1-1　A　上白唇短而上翘给人以年轻、活泼的感观　B　上白唇下垂拉长给人一种衰老的感观

手术方案与优缺点

手术切口主要位于鼻唇交界处，呈波浪形切除一条上白唇组织后缝合，把瘢痕留在鼻槛下方的褶皱处。

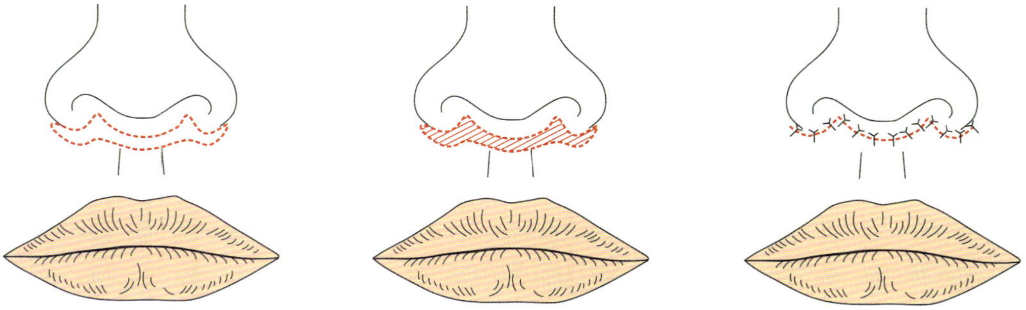

图 3-1-2　A　上白唇缩短术切口设计　B　上白唇缩短术去除多余皮肤　C　上白唇缩短术缝合后

补充

术中为避免张力过大复发及形成瘢痕，将皮下口轮匝肌去除一部分（设计 A-T 皮瓣）并固定悬吊于鼻中隔软骨的尾侧，由内而外减少皮肤的张力，以减轻术后瘢痕。

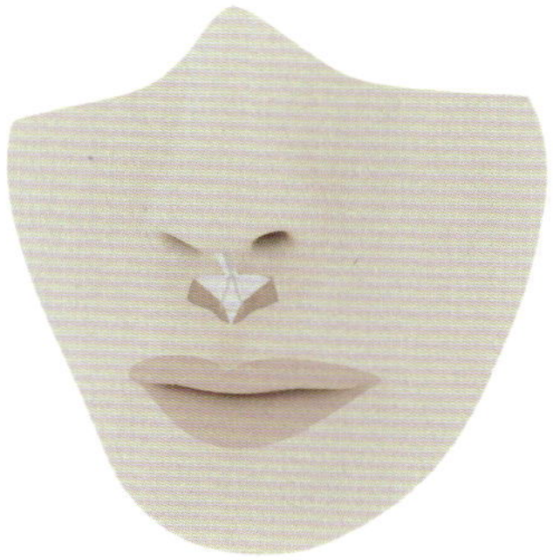

图 3-1-3
上白唇缩短术中设计 A-T 皮瓣，将口轮匝肌悬吊固定于鼻中隔软骨尾侧

手术前须知

1. 如何判断上白唇是否过长？

可根据面部下庭黄金比例美学观点：鼻翼下缘到口裂的距离 =1/3 鼻翼下缘到颏部的距离。以前者减去后者得到缩短的基础宽度，再根据求美者的具体情况进行微调。

2. 为何手术做过一段时间后会出现反弹？

手术后来自切口下方的上白唇组织在重力作用下会使对合的伤口张力增加，同时重力本身也会使上白唇组织再度下垂，故手术必定会存在一定程度的反弹。为减少反弹带来的效果不足，通常手术设计时会适度地“矫正过度”。

3. 切口是否会产生瘢痕？

虽然经过手术方式的改良，瘢痕的形成较以往的上唇缘切口较轻，但仍然会留下印迹，需在术后应用抗瘢痕药物，通常瘢痕随时间在半年左右逐渐稳定。如瘢痕明显，可行瘢痕软化针注射、CO_2 点阵激光等治疗。

4. 手术会增加上红唇厚度吗？

手术会通过牵拉上白唇间接增加上红唇的厚度。因此若为上红唇厚的求美者，术前需让医生进行评估是否适合做上白唇缩短，或者是否需要搭配进行上红唇修薄手术。

5. 上白唇缩短后会导致口角下垂吗？

上白唇缩短主要是针对中央部分的上唇白唇，对两侧口角处的白唇提升有限，因此手术后常出现因上唇中央提升明显而两侧提升不足的情况，在有些求美者中表现为“口角下垂”的假象，可在术后 3 ~ 6 个月效果稳定后行两侧口角和（或）唇缘上提手术来改善。

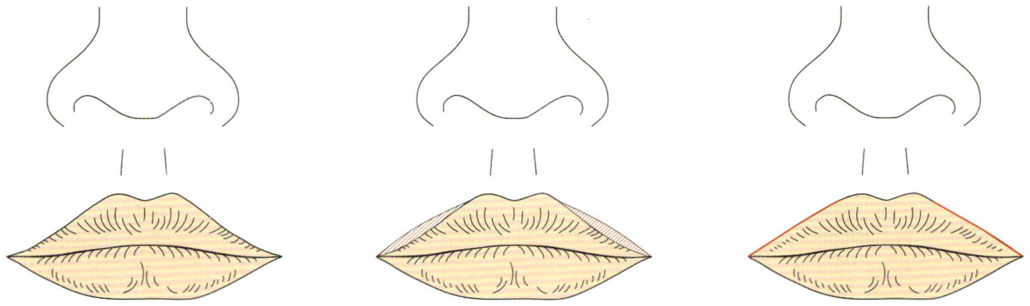

图 3-1-4　A “口角下垂”的外观　B 在唇缘设计切口　C 缝合后外形

6. 为何存在朝天鼻时不宜行上白唇缩短术?

由于作用力及反作用力的关系，提升上白唇的同时会对鼻小柱、鼻孔基底及鼻翼产生下拉的力量，可能会引起鼻小柱、鼻孔基底及鼻翼的下降，最直观的表现为鼻孔外露增加，所以当求美者存在“朝天鼻”时，应慎重考虑。

7. 为何牙齿前突时不宜行上白唇缩短术?

上白唇缩短术后可能引起视觉上的上唇前突，另外上白唇上提后也可能会引起露齿度增加。

围术期注意事项

（1）术后冰敷 30 min，回家后继续间断冰敷至术后 48 h。

（2）术后当天食用温冷流食，不能用吸管，可以用勺子。2 天后正常饮食，但忌辛辣刺激性食物及海鲜，忌烟酒，以免切口愈合不良以及瘢痕增生。

（3）可口服抗生素 3 ~ 5 天预防感染。

（4）术后 1 天内可能会有轻度疼痛感，必要时可在睡前服止痛药。

（5）术后 2 ~ 3 天肿胀最明显。

（6）术后唇部可外涂红霉素眼膏，防止唇部干燥并预防感染。

（7）餐后使用漱口水漱口，并使用口腔护理喷雾消炎杀菌，拆线前不可刷牙，以漱口水清洁，勿触碰人中区域，伤口避免沾水。

（8）切口 1 周拆线，如使用可吸收缝线可不拆线。

（9）拆线后 3 天可使用软毛牙刷刷牙、沾水。

（10）拆线 1 周后开始应用硅酮凝胶类抗瘢痕药物。在伤口愈合过程中，可能出现切口略红及皮下组织质硬、瘙痒、弹性差等现象，属于瘢痕形成到成熟的自然过程，前半年需积极预防瘢痕过度增生，尽量减少夸张的表情以减轻瘢痕处张力，张力小则瘢痕轻。为减轻瘢痕变宽，同时减少反弹，也可以在术后佩戴上唇减张托 3 个月。半年后为瘢痕成熟期。

（11）拆线 1 周后可以化妆涂口红。

（12）术后 2 周内尽量食用温软食物。

（13）术后 2 周左右大部分肿胀消退，可局部温敷，可口服消肿药物（如消脱止）1 周促进消肿。

（14）术后 1 个月内尽量减少说话，避免大笑及用力打哈欠，禁止接吻。

（15）最终效果可在术后 3 个月以后评估，如出现明显的上红唇外侧相对提升不足，可在半年后行两侧唇缘上提手术来改善。

第二节 上、下红唇修薄术

口唇具有高度特殊化的表情功能，可以传达人的情绪及个性，近年来对唇部关注的人们越来越多。厚唇是指红唇部较肥厚，可同时发生在上、下红唇，也可单发于上红唇或下红唇。

手术方案与优缺点

手术通过切除部分皮肤黏膜组织以牵拉唇缘，改善红唇部外形轮廓并突出唇珠。

上红唇修薄术切口在唇珠两侧，分别设计三角形切口（整体切口呈 M 形，故上红唇修薄术又称 M 唇手术）。

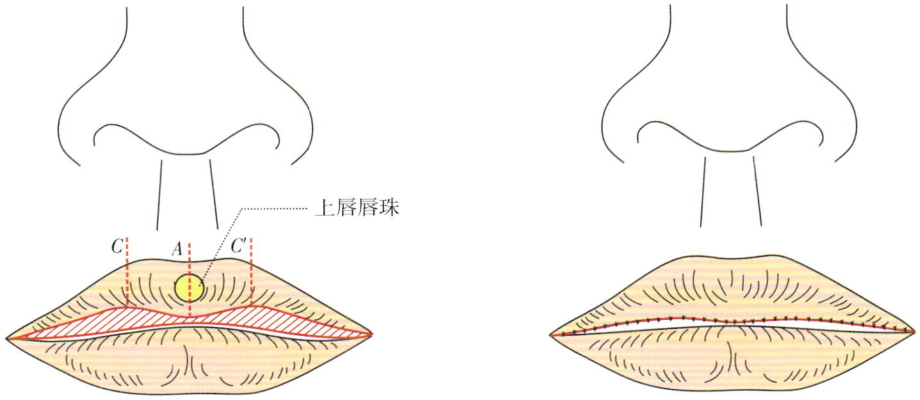

图 3-2-1 A 上红唇修薄术切口设计 B 上红唇修薄术缝合后

下红唇修薄术切口在下红唇中央处最宽，向两侧口角逐渐变窄，呈倒三角形。

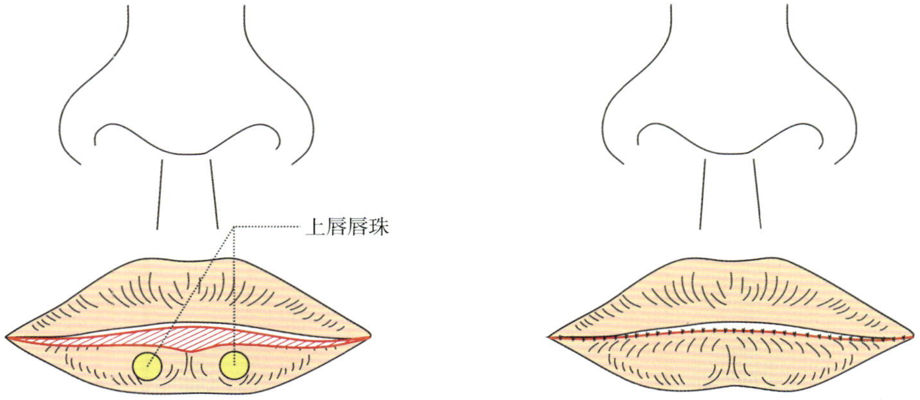

图 3-2-2　A　下红唇修薄术切口设计　B　下红唇修薄术缝合后

当下红唇两侧较宽希望两侧缩窄时，可将切口设计于下红唇两侧。

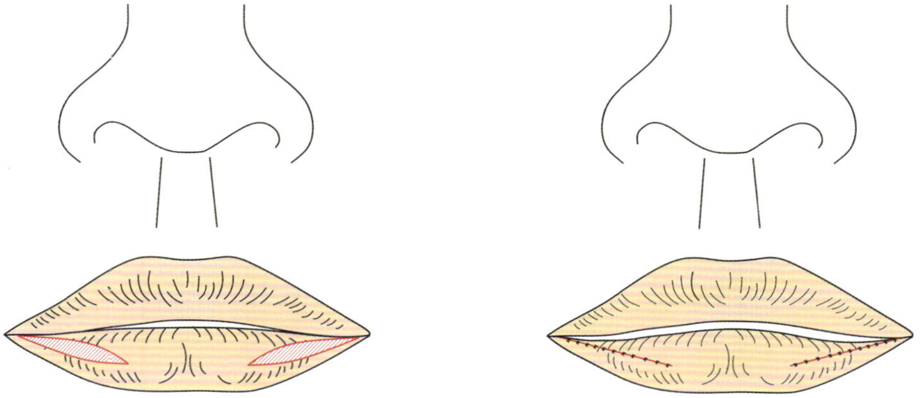

图 3-2-3　A　下红唇两侧缩窄时切口设计　B　下红唇两侧缩窄缝合后

当下红唇中央较厚且希望凸显两侧唇珠时，可将切口设计在下红唇中央处。

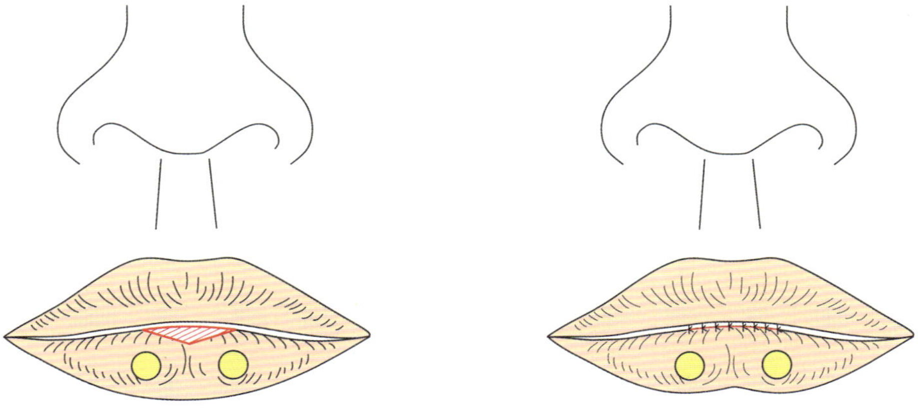

图 3-2-4　A　下红唇中央较厚时切口设计　　B　缝合后外观，凸显下唇唇珠

手术前须知

1. 为何牙齿前突、上唇人中过短、存在露龈笑者不适合做上红唇修薄术?

在进行上红唇修薄后有加重牙齿前突的视觉效果，也可能导致露齿度增加。

2. 为何下红唇下垂者不适合做下红唇修薄术?

下唇张力不足时，下牙暴露，进行下红唇修薄可能加重红唇下垂及下牙暴露，影响美观。

3. 理想的上、下红唇厚度与长度应为多少?

理想的上、下唇的比例为 1∶1.5，上唇厚度为 6～8 mm，下唇厚度为 10～13 mm。

4. 为何手术后即刻外形略显夸张?

红唇术后肿胀明显，需消肿后才可看到效果，同时因为红唇切除后会存在一定程度的反弹，需要适当的矫正。

5. 唇部注射过填充物如透明质酸者可以手术吗？

半年内唇部若注射过填充物如透明质酸，需要待其完全吸收后或注射溶解酶溶解以后再进行手术，以免影响手术后远期效果。

围术期注意事项

（1）术后冰敷 30 min，回家后继续间断冰敷至术后 48 h。

（2）术后当天食用温冷流食，不能用吸管，可以用勺子。2 天后正常饮食，但忌辛辣刺激性食物及海鲜，忌烟酒，以免切口愈合不良以及瘢痕增生。

（3）可口服抗生素 3～5 天预防感染。

（4）术后 1 天内可能会有轻度疼痛感，必要时可在睡前服止痛药。

（5）术后 2～3 天肿胀最明显。出现水肿、青紫、淤血等属于正常现象，一般 1～2 周逐渐消退，可局部温敷，可口服消肿药物（如消脱止）1 周促进消肿。

（6）术后唇部可外涂红霉素眼膏，防止唇部干燥并预防感染。

（7）餐后使用漱口水漱口，并使用口腔护理喷雾消炎杀菌，拆线前不可刷牙，以漱口水清洁，伤口尽量避免沾水。

（8）唇部切口 1 周拆线，如使用可吸收缝线可不拆线。

（9）拆线后 3 天可使用软毛牙刷刷牙、沾水。

（10）拆线 1 周后开始应用硅酮凝胶类抗瘢痕药物。在伤口愈合过程中，可能出现切口略红及皮下组织质硬、瘙痒、弹性差等现象，属于瘢痕形成到成熟的自然过程，前半年需积极预防瘢痕过度增生，尽量减少夸张的表情以减轻瘢痕处张力，张力小则瘢痕轻，半年后为瘢痕成熟期。

（11）拆线 1 周后可以化妆涂口红。

（12）术后 2 周内尽量食用温软食物。

（13）术后 1 个月内尽量减少说话，避免大笑及用力打哈欠，禁止接吻。

（14）术后手术存在一定程度反弹，所以手术一般会适度地“矫正过度”，术后短期可能会觉得露齿度增加明显，一般 1 ~ 2 周逐渐恢复，一般早期反弹会在术后 3 个月内出现，随后稳定。

（15）由于术后两侧恢复速度可能存在差异，短期内轻微不对称可能比较常见，如果彻底恢复后仍不对称，可以再次手术。

（16）最终效果可在术后 3 个月以后评估，如存在矫正不足或过度、不对称或局部不满意，可在半年后再次手术。

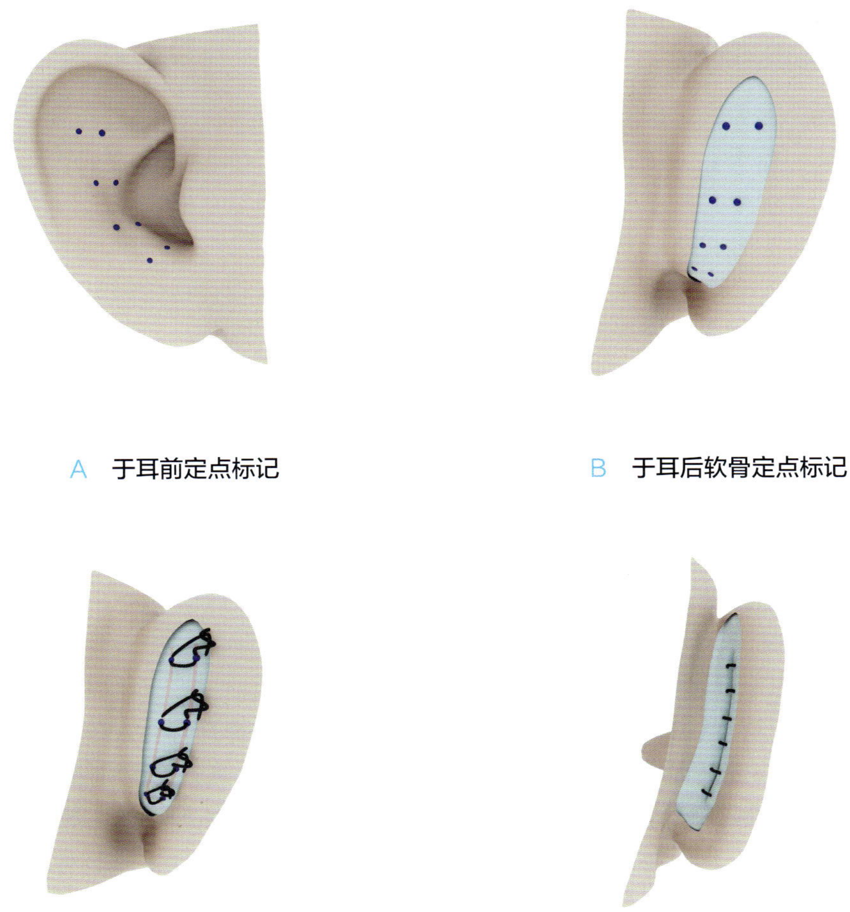

A 于耳前定点标记

B 于耳后软骨定点标记

C 缝合牵拉软骨

D 缝合后外观

图 4-1-2
招风耳手术

手术前须知

1. 是否有非手术治疗的办法?

研究发现新生儿体内含有高浓度的产妇雌激素，雌激素在新生儿出生后 3 天到达高峰，在 6 周后回到正常水平，雌激素影响透明质酸的含量，而透明质酸是耳软骨的重要组成成分，因此新生儿早期耳郭存在可塑性。所以最佳治疗时间段是从出生第 7 天到第 30 天，佩戴矫形器治疗 2 周。出生超过 30 天的婴儿也可以接受治疗，但是治疗时间需要延长至 4～6 周。如果是＞ 6 个月的婴儿，基本就不能采用非手术矫正了，治疗期间需要定期回访，及时调整耳郭形态。

2. 手术时机的选择?

耳的生长模式是影响手术时机的因素之一，当一个孩子在 3 岁时，外耳就已达到成年人 85% 的大小。一般可在 5～6 岁时行手术治疗，此时耳郭仅与成人耳郭相差数毫米，手术对其发育影响不大，虽然在学龄前矫正招风耳很可能不会对耳的生长产生影响，但学龄前的孩子很少会关注他们的外貌，或在意对他们的评论，不会有迫切的愿望去矫正，从而很难配合术后的常规性工作，如包扎和活动限制，复发风险更大。

围术期注意事项

（1）成年求美者术前需控制血压至正常值，术前 2 周内停服血管扩张、抗凝药物及活血化瘀药物，如阿司匹林、维生素 E 等。女性需避开月经期。

（2）儿童求美者需完善相关先天性疾病等检查，以满足全麻条件。

（3）术前 1 天洗澡、洗头，剃掉耳周发际约 7 cm 头发。

（4）术后根据耳郭的凹凸形态用油纱做填塞，用纱布衬垫适度加压包扎，以维持已形成的耳郭形态及颅耳角度，并防止出现血肿。

（5）术后可按医生要求酌情应用止血药及消炎药，视情况给予镇痛治疗。

（6）术后 7 天之内严禁用手碰触伤口。睡觉时，防止耳部受压影响皮瓣血运。

（7）拆线前不能沾水，增强营养，给予高热量、高蛋白、高维生素饮食，避免食用海鲜等易过敏性食物及辛辣刺激性食物。

（8）术后视愈合情况 7 ~ 10 天拆线，拆线后可佩戴弹力发带 3 ~ 4 周以协助塑形。同时要不断检查耳郭形态，如出现异常可在术后早期佩戴矫形器塑形。

（9）拆线后，待切口及针孔完全愈合后，可以外涂抗瘢痕药物，如疤克。过早地外涂抗瘢痕药物会影响切口的愈合。前半年有效的抗瘢痕药物可以预防瘢痕增生，半年后为瘢痕成熟期，切口瘢痕会趋于稳定。

（10）术后 3 周内尽量减少体力活动。

（11）如招风耳复发，可于术后 3 ~ 6 个月稳定后再次行手术修复。

第二节 杯状耳矫正术

杯状耳作为一种特殊的先天性耳郭形态异常。主要表现为耳郭的上半部，耳轮紧缩并向下卷曲，对耳轮消失或不明显，因形似挂在一侧的杯盖，因此称为杯状耳。也有学者根据外部特征将耳郭卷曲明显的耳郭畸形称为卷曲耳，将耳郭下垂明显者称为垂耳，耳轮环缩明显者称为环缩耳。杯状耳畸形对容貌影响较大，会影响眼镜的佩戴，也有耳郭下垂遮盖住外耳道者影响听力的，因此需手术治疗。

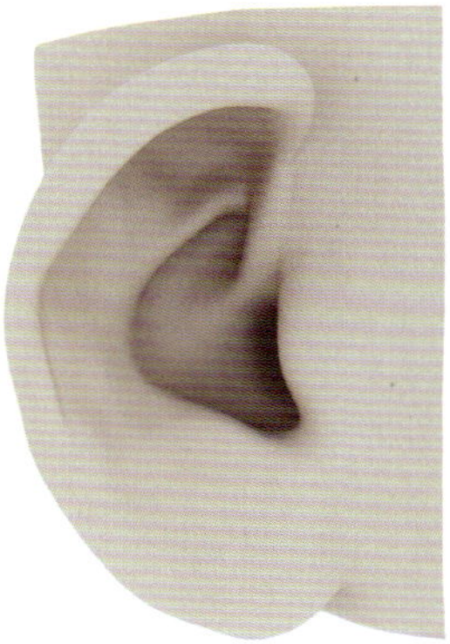

图 4-2-1
杯状耳外观

手术方案与优缺点

杯状耳的手术方法很多，需根据求美者的身体条件选择最适当的手术方式。对耳轮消失者，可通过将对耳轮处软骨卷曲缝合形成对耳轮；对耳郭外形较小者，需要通过各种转移的方式将耳郭软骨量补足；对皮肤不足者，可通过皮瓣转移或推进的方式将周围皮肤覆盖扩大后的耳郭软骨上。

补充　杯状耳的临床分型

根据杯状耳本身轮廓大小与正常或健侧耳比较，分为 A、B、C 三型：

A 型：与正常或健侧大小相近，耳轮环缩者人为伸展后大小与正常或健侧相近。

B 型：轮廓小于正常或健侧，对耳轮及上脚部分显现，耳轮环缩。

C 型：轮廓明显小于正常或健侧，耳郭组织缺损较多，几无对耳轮，耳轮卷曲，角度硬涩。

1. 矫正对耳轮的方法

耳郭软骨管法。

手术通过耳后切口切开皮肤，对耳部软骨的重塑缝合形成对耳轮，将耳甲软骨拉拢缝合至骨面以减少耳与颅骨间的角度，并去除部分耳后部皮肤以提高张力。

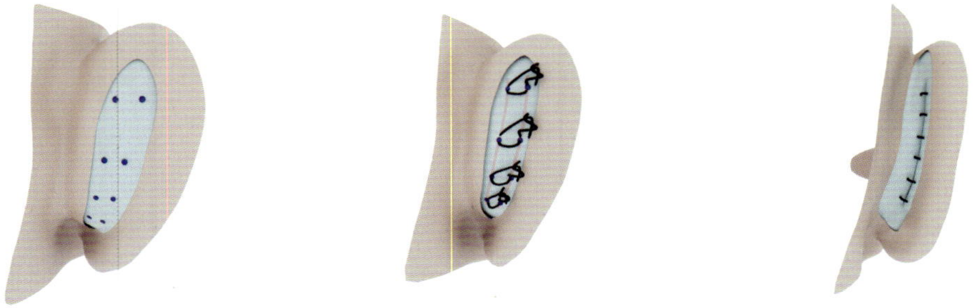

图 4-2-2　A　耳后软骨定点标记　B　缝合软骨　C　缝合后外观

2. 矫正耳郭外缘小的方法

①耳甲腔软骨皮瓣旋转法。

设计耳软骨与前方皮肤组织复合皮瓣，保留耳部后方皮肤组织，将皮瓣向上旋转增加耳郭的周长，旋转后残留的创面植皮覆盖。

图 4-2-3　A　切口设计　B　旋转皮瓣增加皮肤量

② T 形软骨瓣法。

手术通过耳后切口切开皮肤，将耳郭上方软骨切开并展开重塑耳郭外形，并将其下方的耳郭软骨设计为 T 形软骨瓣，掀起并翻转，用 T 形软骨瓣的短臂固定展开后的耳郭外缘，稳定新的耳郭外缘。

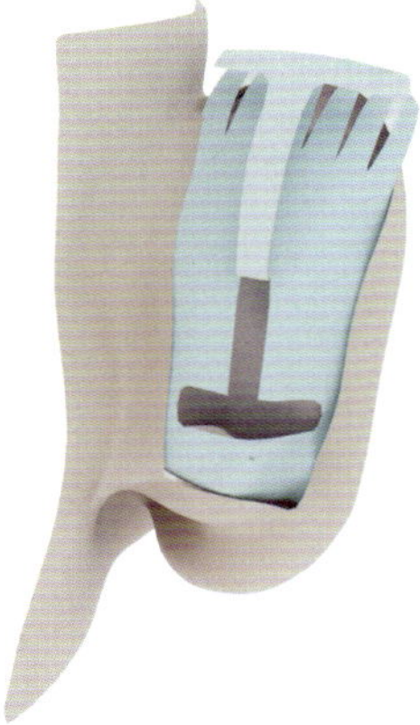

图 4-2-4

T 形软骨瓣法

③软骨移植法。

取健侧耳轮皮肤及软骨复合组织，将患侧耳郭外缘全层楔形切开，植入复合组织，不需要后续皮瓣辅助关闭创面，但复合组织移植后皮肤存在不存活或坏死的可能。

或取患侧耳甲腔软骨，将患侧耳郭外缘软骨暴露并将软骨楔形切开，植入软骨移植物，需要辅助皮瓣移植覆盖增大后的耳郭外缘。

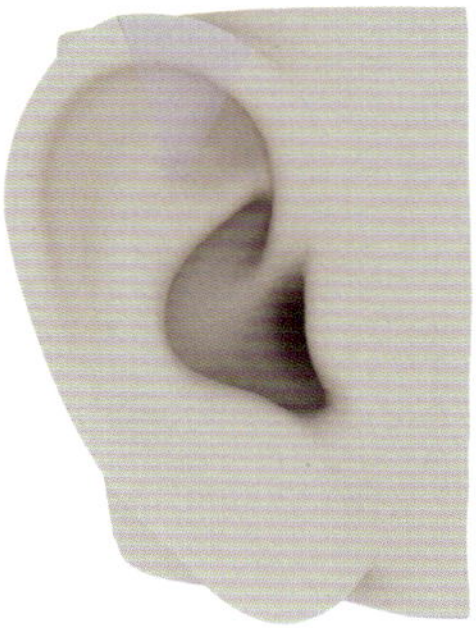

图 4-2-5

皮肤软骨复合软组织移植法

3. 矫正皮肤量不足的手术方法

① V-Y 推进法。

在耳轮脚前下方设计 V 形切口，切开皮肤、皮下组织，并剪断耳轮脚处软骨，适当分离，将松动的耳轮脚向后上方滑行推进，做 Y 形缝合。这种手术方法可以改善轻度的耳轮环形紧缩。

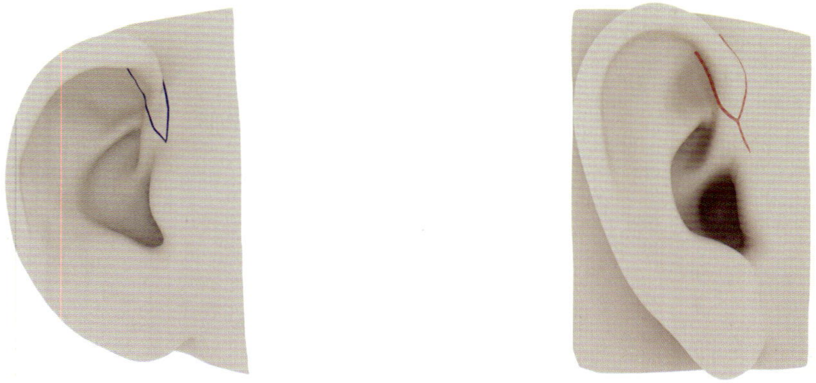

图 4-2-6　A　V-Y 推进法皮瓣设计　B　皮瓣推进后外观

②耳后皮瓣法。

于耳郭后侧及乳突部设计一个蒂在上方的舌形皮瓣，将其向前旋转覆盖增大后的耳郭软骨。

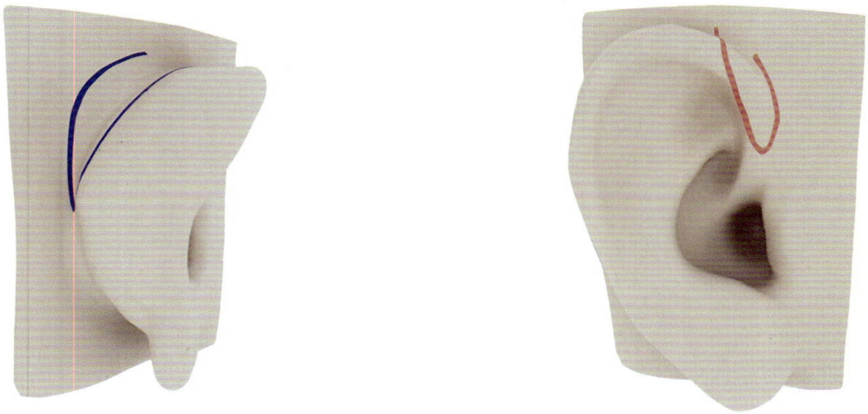

图 4-2-7　A　耳后皮瓣法设计　B　皮瓣转移后外观

手术前须知

1. 杯状耳畸形病因?

杯状耳畸形绝大部分都是先天性的，其发生可能和胚胎发育时期受多重因素（遗传、生物、化学、物理等因素）的相互作用有关。生产的环境如产道阻力和产前宫内外压力，对杯状耳的发生也有一定影响。

2. 是否有非手术治疗的办法?

研究发现新生儿体内含有高浓度的产妇雌激素，雌激素在新生儿出生后 3 天到达高峰，在 6 周后回到正常水平，雌激素影响透明质酸的含量，而透明质酸是耳软骨的重要组成成分，因此新生儿早期耳郭存在可塑性。所以最佳治疗时间段是从出生第 7 天到第 30 天，佩戴矫形器治疗 2 周。超过 30 天的婴儿也可以接受治疗，但是治疗时间需要延长至 4 ~ 6 周。如果是大于 6 个月的婴儿，基本就不能采用非手术矫正了，治疗期间需要定期回访，及时调整耳郭形态。

3. 手术时机的选择?

耳的生长模式是影响手术时机的因素之一，当一个孩子在 3 岁时，外耳就已达到成年人 85% 的大小。一般可在 5 ~ 6 岁时行手术治疗，此时耳郭仅与成人耳郭相差数毫米，手术对其发育影响不大，虽然在学龄前矫正招风耳很可能不会对耳的生长产生影响，但学龄前的孩子很少会关注他们的外貌，或在意对他们的评论，不会有迫切的愿望去矫正，从而很难配合术后的常规性工作，如包扎和活动限制，复发风险更大。

围术期注意事项

（1）成年求美者术前需控制血压至正常值，术前 2 周内停服血管扩张、抗凝药物及活血化瘀药物，如阿司匹林、维生素 E 等。女性需避开月经期。

（2）儿童求美者需完善相关先天性疾病等检查，以满足全麻条件。

（3）术前 1 天洗澡、洗头，剃掉耳周发际约 7 cm 头发。

（4）术后根据耳郭的凹凸形态用油纱做填塞，用纱布衬垫适度加压包扎，以维持已形成的耳郭形态及颅耳角度，并防止出现血肿。

（5）术后可按医生要求酌情应用止血及消炎药，视情况给予镇痛治疗。

（6）术后 7 天之内严禁用手碰触伤口。睡觉时，防止耳部受压影响皮瓣血运。

（7）拆线前不能沾水，增强营养，给予高热量、高蛋白、高维生素饮食，避免食用海鲜等易过敏性食物及辛辣刺激性食物。

（8）术后视愈合情况 7 ~ 10 天拆线，拆线后可佩戴矫形器 3 ~ 4 周以协助塑形。同时要不断检查耳郭形态，调整固定矫形器位置。

（9）拆线后，待切口及针孔完全愈合后，可以外涂抗瘢痕药物，如疤克。过早地外涂抗瘢痕药物会影响切口的愈合。前半年有效的抗瘢痕药物可以预防瘢痕增生，半年后为瘢痕成熟期，切口瘢痕会趋于稳定。

（10）术后 3 周内尽量减少体力活动。

（11）如杯状耳复发，可于术后 3 ~ 6 个月稳定后再次行手术修复。

第三节 猿耳矫正术

猿耳也叫 Stahl 耳、猩猩耳、尖耳或妖耳，其特征是耳郭上部尖角状突起。轻度的猿耳并不明显，因此多可不实施手术，典型的猿耳常可严重影响求美者的心理健康，因而矫正猿耳畸形对于求美者身心健康的发展具有重要临床意义。矫正猿耳畸形的方法包括非手术治疗和手术治疗。非手术治疗在新生儿期最有效，对于错过非手术治疗最佳时机的求美者，手术是一种更有效的选择。

手术方案与优缺点

猿耳表现为对耳轮上、下脚较正常者长，在形态上多出一个耳轮脚（第三脚）。严重时出现正常的对耳轮上脚形态缺失。

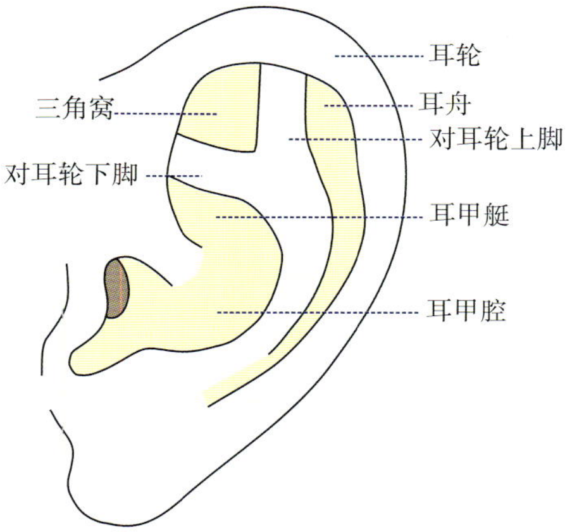

图 4-3-1

正常的耳郭结构，可看到对耳轮的上脚及下脚

矫正方法为在耳郭内侧缘做切口，掀起皮肤，将上方异常的耳轮脚处软骨切除。如对耳轮上脚形态正常，则将皮肤修剪大小后进行缝合；如对耳轮上脚形态不明显或缺失，可将切除后的耳轮脚软骨剥离，镶嵌移植于对耳轮上脚处，再将皮肤修剪大小后进行缝合。

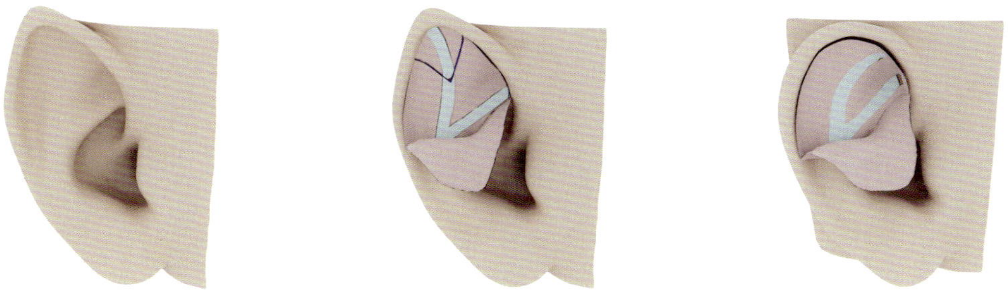

图 4-3-2　A　猿耳外形　B　修剪多余皮肤并将软骨转位　C　缝合皮肤前外观

手术前须知

1. 是否有非手术治疗的方法?

研究发现新生儿体内含有高浓度的产妇雌激素，雌激素在新生儿出生后 3 天到达高峰，在 6 周后回到正常水平，雌激素影响透明质酸的含量，而透明质酸是耳软骨的重要组成成分，因此新生儿早期耳郭存在可塑性。所以最佳治疗时间段是从出生第 7 天到第 30 天，佩戴矫形器治疗 2 周。超过 30 天的婴儿也可以接受治疗，但是治疗时间需要延长至 4 ~ 6 周。如果是大于 6 个月的婴儿，基本就不能采用非手术矫正了，治疗期间需要定期回访，及时调整耳郭形态。

2. 猿耳成形术效果如何?

猿耳成形术的效果是很显著的，满意度高，但是值得注意的是，手术无法将严重的猿耳恢复至与对侧完全一样。

3. 手术时机的选择?

耳的生长模式是影响手术时机的因素之一，当一个孩子在 3 岁时，外耳就已达到成年人 85% 的大小。一般可在 5 ~ 6 岁时行手术治疗，此时耳郭仅与成人耳郭相差数毫米，手术对其发育影响不大，虽然在学龄前矫正猿耳很可能不会对耳的生长产生影响，但学龄前的孩子很少会关注他们的外貌，或在意对他们的评论，不会有迫切的愿望去矫正，从而很难配合术后的常规性工作，如包扎和活动限制，复发风险更大。

围术期注意事项

(1) 成年求美者术前需控制血压至正常值，术前 2 周内停服血管扩张、抗凝药物及活血化瘀药物，如阿司匹林、维生素 E 等。女性需避开月经期。

(2) 儿童求美者需完善相关先天性疾病等检查，以满足全麻条件。

(3) 术前 1 天洗澡、洗头，剃掉耳周发际约 7 cm 头发。

(4) 术后根据耳郭的凹凸形态用油纱做填塞，用纱布衬垫适度加压包扎，以维持已形成的耳郭形态，并防止出现血肿。

(5) 术后可按医生要求酌情应用止血药及消炎药，视情况给予镇痛治疗。

(6) 术后 7 天之内严禁用手碰触伤口。睡觉时，防止耳部受压影响皮瓣血运。

（7）拆线前不能沾水，增强营养，给予高热量、高蛋白、高维生素饮食，避免食用海鲜等易过敏性食物及辛辣刺激性食物。

（8）术后视愈合情况 7 ~ 10 天拆线。

（9）拆线后，待切口及针孔完全愈合后，可以外涂抗瘢痕药物，如疤克。过早地外涂抗瘢痕药物会影响切口的愈合。前半年有效的抗瘢痕药物可以预防瘢痕增生，半年后为瘢痕成熟期，切口瘢痕会趋于稳定。

第四节 隐耳矫正术

隐耳又称埋没耳、袋耳，为耳郭的一种先天性发育畸形，主要表现为耳郭上半部埋入颞部头皮的皮下，无明显的耳后沟：如用手指向外拉耳郭上部则能显露出耳郭的全貌，但松开后，因皮肤的紧张度和软骨的弹性又使其恢复原状。除对容貌产生一定影响外，由于耳郭上半部埋入皮下，无颅耳沟，因此求美者无法戴眼镜、口罩等，淋浴时水亦容易流入耳道，给求美者生活带来不便。

图 4-4-1　A　隐耳正面观　B　隐耳背面观

手术方案与优缺点

隐耳的解剖基础是耳郭上部皮肤量不足，因此手术主要是将此处的皮肤切开，使埋入皮下的耳郭软骨充分显露出来，由此产生的创面应用皮片移植或者局部皮瓣转移等方法覆盖。对于重度的隐耳畸形求美者，往往存在耳郭软骨的发育不良以及其他畸形，需要对相关畸形进行矫正。

1. 三角形皮瓣法

于耳郭上方设计一个三角形皮瓣，皮瓣尖端深入发际线内，将皮瓣毛发部分的毛囊去除。于耳后将耳郭软骨充分显露，使耳郭上部远离颅骨，将三角形皮瓣向下翻转覆盖耳郭后方创面。头皮创面拉拢缝合或植皮修复。

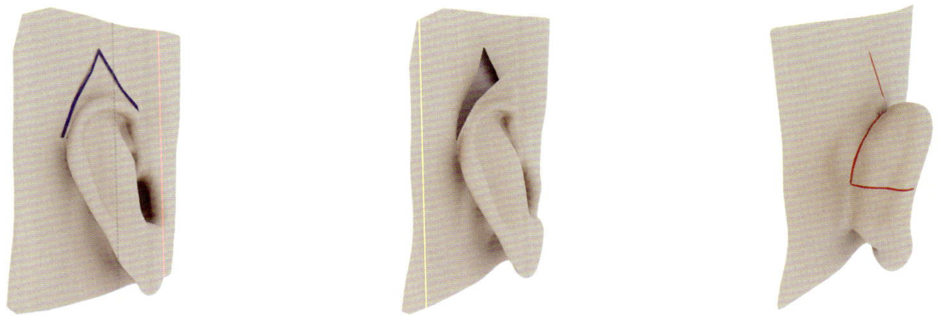

图 4-4-2 A 三角瓣法皮瓣设计 B 掀起皮瓣 C 皮瓣转移后外观

2. 耳上旋转皮瓣法

在耳郭上后方设计 2 个长三角形易位皮瓣，掀起三角形皮瓣，于耳后将耳郭软骨充分显露，使耳郭上部远离颅骨，将该皮瓣旋转覆盖于耳郭软骨外露处，剩下的创面通过耳后易位皮瓣向上推进皮瓣关闭创面。如仍剩余创面，则采用植皮修复。

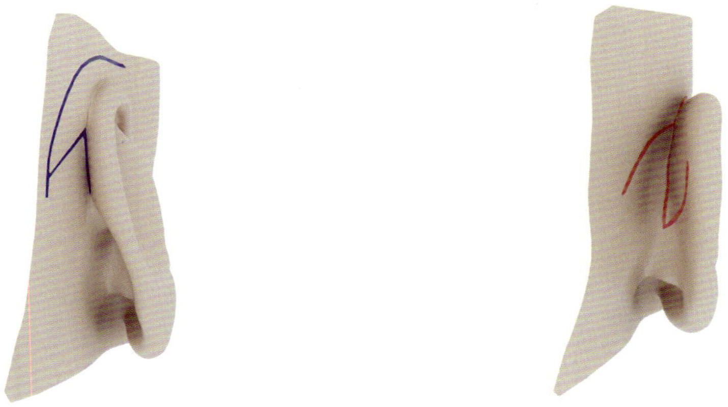

图 4-4-3 A 耳上旋转皮瓣法皮瓣设计 B 皮瓣转移后外观

手术前须知

1. 是否有非手术治疗的办法?

1 岁以内的婴儿均可试行非手术疗法，发现隐耳后及时就诊，将矫形器固定在耳郭上部，使耳郭上部保持续牵拉状态，以促进紧张的皮肤逐渐松弛，以显露出正常耳外形。

2. 手术时机的选择?

一般可在 5 ~ 6 岁后行手术治疗，学龄前的孩子很少会关注他们的外貌，或在意别人对他们的评论，不会有迫切的愿望去矫正，从而很难配合术后的常规性工作，如包扎和活动限制，使得并发症风险大。

3. 为何耳郭处尽量用皮瓣覆盖?

耳郭处皮肤较薄，易受外力压迫，用皮瓣覆盖，不仅外形逼真，而且较植皮稳定、耐磨，即使经常佩戴眼镜也不受影响。

4. 手术需要植皮时哪里可以作为供区?

植皮常以患耳的耳后下部为供区，该部位取皮，皮肤质地、颜色与受区一致，且手术操作方便，切口隐蔽，损伤少，易于接受。

围术期注意事项

（1）成年求美者术前需控制血压至正常值，术前 2 周内停服血管扩张、抗凝药物及活血化瘀药物，如阿司匹林、维生素 E 等。女性需避开月经期。

（2）儿童求美者需完善相关先天性疾病等检查，以满足全麻条件。

（3）术前 1 天洗澡、洗头，剃掉耳周发际约 7 cm 头发。

（4）术后根据耳郭的凹凸形态用油纱做填塞，用纱布衬垫适度加压包扎，以维持已形成的耳郭形态及颅耳角度，并防止出现血肿。

（5）术后可按医生要求酌情应用止血药及消炎药，视情况给予镇痛治疗。

（6）如留置引流，一般术后 2 天拆除。

（7）拆线前内严禁用手碰触伤口。睡觉时，防止耳部受压影响皮瓣血运。

（8）拆线前不能沾水，增强营养，给予高热量、高蛋白、高维生素饮食，避免食用海鲜等易过敏性食物及辛辣刺激性食物。

（9）应用局部皮瓣方法时 1 周拆线，应用皮瓣加植皮方法时 12 天拆洗。定期复查，如出现瘢痕回缩，存在隐耳复发迹象，可佩戴矫形器减少瘢痕挛缩。

（10）拆线后，待切口及针孔完全愈合后，可以外涂抗瘢痕药物，如疤克。过早地外涂抗瘢痕药物会影响切口的愈合。前半年有效的抗瘢痕药物可以预防瘢痕增生，半年后为瘢痕成熟期，切口瘢痕会趋于稳定。

第五章

DI WU ZHANG

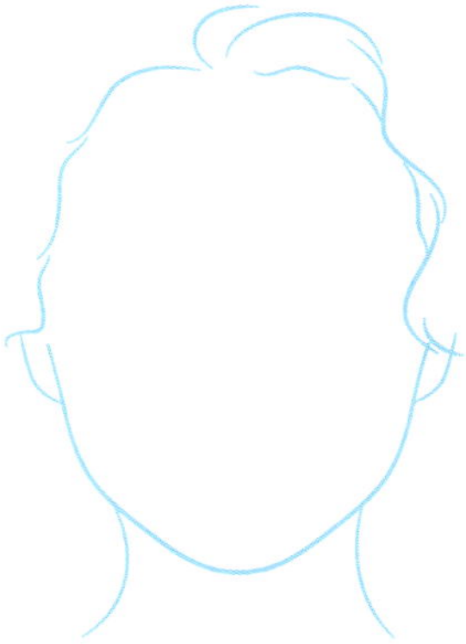

面骨轮廓

MIAN GU
LUN KUO

第一节 下颌角截骨术

随着审美意识的提高和整形技术的进步，人们越来越重视面部的骨骼形态。下颌角肥大在我国十分常见，以骨性肥大为主，而女性下颌角肥大会显得缺乏温柔、秀美等女子特有的气质。下颌角截骨术通过切除下颌角过于突出的部分来改善面部的侧面轮廓，是目前面部轮廓整形中较为流行的手术。

图 5-1-1　A 下颌角肥大者侧面观　B 下颌角正常者侧面观

手术方案与优缺点

下颌角肥大其临床特征是下颌角低垂，向后下方突出，下颌角角度变小，下颌角距耳垂之间的距离过大，甚至超过 3 cm（一般来说，下颌角距耳垂下方约 2 cm 比较合适）。下颌角张合度数越小，下颌角肥大越明显，当侧围 X 线显示下颌角张合度数＜ 110°时，可行下颌角截骨术改善肥大的下颌角，对侧面部的弧度有很大改善。

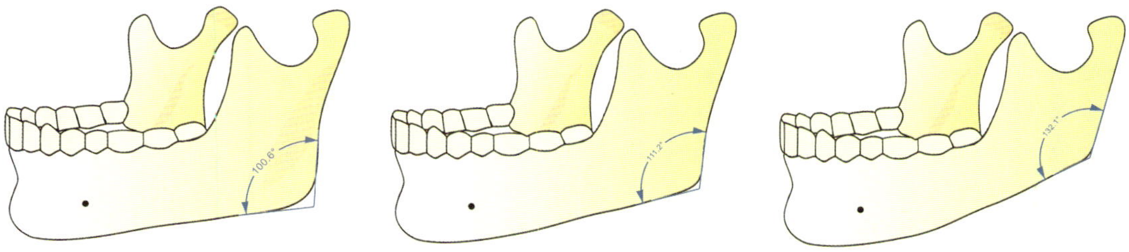

图 5-1-2　A 下颌角约 100°时外观　B 下颌角约 110°时外观　C 下颌角约 130°时外观

1. 常规手术截骨

于口内设计切口，于切口剥离至下颌骨骨面，设计截骨区域，用摆动锯进行下颌骨切除，再用磨钻打磨或再次截骨以消除骨性尖角形成圆滑过渡。

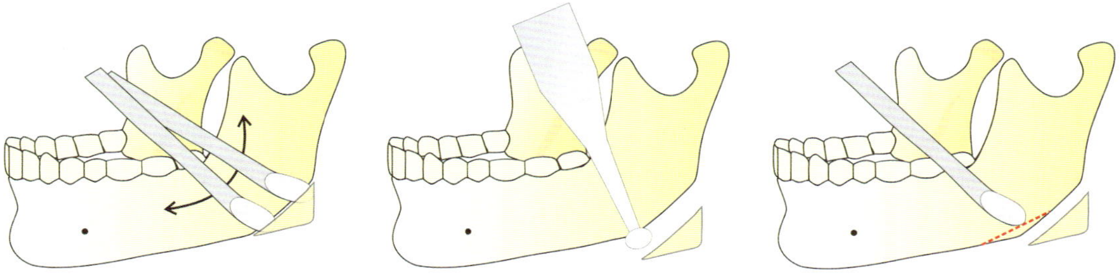

图 5-1-3　A 使用摆动锯截骨　B 新形成的尖角可用磨钻打磨　C 再次截骨以消除尖角

2. V-line 截骨

V-line 截骨由于为长曲线截骨，将截骨线向颏部延伸，以获得流畅的线条与颏部缩窄效果。

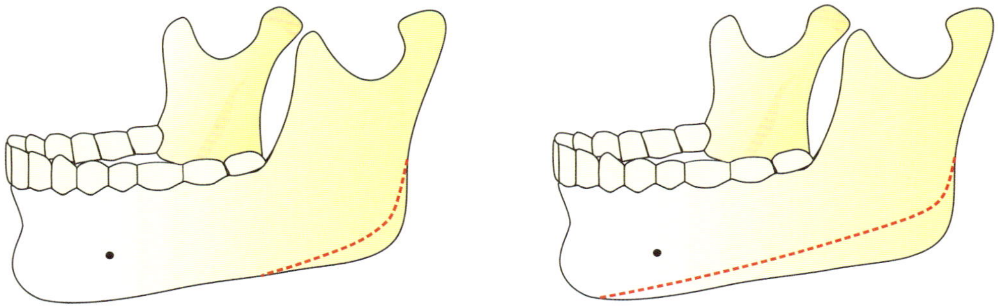

图 5-1-4　A 常规下颌角截骨　B V-line 截骨

手术前须知

1. 下颌角手术后对容貌改变大吗?

有研究发现，面部标志点越靠近下面部，测量均值的标准差越大，说明下面部结构的个性特征明显，所以下面部区域调整，常给人以面貌一新之感。

2. 手术需要住院吗?

手术为全麻手术，需要住院，且下颌角截骨是口腔颌面外科风险较大手术，术后 24 ~ 48 h 为高危险期，有出现血肿、压迫气道、致死等严重并发症的可能，需要住院观察至病情平稳。

3. 下颌角截骨可以改善正面观的轮廓吗?

下颌角截骨为截除下颌角处骨质，缩小下颌角骨量，改善下颌角外翻并增大下颌角处的角度，对正面轮廓有改善，但主要是改善侧面的轮廓外形。改善正面外形需行下颌角外板劈除，以缩小两侧下颌骨厚度。

4. 下颌角截骨和下颌角外板劈除可以同时做吗?

根据不同求美者的面部轮廓特点，有时可采用下颌角截骨术联合下颌骨外板矢状劈除术同时矫治正面及侧面轮廓问题。术中先行下颌角截骨术，再进行下颌角外板劈除的操作。

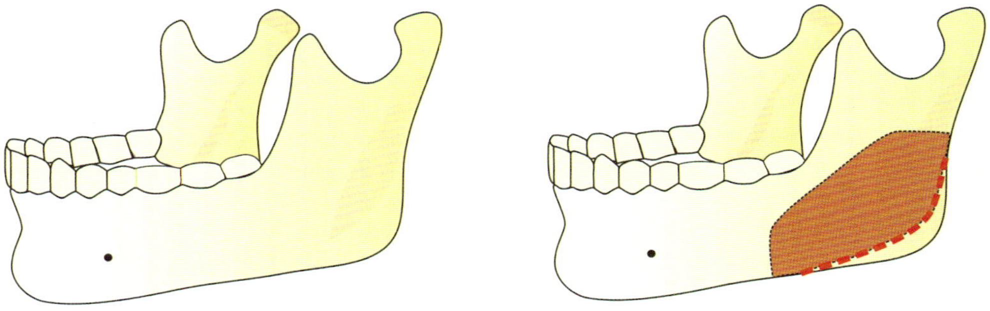

图 5-1-5　A　下颌角既向后下方突出，又向侧方外展　B　下颌角截骨术 + 外板劈除术

围术期注意事项

（1）手术需要避开月经期，因为此时凝血机制不好，易引起术中和术后出血。

（2）控制血压至正常值，术前 2 周内停服血管扩张、抗凝药物及活血化瘀药物，如阿司匹林、维生素 E 等。

（3）术前检查求美者是否患有口腔溃疡、牙周炎、龋齿等，如有应先治疗再手术。为了避免术后伤口感染，降低细菌含量，术前常规口腔洁牙一次。术前 3 天用漱口水漱口，进入手术室前根据需要，有时应用 0.05% 碘伏生理盐水漱口，清洁口腔。

（4）术后按医生安排应用止血药及消炎药。

（5）术后 24 ~ 48 h 根据出血情况拔除引流管。

（6）配合医护进行口腔护理，清理口腔内血痂及食物残渣，注意口腔清洁，进食后用漱口液漱口，防止感染，促进伤口愈合，保持口腔清洁，勿做大力吸吮或咀嚼动作，以免引起出血。

（7）术后用弹力下颌套加压包扎颌面部，松紧要适宜，避免压迫喉部，防止压力过大而损伤手术部位，注意检查有无压坏皮肤。

（8）术后面部明显肿胀，主要由术后血肿与水肿所致，为正常现象。前 3 天为重，3 天后开始消退，随时间症状会逐渐消失。为减轻面部肿胀和疼痛，术后 24 h 内可用冰袋间断冷敷面部及下颌部，每次约 20 min，在冰袋和皮肤之间应有敷料，防止发生冻伤。对于眼睛肿胀，可每日点抗生素眼药水、涂眼药膏以减轻肿胀。

（9）术后避免吸烟饮酒，1 周内进流食，如牛奶、豆浆、米汤、果汁等。1 周后可进半流饮食，2

周后进软食，4 周后进普食，少食辛辣刺激性食物。鼓励进食高蛋白、高热量、高维生素食物，以提高机体免疫力，促进伤口愈合。避免张口过大或打哈欠。

（10）保持安静舒适的修养环境，手术后 6 h 内嘱求美者少讲话，少吐口水，以免引起疼痛和出血，如求美者有特殊需要，可向求美者提供笔、纸进行沟通，以便表达病情、感情和生活需要。

（11）虽口内缝合线为可吸收线，但一般建议术后 7 ~ 10 天愈合后拆线，以缩短愈合时间，减少感染风险。

（12）出院后继续用漱口液漱口，3 周后可用软毛刷刷牙，动作要轻，避免戳碰切口部位，2 个月后可用普通牙刷。

（13）伤口愈合后行张口闭口训练，每天 2 ~ 3 次，防止术后瘢痕粘连使张口受限。张口训练程度为开口达到 4 cm 以上的宽度。

（14）面部水肿一般 1 ~ 2 个月可慢慢消肿。

（15）坚持佩戴弹力下颌套 1 ~ 3 个月以帮助塑形。

（16）3 个月内尽量避免用力咬硬物，避免嚼口香糖、吃坚韧食物，减少咀嚼运动。

第二节 下颌角外板劈除术

中下面部较宽常由于下颌角及腮腺咬肌区宽大，如发生在女性中往往给人以一种粗犷、男性化、有欠温柔之感。因此，通过美容整形术将面部正面轮廓缩小，是目前面部轮廓整形中较为流行的手术。

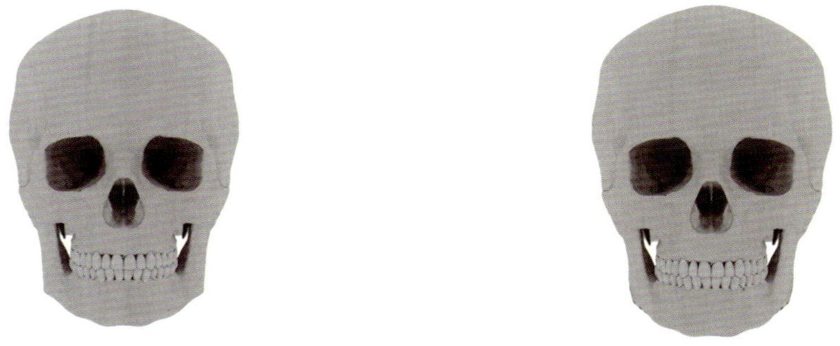

图 5-2-1 A 下颌角肥大外观 B 正常下颌角外观

手术方案与优缺点

造成中下面部过宽的主要原因是下颌角肥大致两侧下颌角间距过宽，因此对于下颌角张开角度正常及侧面轮廓基本正常但正面观面下部宽大者，可行下颌角外板劈除术，以减少下颌骨两侧骨质厚度，缩窄下面部宽度，而且基本维持了下颌的侧方轮廓。

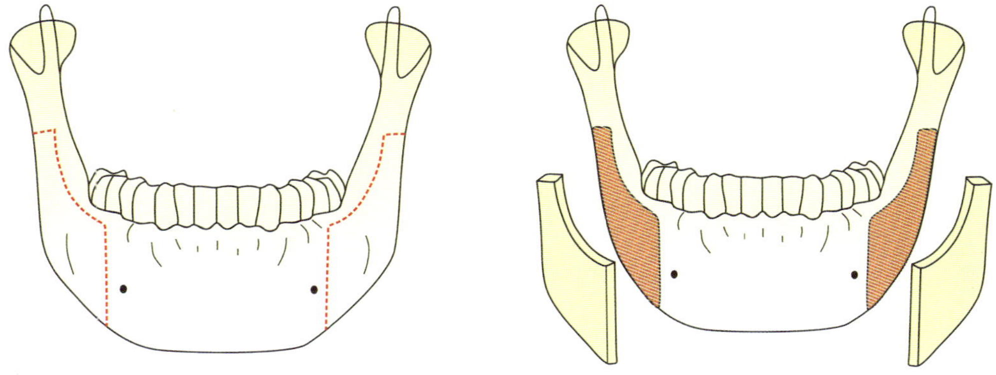

图 5-2-2 A 下颌角外板劈除术切口设计 B 下颌角外板劈除术后示意图

于口内设计切口，于切口剥离至下颌骨骨面，标记下颌骨外板劈除区域，用钻孔器配合骨刀将下颌骨外板劈除，使下颌宽度缩窄。

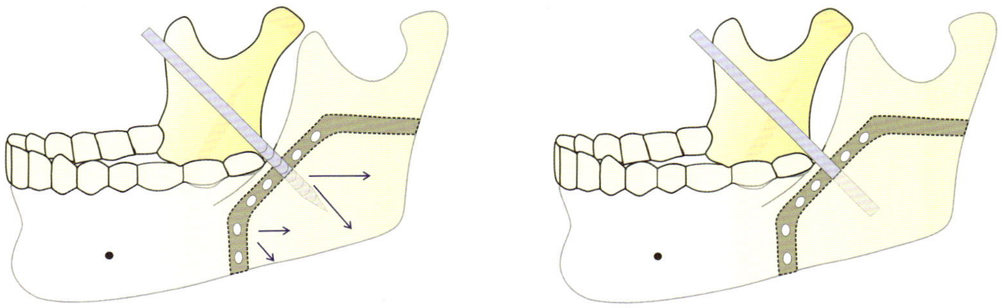

图 5-2-3　A　用钻孔器间隔 2~3 mm 向下颌骨内侧钻孔　B　用骨刀劈开下颌角的骨外皮质

手术前须知

1. 什么是下颌角真性肥大?

下颌角真性肥大为下颌角骨性肥大，需要手术治疗。

2. 什么是下颌角假性肥大?

下颌角假性肥大为咬肌肥大和肥胖或颧骨发育不良，可进行咬肌内肉毒毒素注射或颧骨整形。

3. 下颌角截骨可以改善侧面观的轮廓吗?

下颌角外板劈除术是对下颌角处骨皮质进行凿除，缩小下颌的宽度，没有对侧面轮廓的调整，主要是改善正面的轮廓外形。如需改善侧面轮廓，需行下颌角截骨术。

4. 下颌角截骨和下颌角外板劈除可以同时做吗?

根据不同求美者的面部轮廓特点，有时可采用下颌角截骨术联合下颌骨外板矢状劈除术同时矫治正面及侧面轮廓问题。术中先行下颌角截骨术，再进行下颌角外板劈除术的操作。

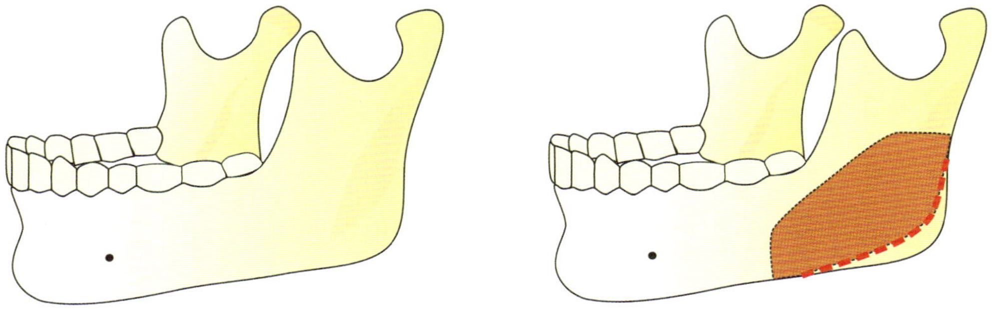

图 5-2-4　A　下颌角既向后下方突出，又向侧方外展　B　下颌角截骨术 + 外板劈除术

围术期注意事项

（1）手术需要避开月经期，因为此时凝血机制不好，易引起术中和术后出血。

（2）控制血压至正常值，术前 2 周内停服血管扩张、抗凝药物及活血化瘀药物，如阿司匹林、维生素 E 等。

（3）术前检查是否患有口腔溃疡、牙周炎、龋齿等，如有应先治疗再手术。为了避免术后伤口感染，降低细菌含量，术前常规口腔洁牙 1 次。术前 3 天用漱口水漱口，进入手术室前根据需要，有时应用 0.05% 碘伏生理盐水漱口，清洁口腔。

（4）术后遵医嘱应用止血药及消炎药。

（5）术后 24 ~ 48 h 根据出血情况拔除引流管。

（6）配合医护进行口腔护理，清理口腔内血痂及食物残渣，注意口腔清洁，进食后用漱口液漱口，防止感染，促进伤口愈合，保持口腔清洁，勿做大力吸吮或咀嚼动作，以免引起出血。

（7）术后用弹力下颌套加压包扎颌面部，松紧要适宜，避免压迫喉部，防止压力过大而损伤手术部位，注意检查有无压坏皮肤。

（8）术后面部明显肿胀主要是由术后血肿与水肿所致，为正常现象。前 3 天为重，3 天后开始消退，随时间推移症状会逐渐消失。为减轻面部肿胀和疼痛，术后 24 h 内可用冰袋间断冷敷面部及下颌部，每次约 20 min，在冰袋和皮肤之间应有敷料，防止发生冻伤。对于眼睛肿胀，可每日点抗生素眼药水、涂眼药膏以减轻肿胀。

（9）术后避免吸烟饮酒，1 周内进流食，如牛奶、豆浆、米汤、果汁等。1 周后可进半流饮食，2 周后进软食，4 周后进普食，少食辛辣刺激性食物。鼓励进食高蛋白、高热量、高维生素类食物，以提高机体免疫力，促进伤口愈合。避免张口过大或打哈欠。

（10）保持安静舒适的修养环境，手术后 6 h 内嘱求美者少讲话，少吐口水，以免引起疼痛和出血，如求美者有特殊需要，可向求美者提供笔、纸进行沟通，以便表达病情、感情和生活需要。1 天后、待肿胀开始消退时，可以热敷促进水肿的吸收。

（11）虽口内缝合线为可吸收线，但一般建议术后 7 ~ 10 天愈合后拆线，以缩短愈合时间，减少感染风险。

（12）出院后继续用漱口液漱口，3 周后可用软毛刷刷牙，动作要轻，避免戳碰切口部位，2 个月后可用普通牙刷。

（13）伤口愈合后行张口闭口训练，每天 2 ~ 3 次，防止术后瘢痕粘连使张口受限。张口训练程度为开口达到 4 cm 以上的宽度。

（14）面部水肿一般 1 ~ 2 个月可慢慢消肿。

（15）坚持佩戴弹力下颌套 1 ~ 3 个月以帮助塑形。

（16）3 个月内尽量避免用力咬硬物，避免嚼口香糖、吃坚韧食物，减少咀嚼运动。

第三节 假体隆颏术

有美感的下颌是由美的下颌角和下颌缘终止于向前突起的颏部构成的。正常或上翘的颏部不仅被视为美的标志，还被看成是有魅力的象征，下颌骨颏部发育不良，下面部短缩畸形，可出现鸟嘴畸形，严重影响美观，通过隆颏术可进行调整。隆颏术俗称隆下巴，适用于颏部突出度不足或者高度不足，又或者两者兼而有之的求美者。目前，最常用的方法是用假体对颏部进行填充。

图 5-3-1　A　颏部发育不良，缩短外观　B　颏部发育正常外观

手术方案与优缺点

标记处两侧下颌缘在颏部相对明显的拐点，作为植入体放置宽度的参考。于口内做切口切开至下颌骨颏部骨面，将假体雕刻好后植入于颏部骨面。口内切口的优点是术后无外露瘢痕，缺点是口内入路组织剥离后容易引起假体上移以及口腔内感染风险增高。

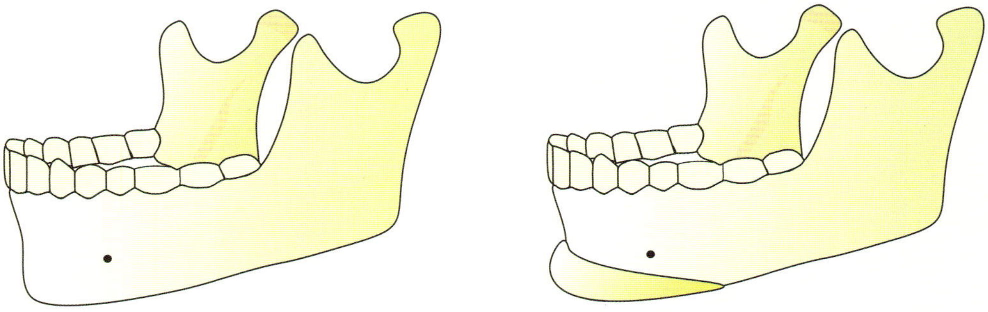

图 5-3-2　A 颏部缩短　B 假体植入后

补充

如果颏唇沟较深，则不建议填充较厚的假体，因为过分前突会加重颏唇沟的不自然外观，因此需要将填充假体的厚度减少。

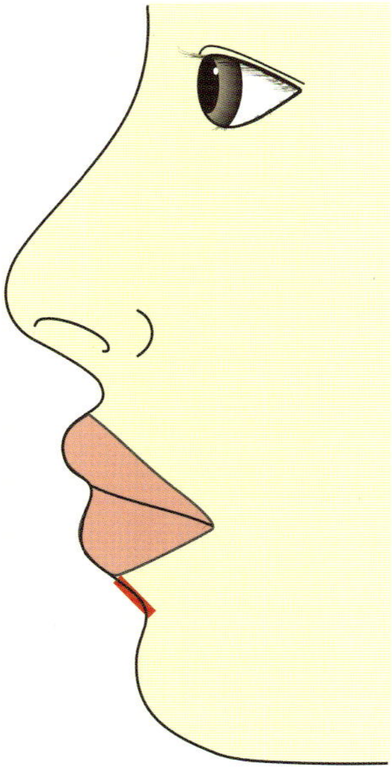

图 5-3-3
颏唇沟

手术前须知

1. 如何大致判断颏部是否缩短?

可通过审美平面（esthetic plane），又称 EP 线（鼻尖点与颏前点的连线），可评价面部协调性，但不是很准确，正常情况下，鼻尖、颏部和下红唇可位于一条线上。

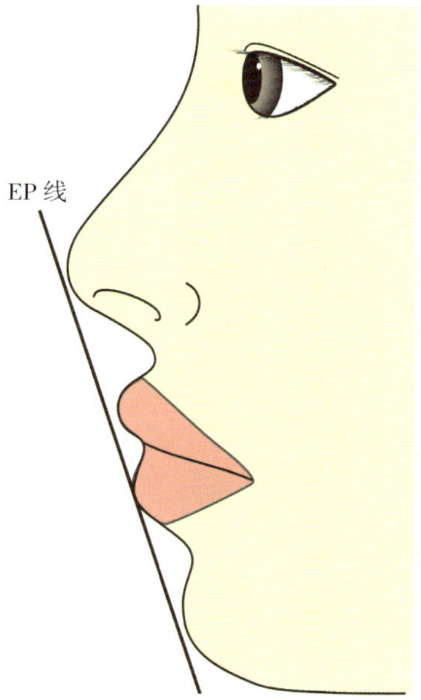

图 5-3-4
审美平面，又称 EP（esthetic plane）线

2. 颏部假体植入后会显得颏部变长吗?

颏部的假体移植主要是为了增加颏部的前突度，同时也可以改善侧面部的轮廓。假体植入后虽不能改变颏部的垂直高度，但常常会给人以颏部“变长”的感觉。

3. 长颏者可以行假体隆颏手术治疗吗?

不建议，假体填充会导致颏部高度更高，造成“长脸”外观。如颏部凸度不足，可减少垂直高度并增加水平突出度，首选颏成形截骨前移术。

4. 为何有时建议先行肉毒毒素注射再做颏部假体植入?

为减少术后颏肌收缩引起假体移位的风险，可提前 2 周局部注射肉毒毒素松弛颏肌。

5. 如术前颏部存在注射填充物，可以进行手术吗?

如颏部存在注射填充物，需在填充物彻底吸收后进行隆颏术。

6. 如果眼、鼻、颏部均需整形手术治疗，手术顺序如何?

中国人眼、鼻、颏先天缺陷者最为普遍，如三者均需手术治疗，建议先行隆鼻术，再行重睑术，后行隆颏术。

7. 如果下颌角肥大需要截骨，颏部需要隆颏，手术顺序如何?

建议先行下颌角截骨术，后行隆颏术。

8. 植入假体的种类和特点?

硅胶假体：放置、更换和取出较容易，植入后与周围组织间形成包膜，术后远期可能出现下颌骨接触面骨质的压迫吸收，假体移位、顶破皮肤风险亦较膨体略高。

膨体：取出不易，植入后膨体的多孔结构可与周围组织融为一体，但也相应地不易取出，抗感染能力差，一旦感染需手术取出。

围术期注意事项

（1）手术需要避开月经期，因为此时凝血机制不好，易引起术中和术后出血。

（2）控制血压至正常值，术前 2 周内停服血管扩张、抗凝药物及活血化瘀药物，如阿司匹林、维生素 E 等。

（3）术前检查求美者是否患有口腔溃疡、牙周炎、龋齿等，如有应先治疗再手术。为了避免术后伤口感染，降低细菌含量，术前常规口腔洁牙 1 次。术前 3 天用漱口水漱口，进入手术室前根据需要，有时应用 0.05% 碘伏生理盐水漱口，清洁口腔。

（4）术后按医生安排应用止血药及消炎药。

（5）术后进温冷流食，不宜用吸管，以免颏肌用力造成假体移位，可以用小勺。手术 2 天后正常饮食，但术后 1 周内禁烟酒、海鲜、辛辣刺激性食物。

（6）配合医护进行口腔护理，清理口腔内血痂及食物残渣，注意口腔清洁，进食后用漱口液漱口，防止感染，促进伤口愈合，保持口腔清洁。

（7）术后用弹力下颌套加压包扎颌面部，松紧要适宜，避免压迫喉部。

（8）术后面部出现明显肿胀，主要由术后血肿与水肿所致。为正常现象，前 3 天为重，3 天后开始消退，随时间症状会逐渐消失。为减轻面部肿胀和疼痛，术后 48 h 内可用冰袋间断冷敷唇部，勿触碰术区，在冰袋和皮肤之间应有敷料，防止发生冻伤。

（9）术后可外用弹力套或弹力胶布固定 1 周，或同时辅以纱布卷置入唇颏之间的凹沟内，加压外固定。

（10）虽口内缝合线为可吸收线，但一般建议术后 7 ~ 10 天愈合后拆线，以缩短愈合时间，减少感染风险。

（11）伤口彻底愈合前应用漱口液清洁口腔。

（12）1 个月内避免做夸张表情，尽量少说话，避免大笑及用力打哈欠，避免外力撞击术区。

（13）术后有可能出现下唇的麻木或感觉减退，一般需要半年甚至更长的时间逐渐恢复。

第四节 骨性颏成形术

端庄柔和的面部轮廓给人以愉悦的感觉，颏部是面部较为突出的部位之一，无论正面还是侧面，对于颜面整体轮廓都有重要的影响。如果颏部发育不良或后缩，则会给人一种胆怯、懦弱的印象。骨性颏成形术是一种通过颏部截骨后移位、去除或者增加骨块以改变颏部大小（形状）的方法。

手术方案与优缺点

常见的骨性颏成形术有颏前移、颏后退、颏延长、颏缩短、颏缩窄、颏加宽以及颏偏斜矫正等术式。

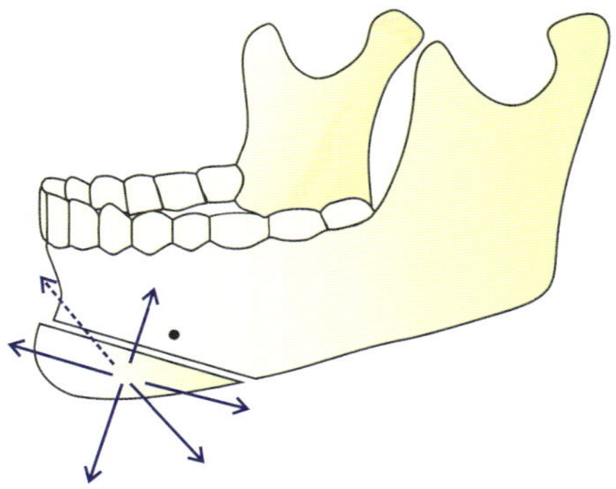

图 5-4-1

颏成形截骨后可行多种术式

1. 颏前移

通过口内切口于颏部截骨，将颏前移后使用钛板固定。

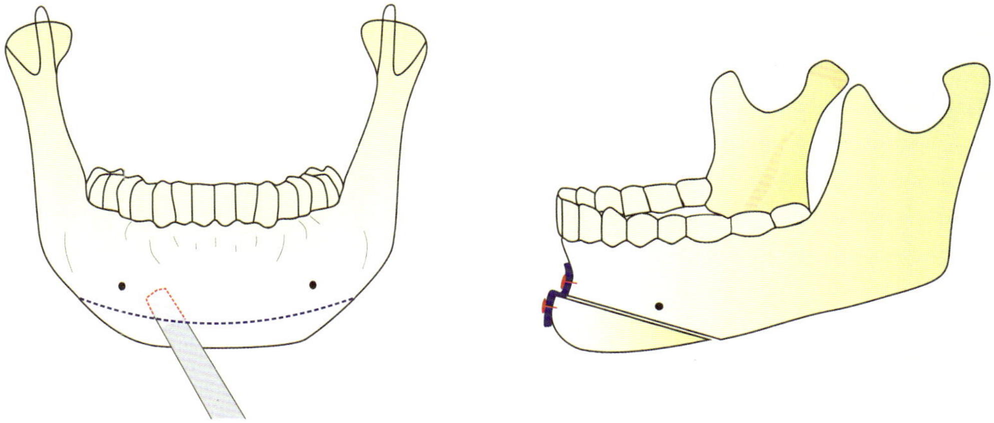

图 5-4-2　A　颏部截骨　B　颏部前移，用钛板固定

2. 颏后缩

通过口内做切口于颏部截骨，将颏后推后使用钛板固定。

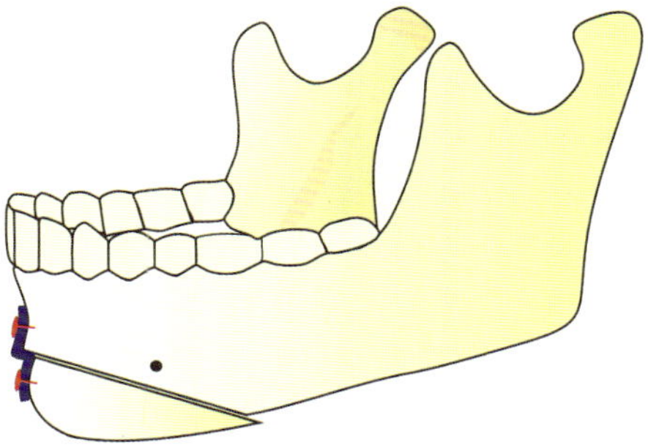

图 5-4-3 截骨后颏部后移，用钛板固定

3. 颏延长

通过口内做切口于颏部截骨，将骨质外旋，在中间间隙用自体骨填充，自体骨可取自下颌角或髂骨等，位置满意后用钛板固定。

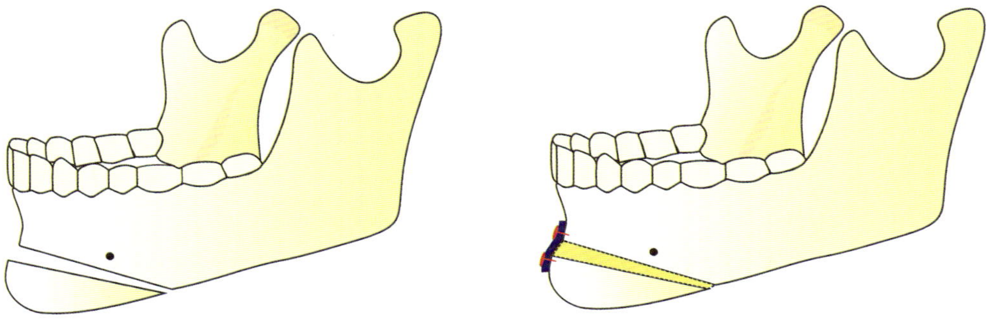

图 5-4-4
颏部延长　　A 颏部截骨　　B 截骨线填充自体骨，用钛板固定

4. 颏缩短

通过口内做切口于颏部设计两条截骨线，先行下方截骨，然后行上方截骨，去除其间的骨块后将颏部缩短，用钛板固定。

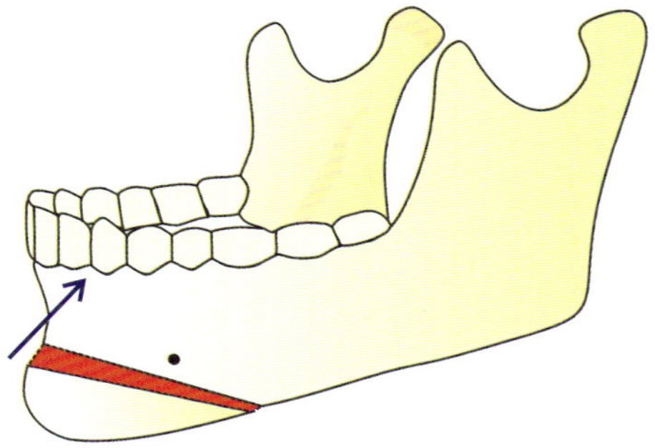

图 5-4-5
颏缩短　　做两条截骨线，去除中间部骨块

5. 颏缩窄

通过口内做切口于颏部设计一条水平截骨线和两条垂直截骨线，去除颏部正中骨块后将两侧骨块对合，用钛板固定，颏部两侧可磨削以形成平滑过渡。

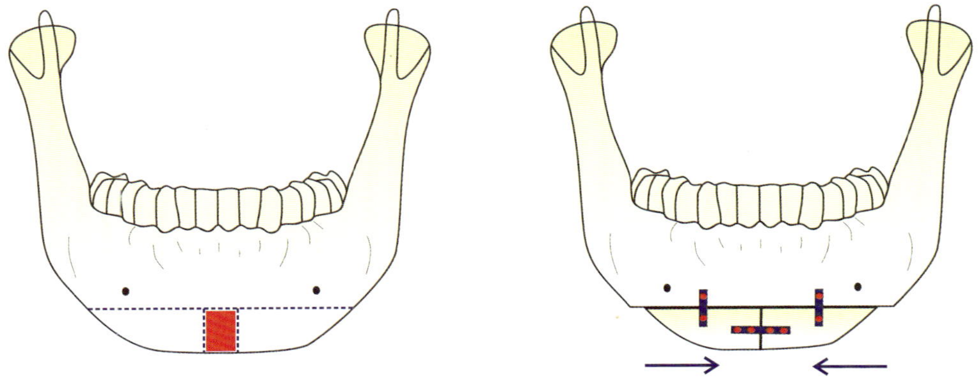

图 5-4-6
颏缩窄

A 于颏部设计一条水平截骨线和两条垂直截骨线

B 去除颏部正中骨块后将两侧骨块对合，用钛板固定

6. 颏加宽

通过口内做切口于颏部设计一条水平截骨线和一条正中垂直截骨线，在颏正中增加自体骨块，用钛板固定，不平整处磨削以形成平滑过渡。

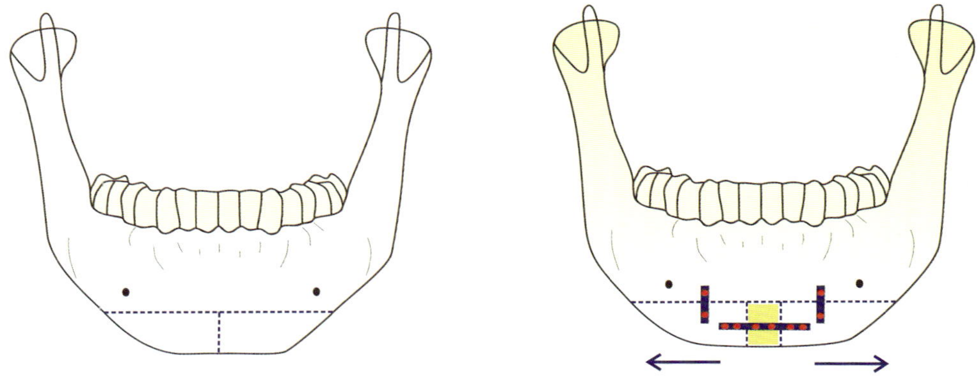

图 5-4-7
颏加宽

A 于颏部设计一条水平截骨线和一条正中垂直截骨线

B 中间增加骨块后用钛板固定

7. 颏偏斜

（1）颏下缘高度一致时，通过口内做切口于颏部行水平截骨。将牙列中线标记在截骨线上方，将颏部中线标记在截骨线下方，调整位置满意后用钛板固定。对不平整处磨削以形成平滑过渡。

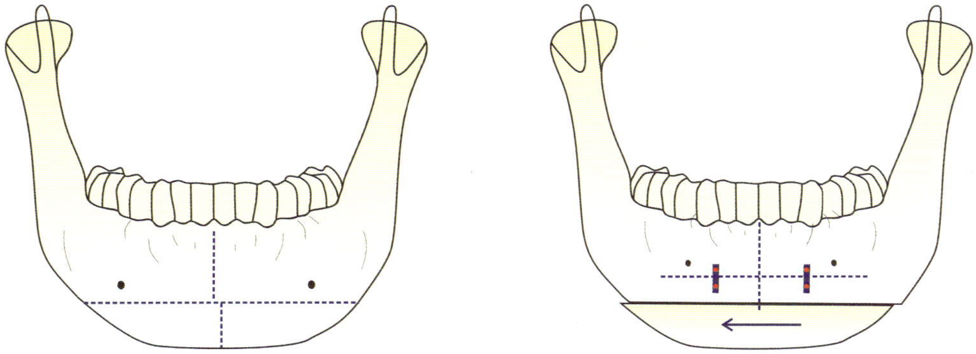

图 5-4-8
颏偏斜
A 将牙列中线标记在截骨线上方，将颏部中线标记在截骨线下方
B 截骨后水平移位，用钛板固定

（2）颏下缘高度不一致时，通过口内做切口于颏部行螺旋截骨术。设计两条截骨线，在上方平行于咬合平面做第 1 条截骨线，在下方平行于颏部下缘做第 2 条截骨线。将其间的三角形骨块旋转 180°后用钛板固定。

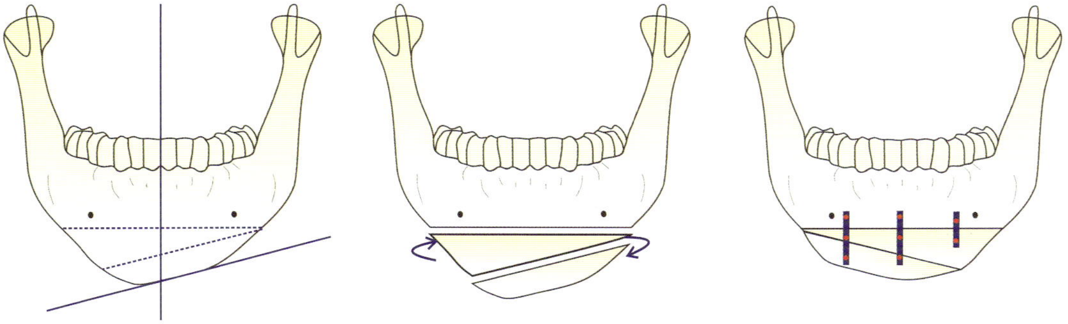

图 5-4-9
颏偏斜螺旋移位
A 平行于咬合平面做第 1 条截骨线，在下方平行于颏部下缘做第 2 条截骨线
B 将中间骨块旋转 180°
C 用钛板固定

手术前须知

1. 颏前移术会造成颏部高度变化吗?

颏前移术的不同截骨角度会形成不一样的变化，如水平截骨时颏部高度不发生变化，但斜向截骨时高度会改变，如图 5-4-9 所示。

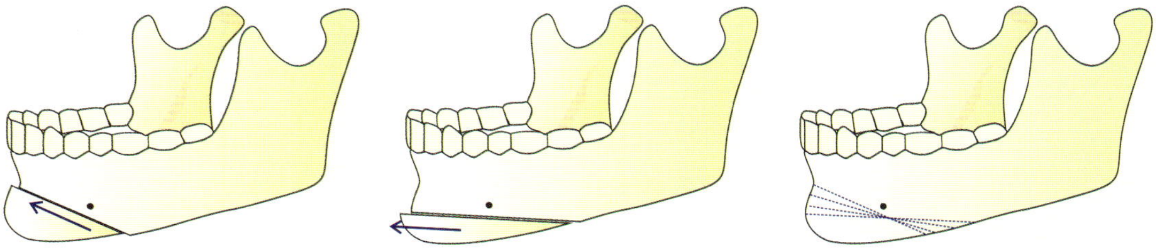

图 5-4-10　A　颏部不同角度截骨　　B、C　角度的变化将引起垂直高度的变化

2. 如术前颏部存在植入物或填充物，可以手术吗?

如颏部已植入移植物或填充物，需在假体取出半年后或填充物彻底吸收后再进行骨性颏成形术。

3. 如果下颌角肥大需要截骨，颏部需要行颏成形术，手术顺序如何?

建议先行下颌角截骨术，根据下颌角和下颌缘恢复后的形态行骨性颏成形术。

围术期注意事项

（1）手术需要避开月经期，因为此时凝血机制不好，易引起术中和术后出血。

（2）控制血压至正常值，术前 2 周内停服血管扩张、抗凝药物及活血化瘀药物，如阿司匹林、维生素 E 等。

（3）术前检查求美者是否患有口腔溃疡、牙周炎、龋齿等，如有应先治疗再手术。为了避免术后伤口感染，降低细菌含量，术前常规口腔洁牙 1 次。术前 3 天漱口水漱口，进入手术室前根据需要，有时应用 0.05% 碘伏生理盐水漱口，清洁口腔。

（4）术后按医生安排应用止血药及消炎药。

（5）术后进温冷流食。手术 2 天后正常饮食，但术后 1 周内禁烟酒、海鲜、辛辣刺激性食物。

（6）配合医护进行口腔护理，清理口腔内血痂及食物残渣，注意口腔清洁，进食后用漱口液漱口，防止感染，促进伤口愈合，保持口腔清洁。

（7）术后用弹力下颌套加压包扎颌面部，松紧要适宜，避免压迫喉部。

（8）术后面部出现明显肿胀，主要由术后血肿与水肿所致。为正常现象，前 3 天为重，3 天后开始消退，随时间症状会逐渐消失。为减轻面部肿胀和疼痛，术后 48 h 内可用冰袋间断冷敷，在冰袋和皮肤之间应有敷料，防止发生冻伤。

（9）术后可外用弹力套或弹力胶布加压固定 1 周，以减少出血、促进消肿。

（10）虽口内缝合线为可吸收线，但一般建议术后 7～10 天愈合后拆线，以缩短愈合时间，减少感染风险。

（11）伤口彻底愈合前应用漱口液清洁口腔。

（12）术后有可能出现下唇的麻木或感觉减退，一般需要半年甚至更长的时间逐渐恢复。

第五节 颧骨内推术

颧骨位于中面部上份，其高低及宽窄直接影响中面部形态。东西方面部特点及审美存在差异，西方人面部轮廓长而窄，适当的颧骨凸度可以增加面部立体感，因此西方人行颧骨扩大术较为普遍。而东方人面部轮廓偏短，以鹅蛋形脸形、曲线柔和为美，要求颧骨凸度适中，如颧骨过高常显得粗犷，可行颧骨内推术（颧骨颧弓缩小术）。

手术方案与优缺点

颧弓外扩突出为主时可行颧骨斜行截骨，颧骨及颧弓均突出时可行 L 形截骨。

1. 颧骨斜行截骨手术方法

手术采用口内及耳前鬓角小切口入路，口内入路处理颧弓前方截骨，在颧弓前方做两条截骨线，去除中间一段骨块。在耳前切口处理颧弓根处截骨，截骨后将已活动的颧骨颧弓内推以缩小外扩突出，并用钛板固定。

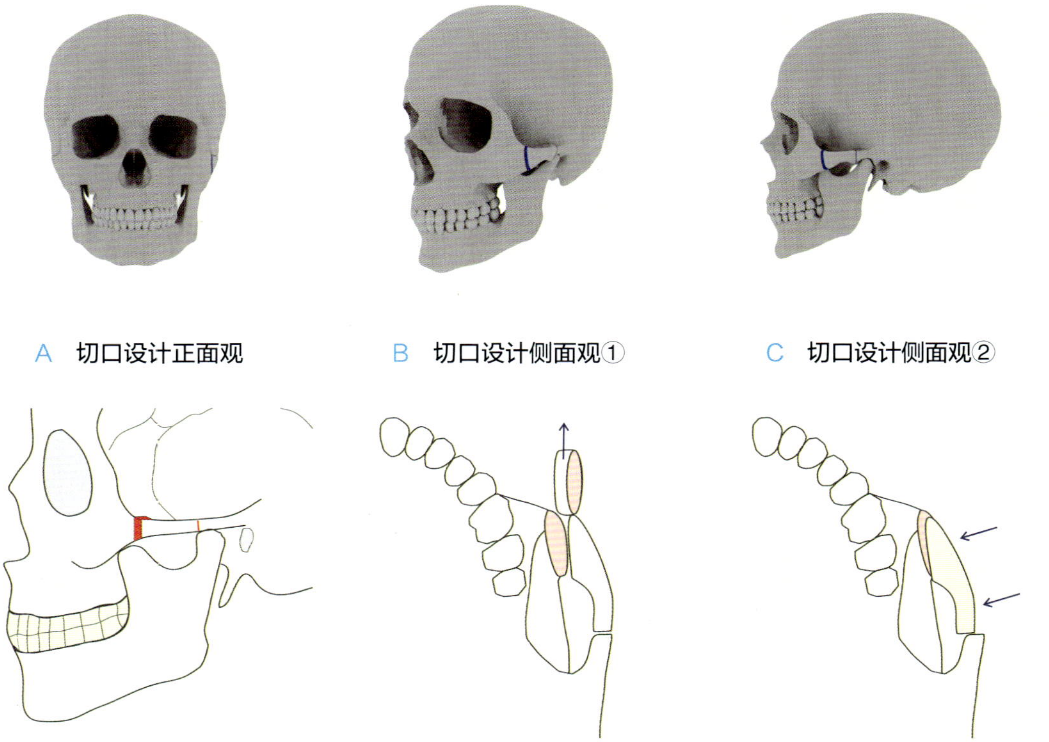

A 切口设计正面观　B 切口设计侧面观①　C 切口设计侧面观②

D 切口设计　E 去除中间的一段骨块　F 将颧骨颧弓复合体向内推压

图 5-5-1 颧骨斜行截骨

2. 颧骨 L 形截骨手术方法

手术采用口内及耳前鬓角小切口入路，口内入路在颧骨体呈 L 形切开，在短臂后方再做一条截骨线，去除中间一段骨块。在耳前切口处理颧弓根处截骨，截骨后将已活动的颧骨颧弓内推以缩小外扩突出，并用钛板固定。

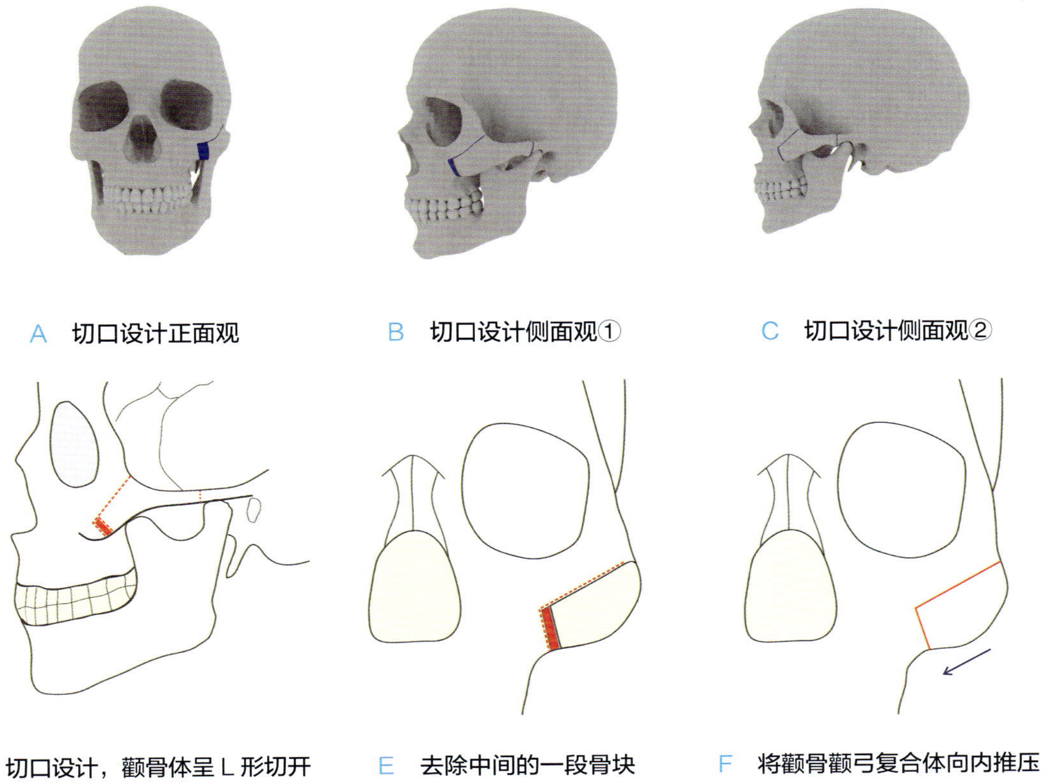

图 5-5-2

颧骨 L 形截骨

手术前须知

1. 术后是否会造成颧骨过于低平？

一般手术前需要通过拍摄面骨的 CT 和与求美者沟通来确定内推的方案，如发生内推过度，术后可能会出现颧骨过于低平，可在彻底消肿后进行手术调整，或采用面部填充的方式来填补。

2. 术后是否会发生面部下垂？

手术操作是在骨面处剥离、截骨，损伤了原本的组织结构，可能存在术后组织和肌肉不能完好地附着在骨面上，因此术后需要佩戴弹力头套来帮助组织重新附着。如术后出现下垂，也可以通过面部提升来改善。

围术期注意事项

（1）手术需要避开月经期，因为此时凝血机制不好，易引起术中和术后出血。

（2）控制血压至正常值，术前 2 周内停服血管扩张、抗凝药物及活血化瘀药物，如阿司匹林、维生素 E 等。

（3）术前检查求美者是否患有口腔溃疡、牙周炎、龋齿等，如有应先治疗再手术。为了避免术后伤口感染，降低细菌含量，术前常规口腔洁牙一次。术前 3 天漱口水漱口，进入手术室前根据需要，有时应用 0.05% 碘伏生理盐水漱口，清洁口腔。

（4）术后按医生安排应用止血药及消炎药，根据情况适当应用止痛药。

（5）术后进温冷流食。术后前 2 天进流食，如牛奶、果汁、肉汤等。2 天后以半流食为主，如鸡蛋羹、肉末粥、面片汤、黑芝麻糊等。拆线后以软食为主。恢复期禁烟酒、海鲜、辛辣刺激性食物。

（6）术后第 2 天开始建议适度增加活动量，避免长期卧床。

（7）配合医护进行口腔护理，清理口腔内血痂及食物残渣，注意口腔清洁，进食后用漱口液漱口，防止感染，促进伤口愈合，保持口腔清洁。

（8）术后 1 周内佩戴弹力头套加压固定以减少出血，促进消肿，松紧要适宜，避免压迫喉部。

（9）如留置引流管，一般术后 48 h 内拔除。

（10）术后面部会出现明显肿胀，主要由术后血肿与水肿所致。为正常现象，前 3 天为重，3 天后开始消退，随时间症状会逐渐消失。为减轻面部肿胀和疼痛，术后 48 h 内可用冰袋间断冷敷，在冰袋和皮肤之间应有敷料，防止发生冻伤。

（11）出院后继续间断佩戴弹力头套 1 ~ 2 个月，每天佩戴 6 h 以上，以帮助塑形，促进组织重新附着于骨面。

（12）耳前切口 7 天拆线。口内缝合线虽然为可吸收线，但一般建议术后 7 ~ 10 天愈合后拆线，以缩短愈合时间，减少感染风险。

（13）耳前切口拆线后 2 ~ 7 天后，待切口及针孔完全愈合，可以外涂抗瘢痕药物，如疤克。过早地外涂抗瘢痕药物会影响切口的愈合。前半年有效的抗瘢痕药物可以预防瘢痕增生，半年后为瘢痕成熟期，切口瘢痕会趋于稳定。

（14）伤口彻底愈合前应用漱口液清洁口腔。

（15）术后 3 个月内避免用力咬硬物，避免进行面部美容按摩、揉搓术区等。

（16）术后 3 个月内避免剧烈运动，避免术区受到撞击。

（17）如发生面部表情不对称或麻木等症状，可及时与医生联系，可口服甲钴胺等药物营养神经，一般需要半年甚至更长的时间逐渐恢复。

第六节 颧骨增大术

颧骨位于面中外侧最突出位置，是面部轮廓的重要组成部分，对面部美学影响很大。当颧骨突度或宽度不足而显得平坦时，可进行颧骨增大术。

手术方案与优缺点

颧骨低平的整复目标在于重塑一个接近健侧或正常高度的颧骨，手术方式可采用截骨或植入移植物的方式。

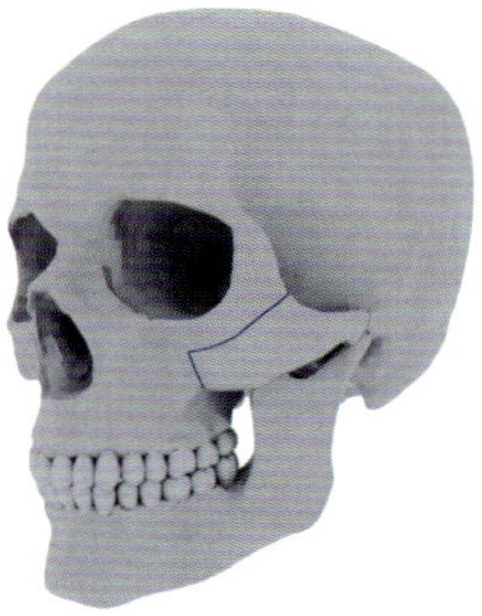

图 5-6-1
颧骨增大术截骨位置

1. 颧骨截骨扩展术

手术采用口内及耳前鬓角小切口入路，口内入路处理颧弓前方截骨，在颧弓前方做一条截骨线，在耳前切口处理颧弓根处截骨，截骨后将已活动的颧骨颧弓向外扩张，外扩后形成的间隙内填充自体髂骨或假体，并用钛板固定。

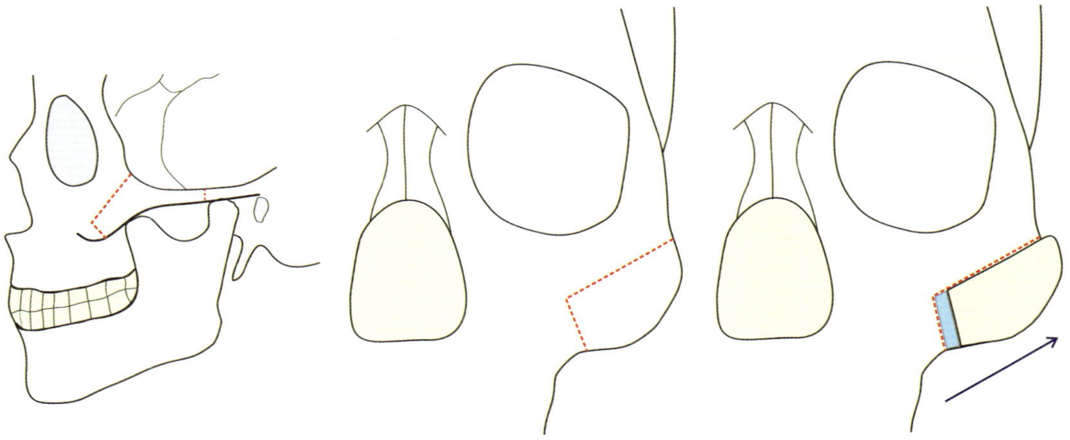

图 5-6-2　A　颧骨增大截骨设计侧面观　B　颧骨增大截骨设计正面观　C　将已活动的颧骨颧弓向外扩张，外扩后形成的间隙内填充自体髂骨或假体

2. 植入物移植颧骨增高术

通过两条线设计移植物植入的位置：一条为眼外眦至口角连线，另一条为鼻翼底到耳屏连线，移植物一般植入到两线交会的外上区域。采用口内切口将假体或自体骨软骨植入于预设颧骨增大区域，用缝线或钛钉固定。

补充

也可采用自体脂肪注射的方式使颧骨增高。

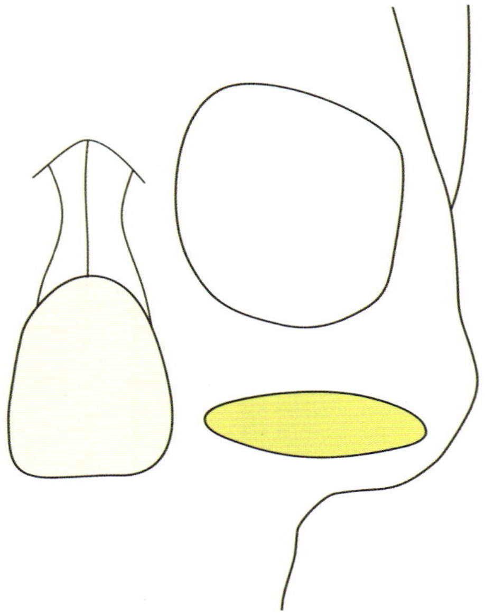

图 5-6-3
移植植入物使颧骨增高

手术前须知

1. 颧骨截骨扩展术中应用的假体是什么材料?

目前常以羟基磷灰石作为填充材料，羟基磷灰石具有很好的生物活性，可以作为组织支架诱导骨组织长入，随着时间的推移，羟基磷灰石与骨质可以很好地结合在一起。

2. 植入移植物颧骨增高术一般采用什么假体?

一般采用硅胶或膨体植入：硅胶的化学惰性好，表面无多孔结构能抗感染，取出方便，位置稳定性不如膨体，假体外周可形成纤维包囊；膨体质地柔软，其弹性和硬度与软组织相似，易塑形，可允许组织长入，因此愈合后位置相对稳定，但不易取出。感染风险高于膨体，发生感染需将其取出。

围术期注意事项

（1）手术需要避开月经期，因为此时凝血机制不好，易引起术中和术后出血。

（2）控制血压至正常值，术前 2 周内停服血管扩张、抗凝药物及活血化瘀药物，如阿司匹林、维生素 E 等。

（3）术前检查求美者是否患有口腔溃疡、牙周炎、龋齿等，如有应先治疗再手术。为了避免术后伤口感染，降低细菌含量，术前常规口腔洁牙 1 次。术前 3 天漱口水漱口，进入手术室前根据需要，有时应用 0.05% 碘伏生理盐水漱口，清洁口腔。

（4）术后按医生安排应用止血药及消炎药，根据情况适当应用止痛药。

（5）术后进温冷流食，恢复期禁烟酒、海鲜、辛辣刺激性食物。如行颧骨截骨术，术后前 2 天进流食，如牛奶、果汁、肉汤等。2 天后以半流食为主，如鸡蛋羹、肉末粥、面片汤、黑芝麻糊等。拆线后以软食为主。

（6）如填充假体，术后早期避免做夸张表情。

（7）第 2 天开始建议适度增加活动量，避免长期卧床。

（8）配合医护进行口腔护理，清理口腔内血痂及食物残渣，注意口腔清洁，进食后用漱口液漱口，防止感染，促进伤口愈合，保持口腔清洁。

（9）术后 1 周内佩戴弹力头套加压固定以减少出血，促进消肿，松紧要适宜，避免压迫喉部。

（10）如留置引流管，一般术后 48 h 内拔除。

（11）术后面部会出现明显肿胀，主要由术后血肿与水肿所致。为正常现象，前 3 天为重，3 天后开始消退，随时间症状会逐渐消失。为减轻面部肿胀和疼痛，术后 48 h 内可用冰袋间断冷敷，在冰袋和皮肤之间应有敷料，防止发生冻伤。如填充假体，应避免冰袋压迫假体，可于外周冰敷。

（12）如行颧骨截骨术，出院后继续间断佩戴弹力头套 1～2 个月，每天佩戴 6 h 以上，以帮助塑形，促进组织重新附着于骨面。

（13）耳前切口 7 天拆线。口内缝合线虽然为可吸收线，但一般建议术后 7～10 天愈合后拆线，以缩短愈合时间，减少感染风险。

（14）耳前切口拆线后，待切口及针孔完全愈合，可以外涂抗瘢痕药物，如疤克。过早地外涂抗瘢痕药物会影响切口的愈合。前半年有效的抗瘢痕药物可以预防瘢痕增生，半年后为瘢痕成熟期，切口瘢痕会趋于稳定。

（15）伤口彻底愈合前应用漱口液清洁口腔。

（16）如行颧骨截骨术，术后 3 个月内避免用力咬硬物，避免面部美容按摩、揉搓术区等。

（17）术后 3 个月内避免剧烈运动，避免术区受到撞击。

（18）如发生面部表情不对称或麻木等症状，可及时与医生联系，可口服甲钴胺等药物营养神经，一般需要半年甚至更长的时间逐渐恢复。

第六章

DI LIU ZHANG

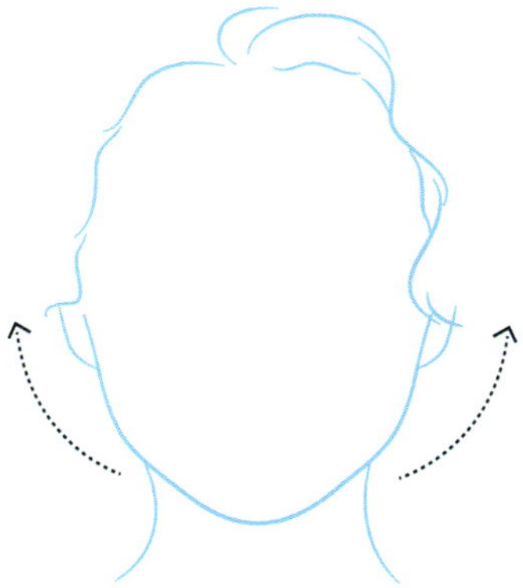

面部提升

MIAN BU
TI SHENG

第一节

上面部除皱术

人的衰老是一个不可避免的自然过程。引起面部衰老的因素包括皮肤本身的老化，软组织的萎缩松弛、下垂，重力作用的长期影响，以及骨组织的吸收、退缩等。皱纹分成自然性皱纹、重力性皱纹、动力性皱纹和混合性皱纹 4 种。一般来说，动力性皱纹是首先出现于面部的老化征象，如额横纹、鱼尾纹、眉间纹等，多集中在上面部的内侧区。由于上面部的老化较下面部的老化出现更早，表现更加明显，因而上面部除皱在面部除皱术中占有较高的比例。

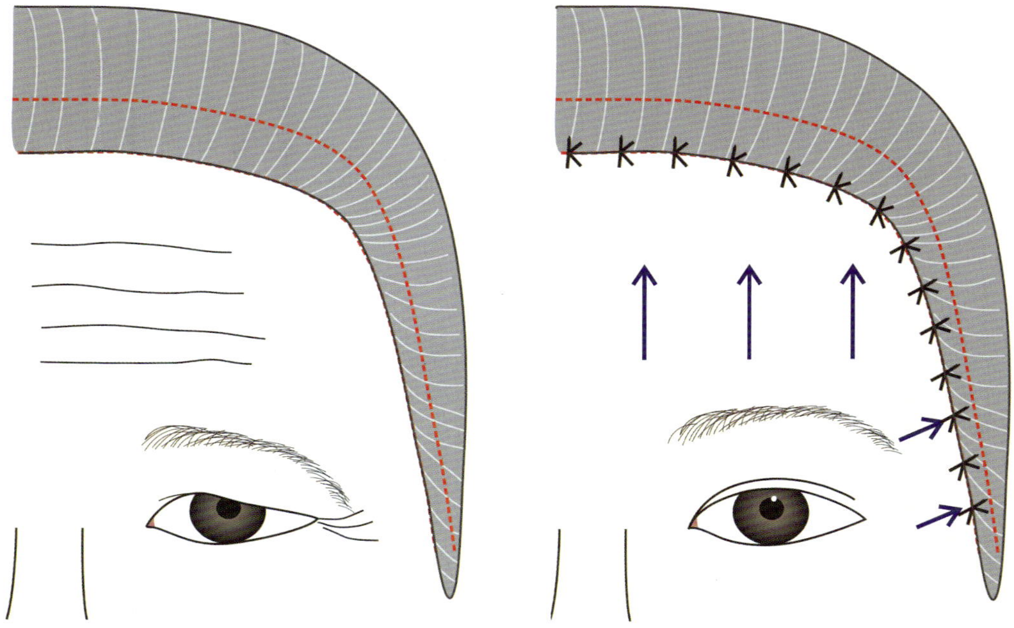

图 6-1-1 A 上面部除皱术前 B 上面部除皱术后

手术方案与优缺点

上面部除皱术主要包括额部除皱术、颞部除皱术及两者相结合的额颞部除皱术。

1. 额部除皱术

于额部发际线或发际线内设计切口，于皮下进行分离后，离断控制表情的肌肉，如皱眉肌、降眉肌及额肌，以改善眉间纹、鼻根横纹、额纹，将额部皮肤组织向上方牵拉，切除多余皮肤后缝合，改善额部皮肤松弛。

2. 颞部除皱术

于颞部发际线或发际线内设计切口，将颞部皮肤组织向外上方牵拉，切除多余皮肤后缝合，改善眉外侧皮肤松弛。

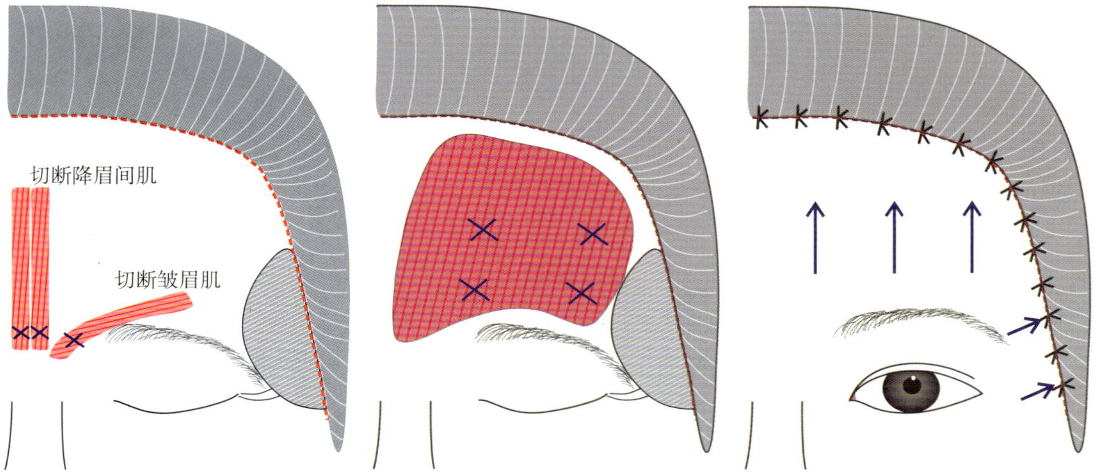

图 6-1-2 A 离断降眉间肌及皱眉肌 B 离断部分额肌 C 缝合后

手术前须知

1. 手术切口设计在发际线内与发际线缘有何区别?

切口设计于发际线内时，术后因切除部分切口前皮肤会发生发际线缘上移，适用于前额略窄的求美者；切口设计于发际线缘时，术后切除额部皮肤后不影响发际线位置，或发际线受牵拉而轻度下移，适用于前额较宽大的求美者。

2. 如何区分假性皱纹与真性皱纹?

皱纹分真性皱纹与假性皱纹。真性皱纹是静态性皱纹，即面部表情静止时可以看到皱纹；假性皱纹是动态性皱纹，即在面部做表情时才能看到皱纹，而表情静止时皱纹消失。

3. 肉毒毒素除皱与手术除皱如何选择?

如为假性皱纹，可采用肉毒毒素注射的方式来改善皱纹；如为真性皱纹，则需采用手术的方式将皮肤抚平。

围术期注意事项

（1）手术需要避开月经期，因为此时凝血机制不好，易引起术中和术后出血。

（2）控制血压至正常值，术前 2 周内停服血管扩张、抗凝药物及活血化瘀药物，如阿司匹林、维生素 E 等。

（3）术前可连续 3 天按美容手术常规用 0.1% 新洁尔灭溶液洗头，配制新洁尔灭溶液时要用热水调配，避免新洁尔灭在冷水内凝集而使浓度降低，达不到消毒的目的。

（4）术前 1 天根据医生要求将手术切口周围 2.0 ~ 2.5 cm 的头发剪短，术晨配合医护将头发编成小辫。

（5）术后需配合医生应用止血药及消炎药，根据情况服用镇痛剂。

（6）拆线前不能沾水，夜间睡眠时可将枕头垫高以利于消肿。保持清淡饮食，适量补充蛋白质及维生素，避免食用辛辣刺激性食物、海鲜、牛羊肉等，避免吸烟饮酒。

（7）术后会使用压力适中的外敷料包扎 48 ~ 72 h，起到压迫止血的作用。

（8）在术后 3 天内对术区进行间断冰敷，可收缩血管，预防淤血的形成。冰敷时以皮肤适宜为好，间断地冰敷以免冻伤。

（9）术后结膜水肿或出血是常见的反应，可持续 3 ~ 5 天，发生原因是术区影响了局部静脉或淋巴回流不畅，可每日外用抗生素滴眼液及眼膏护理。

（10）术后根据引流量于 24 ~ 48 h 拔除引流管，拔除引流管后可用 0.1%新洁尔灭溶液清洗头部血痂。

（11）头皮伤口因张力大，可分 2 次拆除缝线，10 ~ 14 天拆除全部缝线。拆除缝线后切口处的痂皮应涂抹抗生素软膏软化后让其自行脱落，避免伤口感染、裂开。

（12）如求美者年龄较大或营养较差，愈合期可能会延长，在完全愈合前不能洗头，切口的痂皮也不能自行揭掉，应涂上抗生素软膏软化后让其自行脱落，避免伤口感染、裂开。

（13）拆线后，待切口及针孔完全愈合后，可以外涂抗瘢痕药物，如疤克。过早地外涂抗瘢痕药物会影响切口的愈合。前半年有效的抗瘢痕药物可以预防瘢痕增生，半年后为瘢痕成熟期，切口瘢痕会趋于稳定。

（14）待切口及针孔完全愈合后，开始进行热敷，以促进消肿（也可在术后第 4 天开始热敷，但要避免伤口感染）。

（15）面部非术区皮肤注意嘱求美者不能用热水洗脸，以免引起毛细血管扩张，导致继发性出血。

（16）为防止造成新的头皮损伤及面部水肿，术后 2 周内不可做面部皮肤护理。

（17）术后颞侧和头顶部可能会出现麻木感、僵硬感或针刺样疼痛的不适感。头顶部的麻木感有时可持续达 1 年之久，这种反应普遍存在，持续时间长短不一，一般术后 3 ~ 12 个月可自行恢复。这段时间内可口服甲钴胺，配合理疗、按摩和热敷以增加局部血液循环，促进感觉早日恢复，需要注意的是术后面部感觉不敏感，应注意预防烫伤，热敷毛巾温度不超过 50℃。

第二节 中下面部提升术

随着年龄的增加，人们皮肤会出现衰老，以皮肤松垂、鱼尾纹、颧脂肪垫下垂、颧颊沟加深和鼻唇沟加深等为明显表现。中下面部除皱术是目前多数人选择的除皱方式，已成为整形外科中最常见的外科手术之一，是对抗面部老化最直接、有效的方法。

手术方案与优缺点

自颞部发际内做切口，向下延伸至耳前、耳垂、耳后至枕部发际缘。

掀起皮肤后将深层的组织（颊部面部表浅肌肉筋膜系统，也叫 SMAS 层）进行提升，深层提升方法有：①将其剥离后向外上牵拉；②将其折叠缝合；③将其荷包样缝合。还需将颧部脂肪垫悬吊缝合固定，矫正其下垂。最后，将外层多余皮肤切除并缝合。

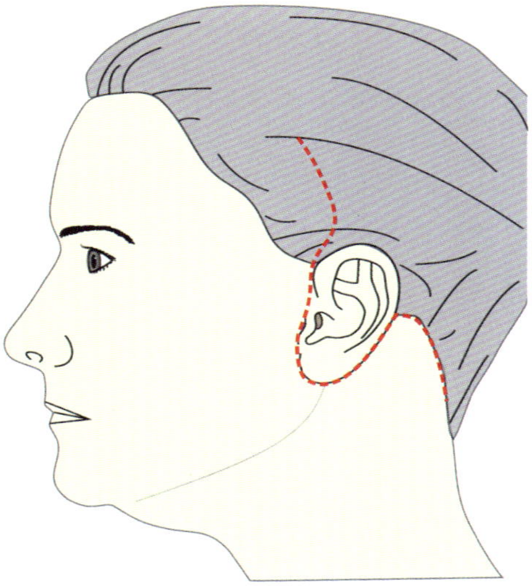

图 6-2-1
中下面部提升术切口

1. SMAS 除皱术

切开皮肤分离皮下组织后，将 SMAS 层外周切开，于 SMAS 层下方剥离后向外上方提拉，去除多余 SMAS 层组织后缝合，将颧脂肪垫悬吊固定并去除多余皮肤后缝合。此方法效果最明显，但剥离 SMAS 层下方易损伤面神经。

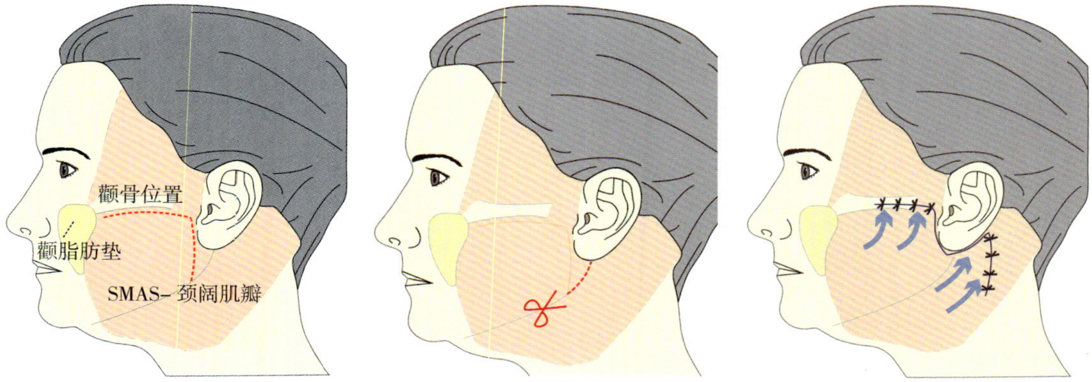

A　掀起皮肤后，于颧弓下及耳前切开 SMAS- 颈阔肌瓣　B　SMAS- 颈阔肌瓣分离完成后，将 SMAS- 颈阔肌瓣剪成上、下两叶　C　分别将 SMAS- 颈阔肌瓣上、下两叶悬吊固定

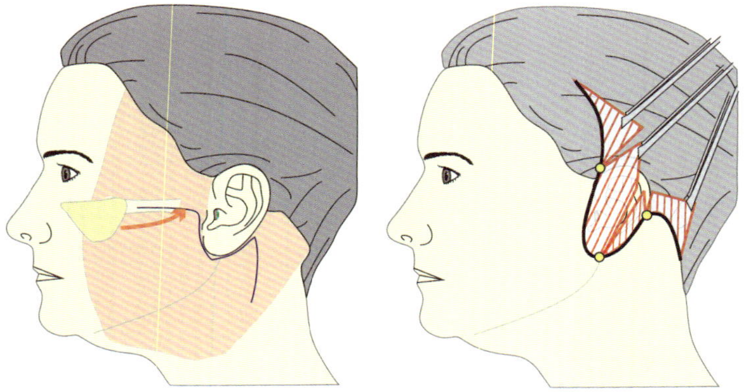

图 6-2-2　D　悬吊颧脂肪垫　E　去除多余皮肤后缝合

2. SMAS 折叠

切开皮肤分离皮下组织后，不分离 SMAS 层的下方，将 SMAS 层向外上方折叠缝合固定，将颧脂肪垫悬吊固定并去除多余皮肤后缝合。

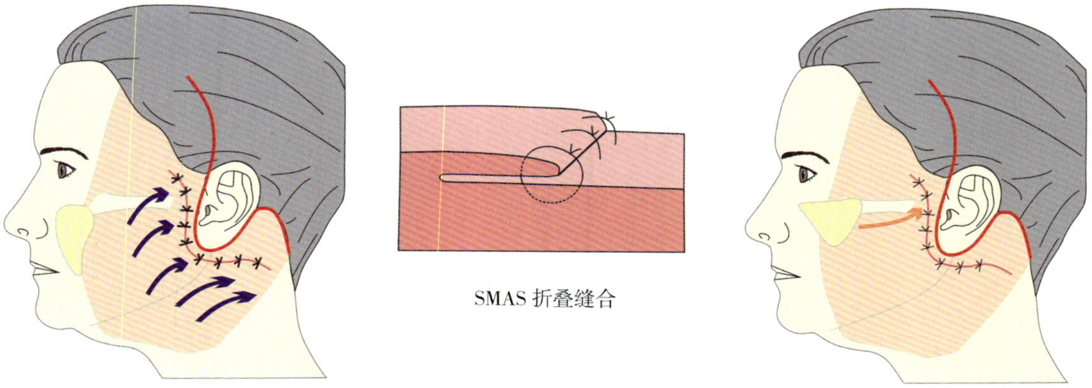

图 6-2-3　A、B　将 SMAS 折叠悬吊　C　将颧脂肪垫悬吊固定

3. SMAS 荷包收紧术

切开皮肤分离皮下组织后，不分离 SMAS 层的下方，将 SMAS 层环形荷包缝合固定，将颧脂肪垫悬吊固定并去除多余皮肤后缝合。

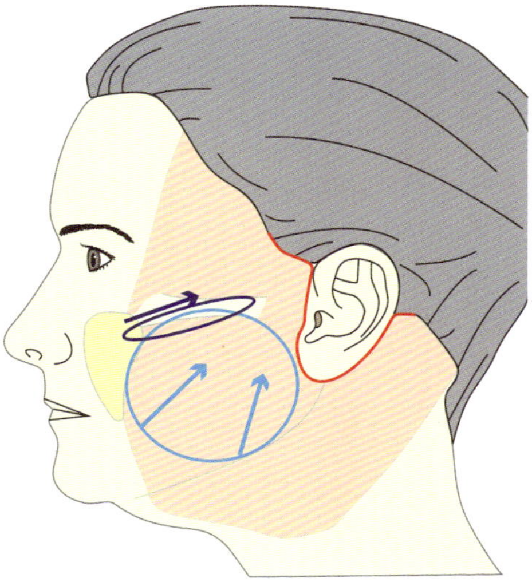

图 6-2-4
用荷包缝合的方式收紧 SMAS 层

手术前须知

1. 面颊部有注射填充物，可以行除皱术吗?

需要在注射物吸收后或在术前 1 周使用透明质酸酶将透明质酸溶解后再行手术，以排除透明质酸对手术的干扰。

2. 面部做过线雕后可以行除皱术吗?

面部线雕 3 ~ 6 个月后根据面部恢复情况行除皱术。

围术期注意事项

（1）手术需要避开月经期，因为此时凝血机制不好，易引起术中和术后出血。

（2）控制血压至正常值，术前 2 周内停服血管扩张、抗凝药物及活血化瘀药物，如阿司匹林、维生素 E 等。

（3）术前可连续 3 天按美容手术常规用 0.1% 新洁尔灭溶液洗头，配制新洁尔灭溶液时要用热水调配，避免新洁尔灭在冷水内凝集而使浓度降低，达不到消毒的目的。

（4）术前 1 天根据医生要求将手术切口周围 2.0 ~ 2.5 cm 的头发剪短，术晨配合医护将颞部头发编成小辫。

（5）术后需配合医生应用止血药及消炎药，根据情况服用镇痛剂。

（6）拆线前不能沾水，夜间睡眠时可将枕头垫高以利于消肿。

（7）术后早期因伤口疼痛及伤口敷料的包扎与固定，影响求美者的张口和刷牙，可进食高维生素、高蛋白、无刺激性、易吸收的流质饮食，使咀嚼肌在最低范围内活动，以减少术区切口的牵拉，食物的温度不能太高，温热即可。3 天后可正常进食。

（8）在术后 3 天内，术区进行间断冰敷，可收缩血管，预防淤血的形成。冰敷时以皮肤适宜为好，间断地冰敷以免冻伤。

（9）术后结膜水肿或出血是常见的反应，可持续 3 ~ 5 天，发生原因是术区影响了局部静脉或淋巴回流不畅，可每日外用抗生素滴眼液及眼膏护理。

（10）术后根据引流量于 24 ~ 48 h 拔除引流管，拔除引流管后可用 0.1%新洁尔灭溶液清洗头部血痂。

（11）术后应用弹力颌颈套 1 ~ 2 周，减少肿胀，帮助塑形。

（12）耳屏前缝线 7 天拆线，头皮伤口因张力大，可分 2 次拆除缝线，10 ~ 14 天拆除全部缝线。拆除缝线后切口处的痂皮应涂抹抗生素软膏软化后让其自行脱落，避免伤口感染、裂开。

（13）如求美者年龄较大或营养较差，愈合期可能会延长，在完全愈合前不能洗头，切口的痂皮也不能自行揭掉，应涂上抗生素软膏软化后让其自行脱落，避免伤口感染、裂开。

（14）拆线后，待切口及针孔完全愈合后，可以外涂抗瘢痕药物，如疤克。过早地外涂抗瘢痕药物会影响切口的愈合。前半年有效的抗瘢痕药物可以预防瘢痕增生，半年后为瘢痕成熟期，切口瘢痕会趋于稳定。

（15）待切口及针孔完全愈合后，开始进行热敷，以促进消肿（也可在术后第 4 天开始热敷，但要避免伤口感染）。

（16）面部非术区皮肤注意嘱求美者不能用热水洗脸，以免引起毛细血管扩张，导致继发性出血。

（17）为防止造成新的头皮损伤及面部水肿，术后 2 周内不可做面部皮肤护理。

（18）术后切口周围可能会出现麻木感、僵硬感或针刺样疼痛的不适感。一般术后 3 ~ 12 个月可自行恢复。此这段时间内可口服甲钴胺，配合理疗、按摩和热敷以增加局部血液循环，促进感觉早日恢复，需要注意的是术后面部感觉不敏感，应注意预防烫伤，热敷毛巾温度不超过 50℃。

第三节 颈阔肌成形术

颏部是人类才有的下颌组成部分，颏部作为颜面部重要结构在面部审美中已经变得越来越重要，由于年龄的增长及重力作用、紫外线照射、遗传因素等颈部皮肤会呈现松垂老化、颈部重颏与颈部松垂畸形等老化表现。

手术方案与优缺点

首先标记出颏下脂肪垫范围，以吸脂的方式将前部脂肪吸出。再通过颏下切口，将颈阔肌深层过多的脂肪组织去除，同时将分离的颈阔肌内侧缘缝合，收紧内侧松垂的颈阔肌，重塑颈部外形。

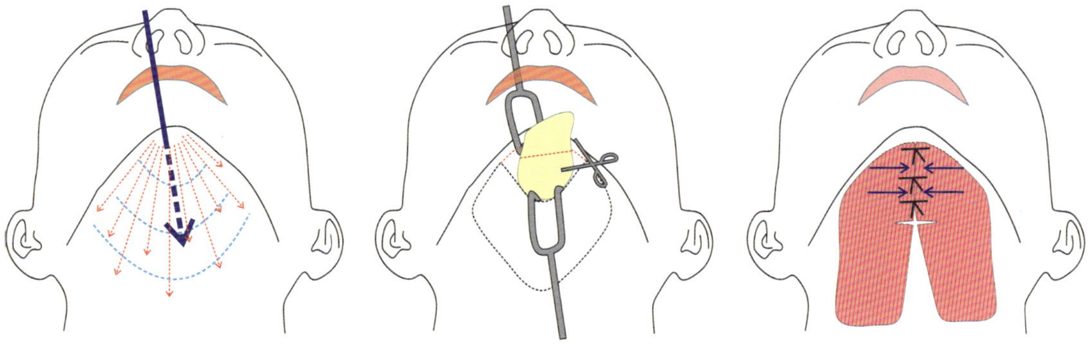

图 6-3-1　A　颈阔肌浅层吸脂　B　修剪颈阔肌深层的脂肪　C　在甲状软骨上缘水平以上缝合颈阔肌两内侧缘，收紧颈阔肌

手术前须知

颈阔肌成形需要和中下面部除皱一起做吗?

颈阔肌成形术可以收紧颈部肌肉，并将颈前脂肪堆积去除，但皮肤量无法减少，如皮肤松垂严重，可根据情况行中下面部除皱术，通过耳后发际线缘做切口，将颈外侧皮肤向两侧牵拉，以解决皮肤松弛的问题。

围术期注意事项

（1）手术需要避开月经期，因为此时凝血机制不好，易引起术中和术后出血。

（2）控制血压至正常值，术前 2 周内停服血管扩张、抗凝药物及活血化瘀药物，如阿司匹林、维生素 E 等。

（3）术后需配合医生应用止血药及消炎药，根据情况服用镇痛剂。

（4）拆线前不能沾水，夜间睡眠时可将枕头垫高以利于消肿。保持清淡饮食，适量补充蛋白质及维生素，避免食用辛辣刺激性食物、海鲜、牛羊肉等，避免吸烟饮酒。

（5）在术后 3 天内，术区进行间断冰敷，可收缩血管，预防淤血的形成。冰敷时以皮肤适宜为好，间断地冰敷以免冻伤。

（6）术后根据引流量于 24 ~ 48 h 拔除引流管，拔除引流管后可用 0.1%新洁尔灭溶液清洗头部血痂。

（7）术后应用弹力颌颈套 1 ~ 2 周，减少肿胀，帮助塑形。

（8）颏下切口缝线 7 天拆线。

（9）拆线后，待切口及针孔完全愈合后，可以外涂抗瘢痕药物，如疤克。过早地外涂抗瘢痕药物会影响切口的愈合。前半年有效的抗瘢痕药物可以预防瘢痕增生，半年后为瘢痕成熟期，切口瘢痕会趋于稳定。

（10）待切口及针孔完全愈合后开始进行热敷，以促进消肿（也可在术后第 4 天开始热敷，但要避免伤口感染）。

（11）面部非术区皮肤注意叮嘱求美者不能用热水洗脸，以免引起毛细血管扩张，导致继发性出血。

（12）为防止造成新的损伤及水肿，术后 2 周内不可做颈部按摩。

第七章

DI QI ZHANG

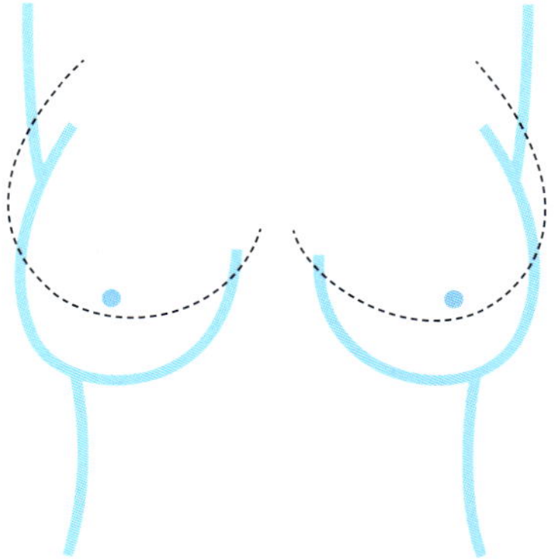

胸腋部

XIONG YE BU

第一节 假体植入隆乳术

拥有丰满、匀称的乳房是众多爱美女性的梦想，但因为种族、遗传、年龄、疾病、营养等各种原因可能发生乳房发育不良或萎缩松弛，从而使求美者缺乏自信，甚至产生心灵自卑的阴影。隆乳术是一种适应爱美女性的需求进而发展起来的整形手术，借助外科手段来达到女性乳房的丰满挺拔，帮助求美者恢复乳房的曲线美，植入假体使胸部更加饱满。

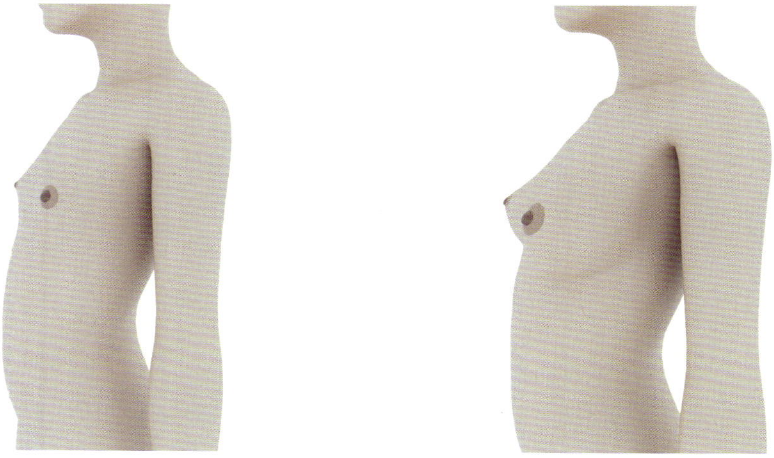

图 7-1-1　A 乳房发育不良外观　B 乳房发育正常外观

手术方案与优缺点

目前最常见的是采用腋下切口，将圆形毛面硅胶假体通过皮肤下隧道植入到胸大肌的下层。同时由于不同求美者的自身状况不同，切口位置、假体形态与质地、植入层次可根据具体情况做适当的调整。

1. 切口位置

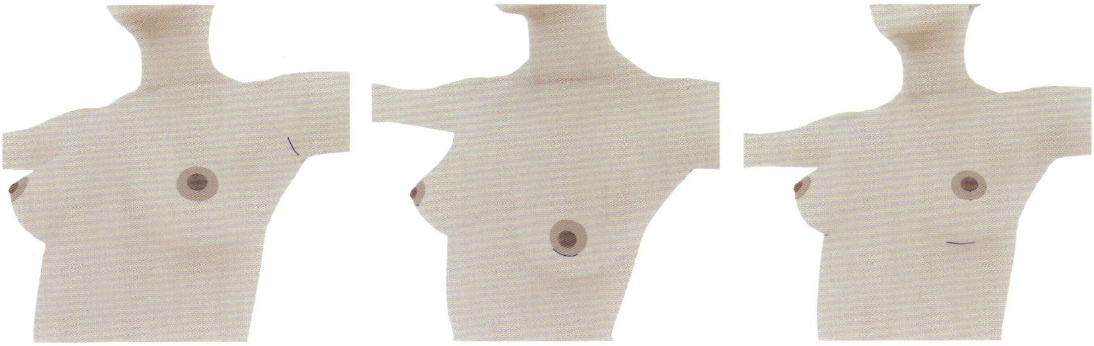

图 7-1-2
隆乳切口位置
A 腋窝隆乳切口　B 乳晕隆乳切口　C 乳房下皱襞隆乳切口

(1) 在我国，腋窝切口入路是目前国内临床上最多选择的方式，手术切口由于腋毛的遮挡较为隐蔽。

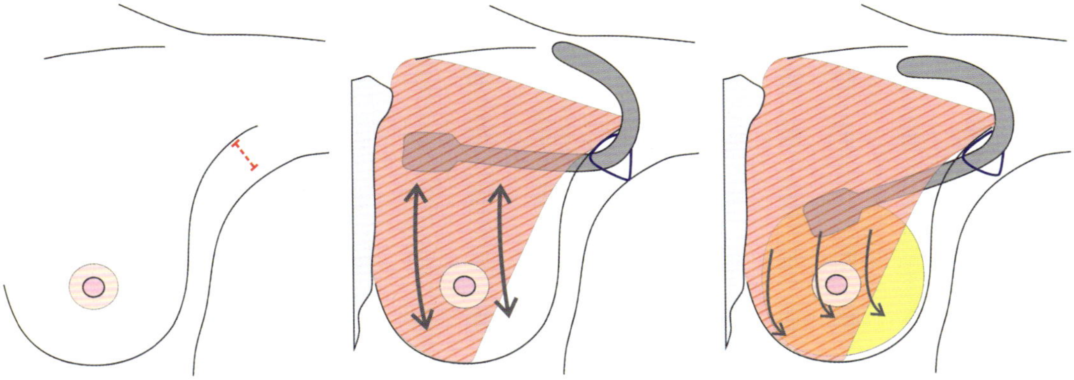

图 7-1-3
腋窝隆乳手术方法
A 切口设计　B 分离假体植入腔隙　C 将假体植入

(2) 在国外部分国家，受“比基尼”文化的影响，乳房下皱襞切口入路较为常见。经乳房下皱襞切口隆乳术是最便捷的术式，该术式通路短，操作最为简便，不伤及乳腺组织，剥离假体腔隙和止血可在直视下进行，但切口瘢痕位于胸部正面，卧位时较为明显。

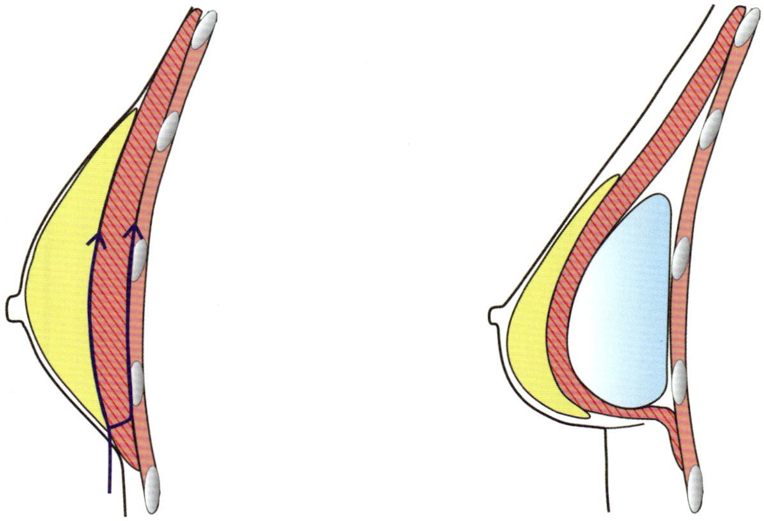

图 7-1-4
乳房下皱襞隆乳

A 乳房下皱襞隆乳入路　　B 隆乳后

（3）乳晕切口入路目前较少应用，乳晕切口可以让术者在直视下进行精确操作，多数情况下乳晕切口的瘢痕不明显，但该入路一般需切开乳腺组织，有可能会增加乳头乳晕感觉障碍和母乳哺养障碍的风险。另外，乳晕直径＜ 3.5 cm 且乳晕皮肤弹性较小的求美者不适合采用此切口。

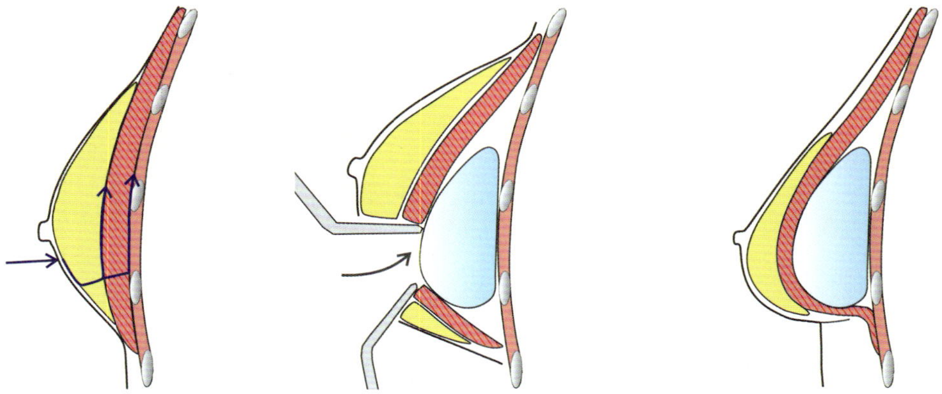

图 7-1-5
乳晕切口隆乳

A 乳晕切口入路　　B 乳晕切口植入假体　　C 假体植入后

2. 假体形态与质地

（1）圆形假体和水滴形假体的选择：

①圆形假体适合乳房有一定基础、乳房上部软组织较厚、比较饱满的年轻求美者。如果身体条件非常好，乳房的形态原本就很好看，只是为了增大容积，就可以选择一个圆形的假体。

②水滴形假体形状更自然，像一滴泪珠顺着身体的线条。适合皮肤松者、乳房上部软组织少、下部软组织多的求美者。如果胸部的基础条件不好，发育差，就需要选择一个水滴形的假体，通过假体的形状矫正来弥补先天的不足。

（2）光面或毛面假体：光面假体顾名思义，表面光滑，植入体内后手感更柔软、真实。那么，毛面假体有存在的意义吗？答案是肯定的，而且毛面假体更贵一些，隆胸后最担心的问题就是包膜挛缩，如果发生包膜挛缩，那么胸部会变得很硬，甚至变形，毛面假体相较于光面假体可以减少包膜挛缩的风险。

3. 植入层次的选择

（1）胸大肌上植入假体：术后恢复快，胸大肌收缩时无假体移位显现，效果最为贴近自然，且手感较好。但对于乳腺发育较差者，术后假体轮廓易触及，假体易出现褶皱，且出现包膜挛缩的可能性较大。同时，胸大肌上假体会干扰乳房影像学检查。

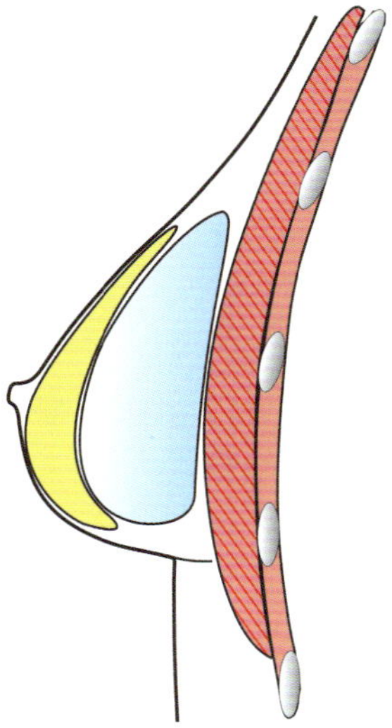

图 7-1-6
胸大肌上隆乳

（2）胸大肌下植入假体：肌肉组织对假体的包裹有效地降低了假体的褶皱率，并不易触及假体的边缘，包膜挛缩率较低，不干扰乳房影像学检查。但存在术后压迫不到位，容易出现假体上移及胸大肌收缩时假体位置或形态的改变。

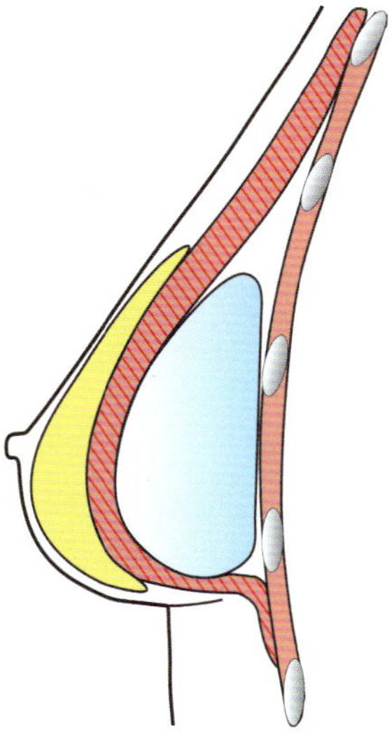

图 7-1-7
胸大肌下隆乳

（3）双平面植入假体：双平面隆乳吸取了以上两者的优点，同时弥补了两者的缺点。它将假体同时置于两个组织层面下，即假体同时位于乳腺组织下及胸大肌下。在乳房下皱襞水平切断部分胸大肌，使肌肉及筋膜部分回缩，假体上方位于胸大肌下，下方位于乳腺下。由于解除了胸大肌的压迫束缚，减轻了肌肉对假体的挤压推移，假体不易上移，乳房形态更自然。

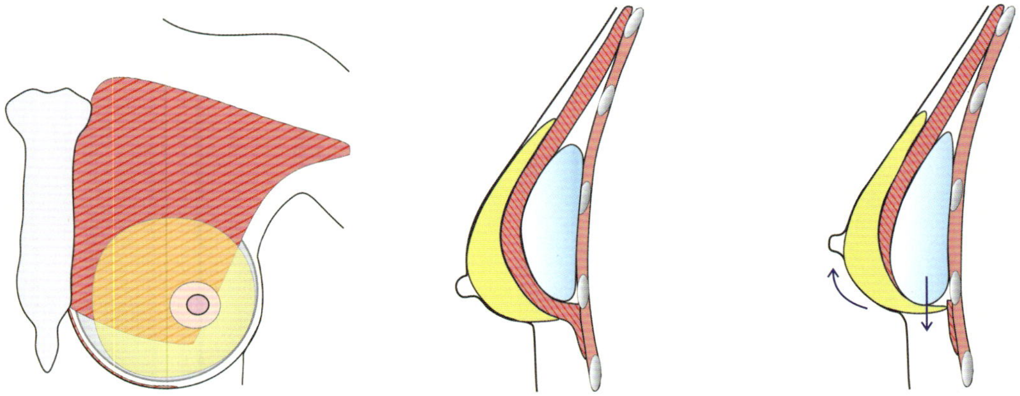

图 7-1-8　A　双平面隆乳　B　如乳房下垂，植入假体后易出现乳房形态不自然　C　采用双平面隆乳的方法，可使乳房形态更自然

手术前须知

1. 手术需要住院吗?

假体隆乳需要做全身麻醉，因此需要住院手术，手术需要留置引流管和导尿管，因此常规需要住院观察 1 周左右。具体住院时间的长短因人而异，身体素质好、恢复快的求美者可以早些出院。

2. 乳房下垂时选择哪种假体和植入层次更为合适?

如果术前存在乳房下垂，胸大肌下隆乳（支撑作用不能直接作用在乳腺上）术后存在出现双峰乳房的可能，此时可行双平面或乳腺下隆乳可以避免该现象。同时也可以选择解剖型假体，解剖型假体最突处位于假体中心的下方，能充分发挥支撑下垂乳房的作用。

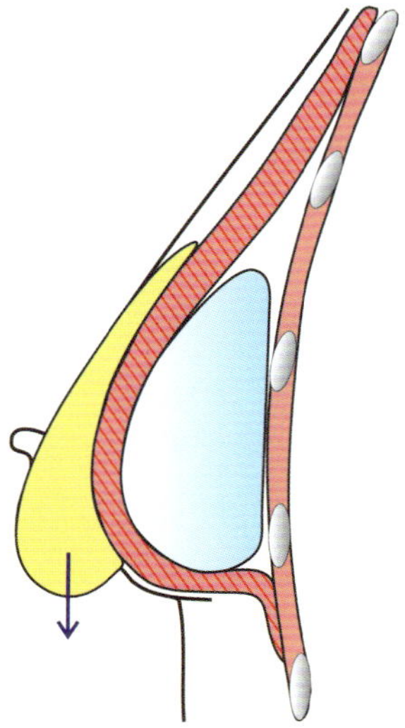

图 7-1-9

如果术前存在乳房下垂，胸大肌下隆乳术后存在出现双峰乳房的可能性

3. 术后的乳房如何做到手感好？

假体隆乳术后早期由于肿胀的因素，手感并不是特别好，往往感觉硬且张力大，随着愈合的时间越来越长，加上良好的按摩和热敷，3～4 个月后，乳房会变得越来越软，半年到一年左右，基本达到稳定的柔软度。

4. 什么是包膜挛缩？包膜挛缩有什么症状？

因假体为异物，身体排斥假体，形成包绕假体的膜，俗称包膜，包膜会逐渐挛缩，导致假体变硬。

5. 如何预防包膜挛缩？

假体植入后应予以手法按摩，以防止包膜挛缩，如果将这个包膜比喻成房子，那么手法按摩的重要性就在于将这个房子扩大，维持假体的柔软。

6. 如何选择植入层次？

根据自身乳房组织的厚度，可由医生判断可植入到哪个层次。如过组织过薄，则需将假体埋在深层以减少假体的显形。如果组织下垂，则需在浅层将下垂组织向前顶起。

7. 隆乳手术会影响哺乳吗？

乳晕切口入路有可能会增加母乳哺养障碍的风险，而腋下切口和乳房下皱襞切口隆乳对哺乳几乎没影响，但有两种情况会影响哺乳：一是如假体植入过大，长期压迫乳腺可能会导致乳腺腺体变薄；二是如出现假体破裂、感染、严重包膜挛缩等并发症时，可能会因并发症影响或因手术修复而影响哺乳。

8. 隆乳假体越大越好吗？

一般来说，胸围越大、弹性越好、乳房软组织越多，可植入的假体就越大，其需要医生的测量后决定。但隆乳假体并不是越大越美，最重要的应该是使乳房大小和形态与自身体形相协调。

9. 在一段时间后需要更换假体吗?

以往的假体寿命为 10 年左右，现如今的假体理论上可以在体内维持终身，不需要更换。当然，也有一些特殊情况下需要更换假体，如发生血肿、感染、包膜挛缩、假体破裂等。

10. 隆乳效果不满意可以调整吗?

可以调整，在术后早期如出现乳房位置高度不一致时可通过弹力带及手法按摩调整，在完全定形后，还可以通过自体脂肪移植来局部调整，甚至可以通过手术更换假体来调整。实际上，欧美国家的一些女性，除去可能发生的并发症外，一生中往往要做几次乳房整形，如年轻时乳房比较挺拔的时候先做一个相对较小的假体植入，待年龄变大乳房松弛下垂后再更换为一个更大的假体。

围术期注意事项

（1）手术需要避开月经期，因为此时凝血机制不好，易引起术中和术后出血。

（2）控制血压至正常值，术前 2 周内停服血管扩张、抗凝药物及活血化瘀药物，如阿司匹林、维生素 E 等。

（3）彩超检查明确有无乳房包块。

（4）术前沐浴，清洁术区皮肤，剃除腋窝区毛发。

（5）术后根据医生安排应用抗生素和止血药。

（6）术后 1 ~ 2 天，可能会感到比较强烈的乳房疼痛，这是正常现象，可以通过止痛药和镇痛泵来缓解疼痛。

（7）保持清淡饮食，适量补充蛋白质及维生素，避免食用辛辣刺激性食物、海鲜、牛羊肉等，避免吸烟饮酒。

（8）术后 12 h 后多下床活动，利于持续引流，如发现引流量特别多且为鲜红色，提示有可能发生继发性出血，及时报告医生予以相应处理。

（9）一般为 48 h 拔去引流管，若引流量多可延迟拔管。

（10）术后 4 ~ 5 天胸部应用弹性胸带加压包扎，既预防剥离腔内继发性出血，又利于假体早期定位。

（11）术后一般 4 ~ 5 天后去除弹力胸带，同时观察乳房位置。如有假体上移或下移，可用弹性条带予以调整固定；如无假体移位，可佩戴隆乳术后塑形衣至术后 1 个月。

（12）保持切口清洁、干燥，术后 7 ~ 14 天拆线，勿私自拆换敷料；注意保护胸部，防止胸外伤和猛烈挤压，局部避免锐器。

（13）术后 1 周内可能会有不超过 38℃的低热现象，一般是手术后的吸收热，属于正常现象。

（14）术后 1 周后开始进行乳房按摩，以防假体包膜形成及纤维萎缩，每日 2 次，每次 5 ~ 10 min。1 个月内按摩外侧为主，方向向内、向下。不要向上推动假体，防止假体移位。按摩时间逐渐增加，1 个月后全乳按摩，每日 2 次，每次 20 min，随着时间的推移，按摩力度可适当加大，坚持 3 ~ 6 个月，以防包膜挛缩，也可配合热敷效果更佳。

（15）拆线后，待切口及针孔完全愈合后，可以外涂抗瘢痕药物，如疤克。过早地外涂抗瘢痕药物会影响切口的愈合。前半年有效的抗瘢痕药物可以预防瘢痕增生，半年后为瘢痕成熟期，切口瘢痕会趋于稳定。

（16）术后 2 周内注意休息，不宜做剧烈的扩胸运动，尽量不提取重物。不得俯卧睡眠，3 个月内避免局部重压。

（17）术后 2 周后可以开始小幅度做上臂抬举、扩胸、深呼吸等运动，术后 1 个月后逐渐加大幅度。

（18）术后 5 天后开始口服维生素 E 胶囊，100mg 每次，每天 2 次，连服 3 个月，配合手法按摩以预防包膜挛缩。

注：

维生素 E 被证明可以有效防治隆乳术后包膜挛缩的发生，维生素 E 可抑制炎症反应，且由于包膜中含有大量氧自由基，维生素 E 又是良好的氧自由基清除剂，可使增厚的纤维囊变薄。

（19）术后 1 个月内，可能感觉乳房皮肤很紧，胸部有压迫感、肿胀感。这些都是正常现象，表明乳房皮肤正在生长，以便适应其尺寸。

（20）手术中不可避免地会出现小神经的损伤或者刺激到乳腺组织，在术后几个月内可能会有乳房和乳头感觉麻痹、不敏感的现象，通常这种现象半年后逐渐消退，可配合服用甲钴胺营养神经药物来改善。

（21）术后 6 个月内尽可能不戴胸罩，以形成更加自然的轻度下垂的乳房形状，或更换绵质、松软、无钢边胸罩。

第二节

乳房缩小术

乳房肥大下垂是一种乳房畸形，为女性乳房过度发育导致腺体和脂肪结缔组织过度增生，体积明显超过正常水平，俗称巨乳症。其为女性带来精神和肉体上的极大痛苦。主要表现为：乳房负重感，腰背酸痛；下垂乳房与皮肤摩擦出现湿疹、皮肤糜烂等；平躺时胸前压迫感，有时夜间可因胸闷而惊醒。当行走较快及平卧时压迫胸部会感到呼吸不畅，严重影响工作、学习和生活，日久造成精神紧张、焦虑，影响正常社会交往。

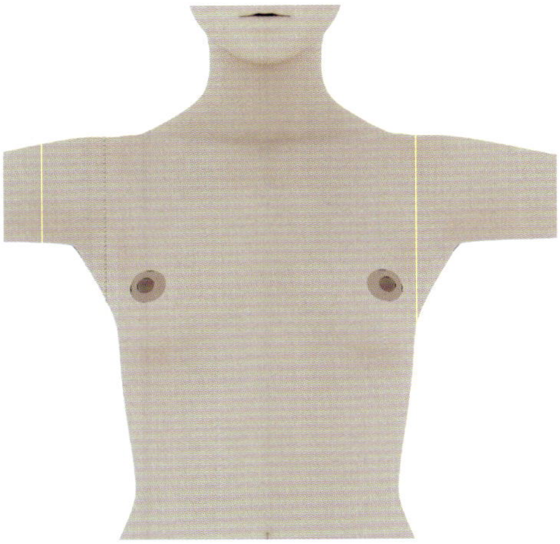

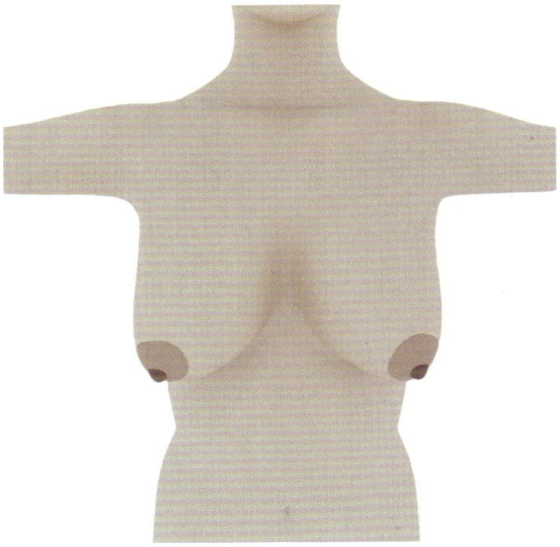

图 7-2-1　A　正常乳房　B　乳房肥大下垂

究其原因，主要是在青春期和妊娠期的女性体内激素水平处于较敏感的时期，与雌激素增多和细胞对雌激素的敏感性增强有关。手术是唯一治疗办法，通过合理切除乳房皮肤、脂肪、乳腺组织，达到缩小乳房体积、改变乳房位置，最终重塑乳房形态，获得良好的美学效果。

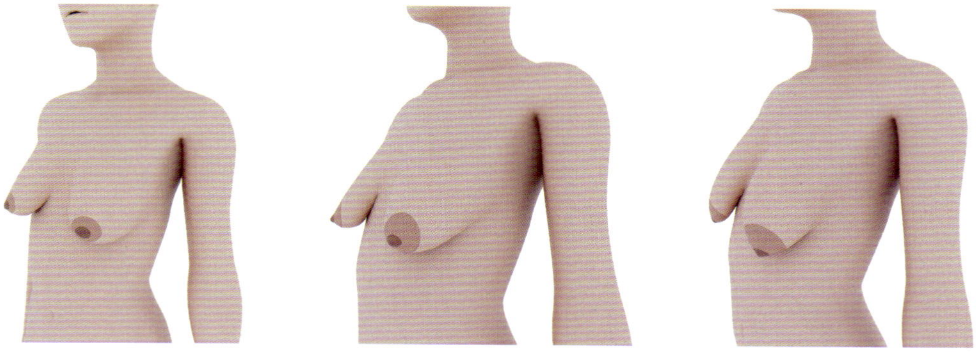

图 7-2-2 A 轻度乳房下垂 B 中度乳房下垂 C 重度乳房下垂

手术方案与优缺点

通过去除部分乳房皮肤、脂肪和乳腺组织，以形成半球形的乳房皮肤外壳，根据乳房肥大的轻重程度，可采用双环切口、垂直切口、倒T形切口等不同手术方式。

1. 双环切口法

双环切口法因其切口瘢痕在乳晕周围，因乳晕颜色较深，切口及瘢痕相对不明显而备受广大求美者欢迎。但切除组织及皮肤量相比于倒T切口法及垂直切口法要少，只适用于轻度乳房肥大者。术后因切口牵拉，乳房易扁平，突起度不足，乳晕范围容易扩大，乳晕周围瘢痕容易增宽。

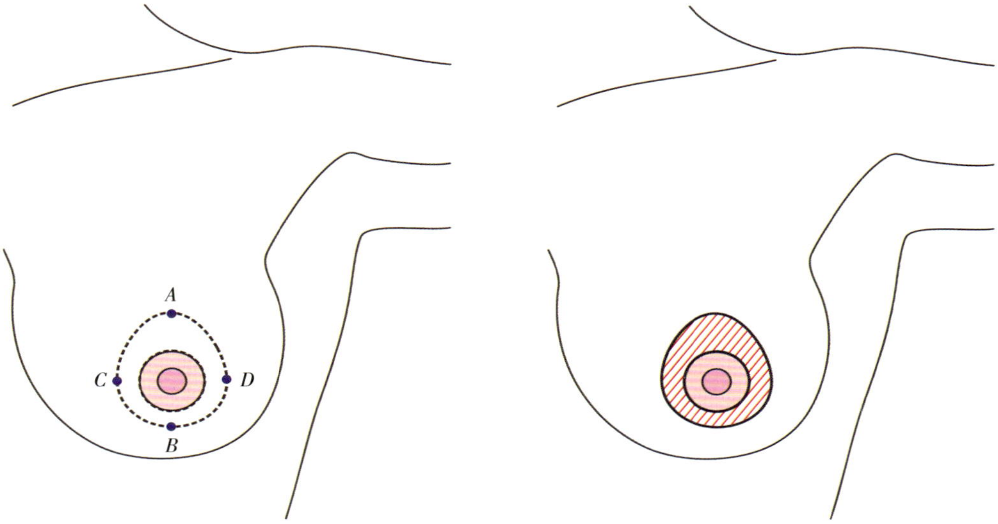

图 7-2-3 A 双环法巨乳缩小切口设计 B 去除多余皮肤

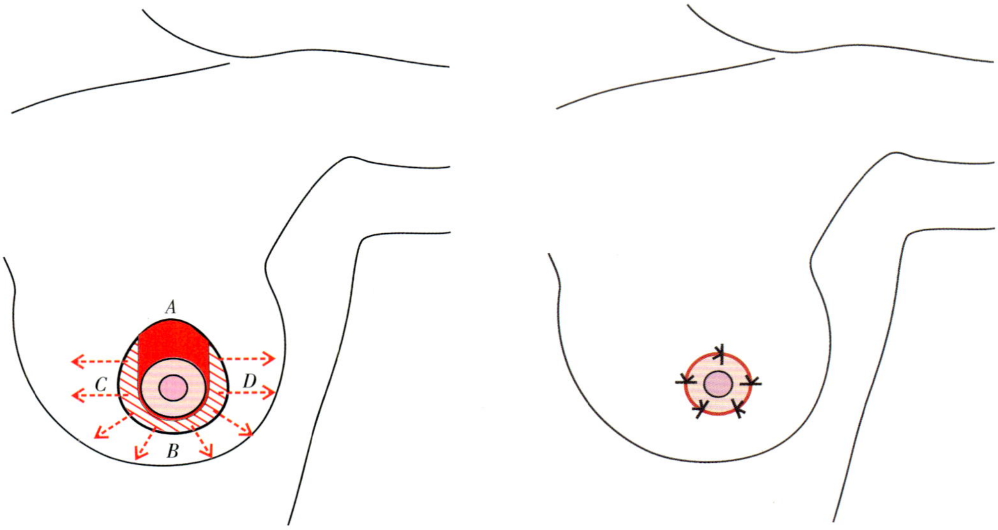

图 7-2-3 （续） C 保留蒂部血运，将多余组织去除 D 缝合后

2. 垂直切口法

垂直切口法因其切口特点，也称为“棒棒糖”的手术方法，术后瘢痕相对小。切除量大于双环切口法，但不如倒 T 切口法的切除量多，难以切除大量乳房组织，适用于中度肥大、不需要切除过多皮肤的求美者。手术中无法切除的部位，可以进行脂肪抽吸以减少乳房容量。

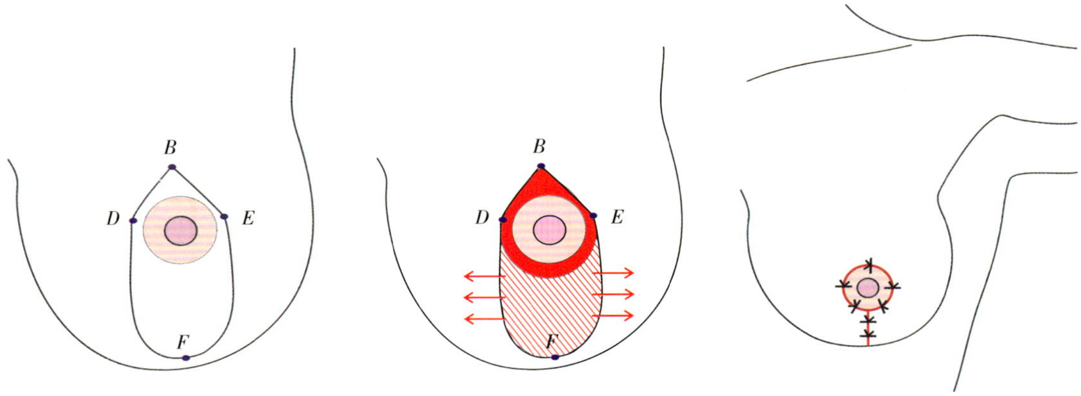

图 7-2-4 A 垂直切口巨乳缩小的术前设计 B 保留蒂部，去除多余血运 C 缝合切口后

3. 倒 T 形切口法

倒 T 形切口法应用广泛，手术可以切除过多的脂肪、乳腺组织，也可以去除多余的皮肤，适用于各种程度的乳房肥大。缺点是瘢痕较长，呈倒 T 形。

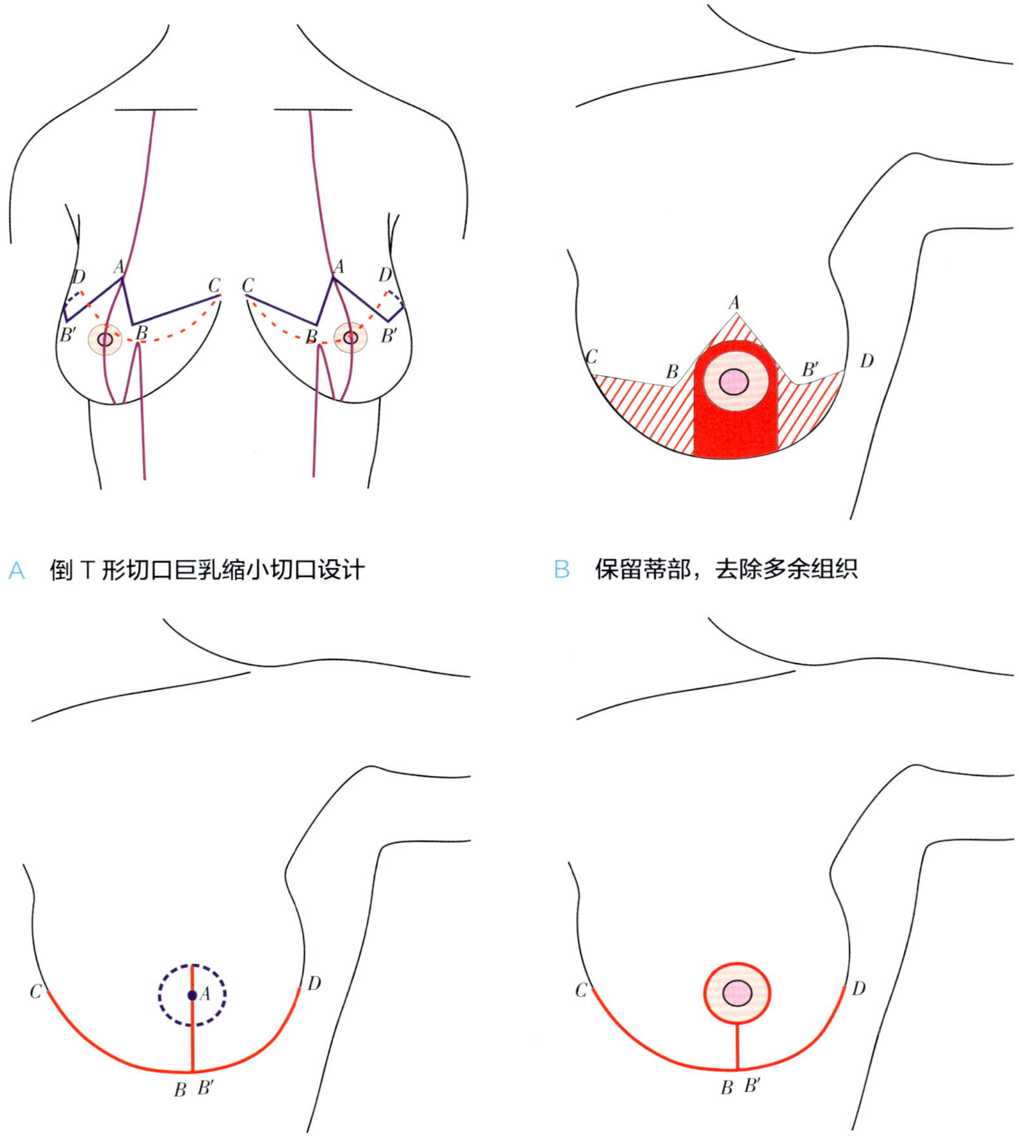

A 倒 T 形切口巨乳缩小切口设计

B 保留蒂部，去除多余组织

图 7-2-5

C 拉拢皮肤后定位乳头点，将乳头上方多余皮肤去除

D 缝合后

手术前须知

1. 巨乳会对身体造成哪些危害?

巨乳不仅影响美观，还会给身体带来一系列的危害。常见的危害有：乳房下垂、上身体态臃肿、行动不便、着装困难，天气炎热时，乳房皱襞区的皮肤常处于潮湿状态，易生痱子、湿疹等皮肤病，背部不适或肩部酸痛沉重、脊柱后突，平卧时有胸部受压和窘迫感等。

2. 巨乳可以采用非手术方法治疗吗?

极少数的轻度乳房下垂的年轻求美者，依靠健身锻炼、推拿按摩、内衣塑形等可以在一定程度上恢复乳房健康形态，但这些效果并不明确，对于绝大多数巨乳伴有中、重度乳房下垂的求美者，采用非手术方法难以奏效。目前最主要的治疗方法还是要进行乳房缩小提升术，通过切除冗余组织、牵拉提升、紧致皮肤，改善乳房形态。

3. 乳房缩小术后影响哺乳吗?

乳房缩小术会切除多余的脂肪、皮肤以及少部分乳腺组织，一般不会破坏乳腺导管，所以有些求美者还是可以哺乳的。但是，对于一些有严重的巨乳、乳房肥大或者下垂非常严重的求美者来说，其哺乳功能确实会受到明显的影响，甚至不能哺乳。

4. 未生育者可以做乳房缩小术吗?

一般建议已生育的求美者可做乳房缩小术，或没有生育要求后再进行乳房缩小术，因为手术后或出现术后并发症时有可能出现乳头感觉障碍并可能会影响哺乳功能，且怀孕后或哺乳后乳房形态会发生改变。

5. 乳房缩小术后双侧乳房会完全对称吗?

根据术前精细的设计，术中针对多余的皮肤和组织做切除，左右对照，重塑乳房，使得术后双侧乳房近乎对称，但无法做到完全对称。正如正常人两侧乳房也不是完全对称的，不必过分苛求术后两侧乳房的绝对对称，但是对于一些确实存在明显差异的乳房，可以通过再次手术做出更加精确的调整。

6. 手术最常见且最大的风险是什么?

乳房缩小术术式经过多年来的改良，主要是围绕如何保护乳头乳晕的供血，术中需保留 1～2 条供血的通道，而乳房下垂越严重，通道越长，稳定性越差。术后最常见也是最严重的风险便是乳头乳晕的缺血坏死。如果出现该并发症，可在愈合后再造乳头乳晕。

围术期注意事项

（1）手术需要避开月经期，因为此时凝血机制不好，易引起术中和术后出血。

（2）控制血压至正常值，术前 2 周内停服血管扩张、抗凝药物及活血化瘀药物，如阿司匹林、维生素 E 等。

（3）彩超检查明确有无乳房包块。

（4）术前沐浴，清洁术区皮肤，剃除腋窝区毛发。

（5）术后根据医生安排应用抗生素和止血药。

（6）术后 1～2 天，可能会感到比较强烈的乳房疼痛，这是正常现象，可以通过止痛药和镇痛泵来缓解疼痛。

（7）保持清淡饮食，适量补充蛋白质及维生素，避免食用辛辣刺激性食物、海鲜、牛羊肉等，避免吸烟饮酒。

（8）术后 12 h 后多下床活动，利于持续引流，如发现引流量特别多且为鲜红色，提示有可能发生继发性出血，及时报告医生予以相应处理。

（9）一般为 48 h 拔去引流管，若引流量多可延迟拔管。

（10）术后 4～5 天胸部应用弹性胸带加压包扎，预防术区血肿。

（11）术后 1 周内可能会有不超过 38℃的低热现象，一般是手术后的吸收热，属于正常现象。

（12）保持术区清洁、干燥，术后 7～14 天拆线，拆线后即佩戴弹性塑形乳罩，以维持乳房形状。

（13）倒 T 形切口拆线后佩戴 1 个月左右弹力塑形乳罩或弹力胸衣，1 个月后换穿有承托作用的适宜大小的胸罩，以维持乳房形状。

（14）垂直切口拆线后佩戴 2 个月左右弹力塑形乳罩或弹力胸衣，使得乳房下皱襞处轻度受压，并取得自然的形态。其间避免激烈运动。2 个月后换穿有承托作用的适宜大小的胸罩，以维持乳房形状。垂直瘢痕会在术后 6 ~ 8 个月后随着乳房自然下垂而稳定。垂直瘢痕周围的褶皱也会在 2 ~ 3 个月后变得不明显。

（15）环乳晕切口法术后佩戴 2 ~ 3 个月的弹力乳罩或弹力胸衣，以减轻切口张力，减少乳晕变宽及瘢痕增宽的风险。2 ~ 3 个月后换穿有承托作用的适宜大小的胸罩，以维持乳房形状。

（16）为促进新乳头感觉的产生，重塑乳房形状，切口拆线后每日用温水擦洗乳头 2 次。

（17）拆线后，待切口及针孔完全愈合后，可以外涂抗瘢痕药物，如疤克。过早地外涂抗瘢痕药物会影响切口的愈合。前半年有效的抗瘢痕药物可以预防瘢痕增生，半年后为瘢痕成熟期，切口瘢痕会趋于稳定。

（18）术后 2 周内注意休息，严禁两臂上举，持重或其他剧烈运动以免引起胸大肌收缩，导致切口裂开、出血。

（19）术后 2 周后开始行乳房按摩每天 2 ~ 3 次，每次 10 min 左右，力量由轻到重，使乳房尽快塑形。

（20）个别求美者可能会发现乳晕和乳头的感觉较差，通常是暂时性的，触觉的恢复可能需要 1 ~ 3 个月，有时甚至更长时间，乳房形态也需 3 ~ 6 个月的时间恢复自然。

（21）术后半年左右可能会因重力因素产生下极膨出的情况，根据情况可能需要再次行手术调整。

（22）在日常行走时，应挺胸直立，改变含胸驼背的习惯。建议求美者长期合理运动，做艺术体操、健美操，适当控制饮食，食用富含蛋白质、粗纤维、低脂肪、低糖的食物，养成良好的饮食习惯，持之以恒地进行锻炼，保持挺胸收腹的良好姿势以获得优美的体态。

第三节

乳头缩小术

乳房是女性的第二性征和形体美的重要组成部分，乳头作为乳房最突出的部分，在对形体美的构成中，有着不可忽视的作用。乳头肥大者在穿着轻薄的衣物和泳装时，常常由于明显突出的乳头而感到尴尬，并可产生明显的心理压力，由此产生了乳头缩小术，可通过手术使乳头恢复正常大小。

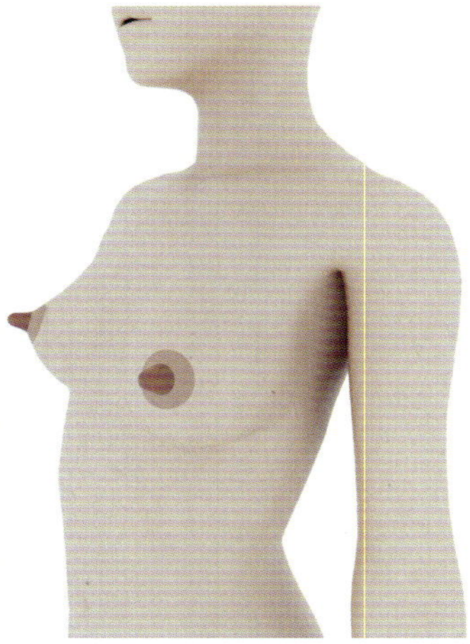

图 7-3-1

乳头肥大，影响形体美观

手术方案与优缺点

乳头缩小术大致包括矫正过长、过粗和松垂的乳头，症状可单一或合并出现，根据具体的情况，在术中去除过多的乳头组织来塑形。

图 7-3-2

A 乳头肥大外观

B 乳头肥大矫正后外观

补充

乳头过长的缩短术：手术切口在乳头基底圆周上，于乳头基底部环形切除表皮，上下切口缝合以缩短乳头高度。

乳头过粗的缩小术：手术切口在乳头上方，梭形或楔形切除缝合以缩小乳头直径。

乳头缩小术的方法有很多，如皮瓣切除、楔形切除等，如有哺乳需求，需保护中央输乳管。常见的手术方法为在乳头基底设计切口缩小高度，并在乳头上方做楔形切口缩小乳头直径。如果乳头顶端相对较大，也可采用皮瓣法，同样保留输乳管，因不破坏乳头中间输乳管，对哺乳影响不大。

1. 保护输乳管的方法（1）

在乳头基底设计切口缩小乳头高度，并在乳头上方做楔形切口缩小乳头直径。

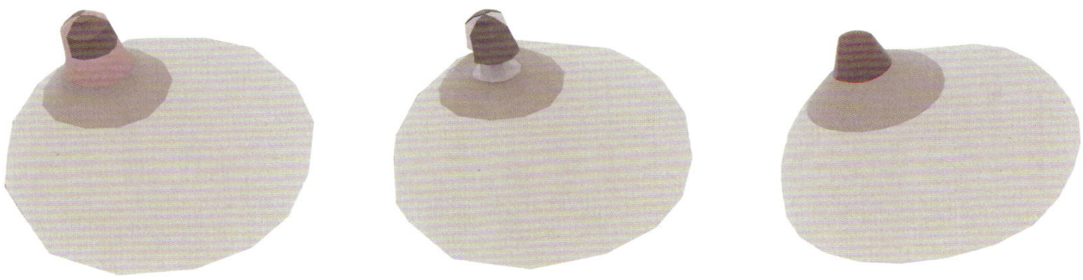

图 7-3-3 A 于乳头基底及侧方标记多余皮肤组织 B 切除多余组织 C 缝合后

2. 保护输乳管的方法（2）

乳头顶端相对较大，于乳头顶端设计切口，并做楔形切口缩小乳头直径。

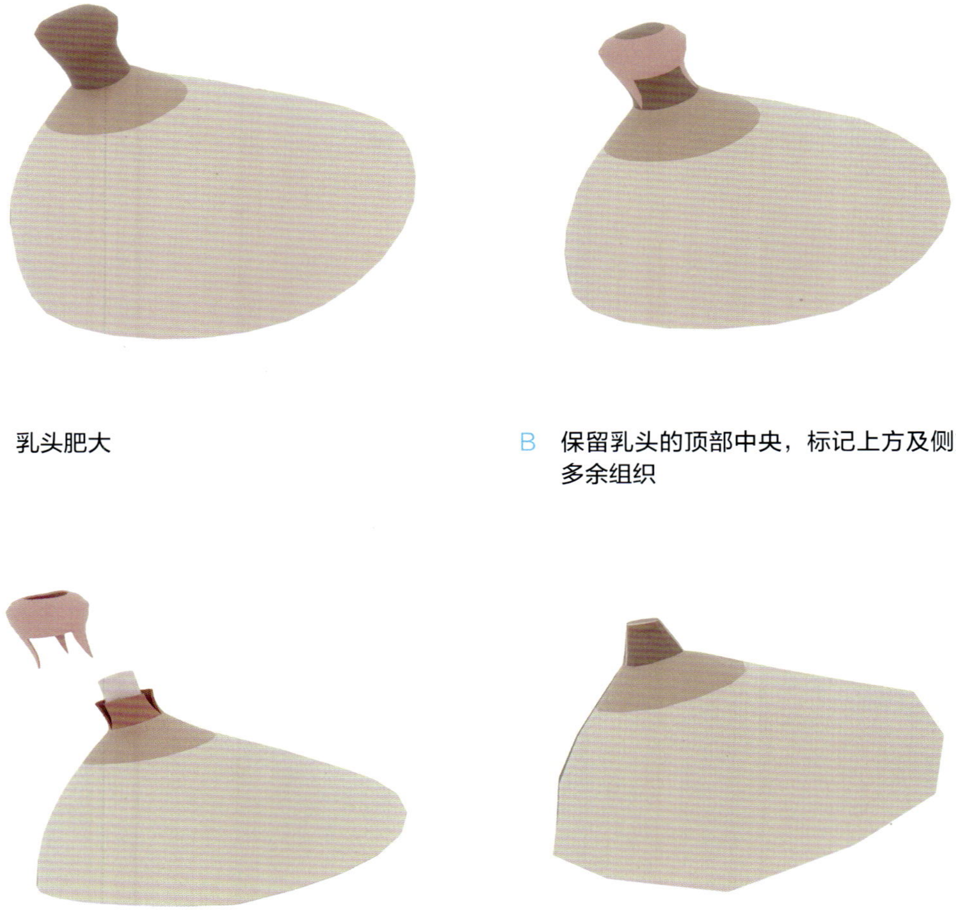

A 乳头肥大

B 保留乳头的顶部中央，标记上方及侧方多余组织

图 7-3-4 C 去除多余组织

D 缝合后

注：

如无哺乳需求，可采用破坏输乳管的手术方法，因输乳管被切断所以术后无法哺乳，适合无哺乳需求或男性乳头肥大的求美者。如 L 形切除和 V 形切除，即在乳头的头端中央做 L 形或 V 形切除，剩余的部分缝合关闭。

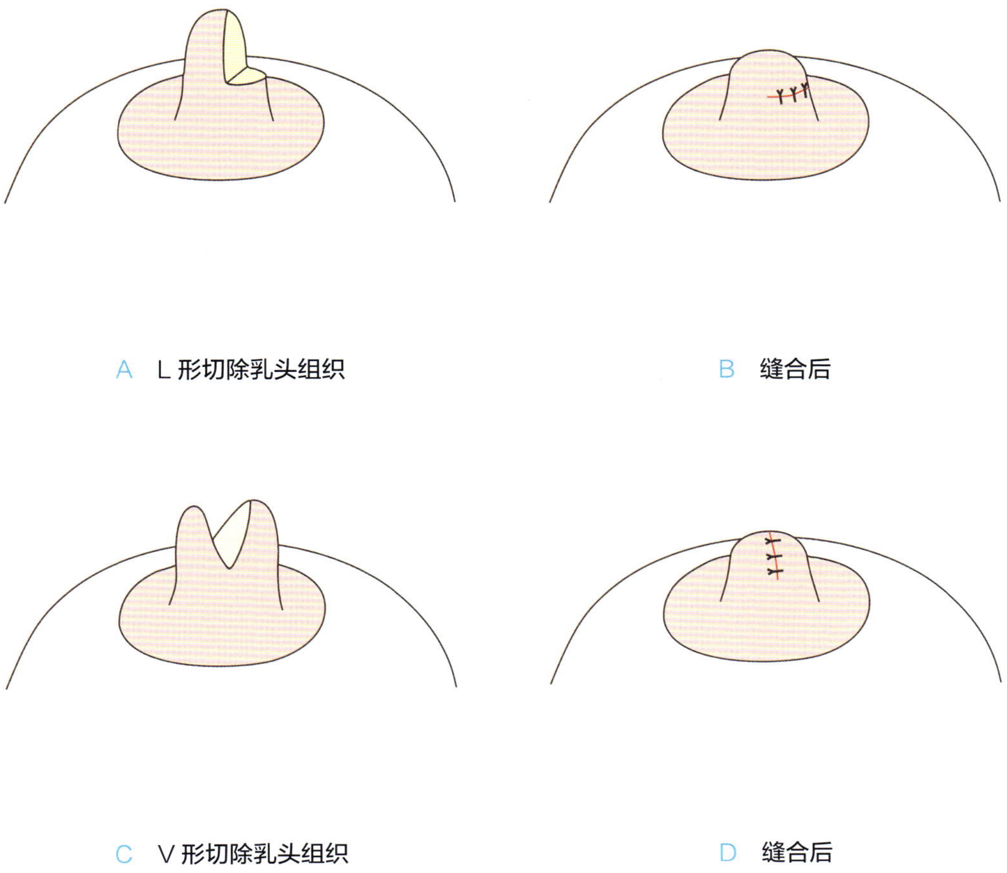

图 7-3-5
无哺乳需求可采用的手术方法

手术前须知

1. 乳头的大小平均是多少?

亚洲人正常乳头直径为 8 ~ 12 mm，高 8 ~ 10 mm，过大显得臃肿，过长则可能会出现乳头下垂，且整体不够和谐。

2. 乳头缩小术后影响哺乳吗?

乳头缩小术分手术方式，如果没有破坏乳腺导管，则在术后可以哺乳，如果选择的手术方式破坏了乳腺导管，则术后会影响哺乳。

3. 乳头缩小术后影响乳头感觉吗?

乳头手术可能会损伤乳头的感觉神经，妨碍乳头的正常感觉。在恢复过程中，切口周围的感觉也会有些迟缓。待伤口愈合、瘢痕软化后，乳头的正常感觉也会逐步改善，甚至完全恢复。

围术期注意事项

（1）手术需要避开月经期，因为此时凝血机制不好，易引起术中和术后出血。

（2）控制血压至正常值，术前 2 周内停服血管扩张、抗凝药物及活血化瘀药物，如阿司匹林、维生素 E 等。

（3）术前沐浴，尤其术区要清洗干净。

（4）术后可按医生要求酌情应用止血药及消炎药。

（5）拆线前不能沾水。保持清淡饮食，适量补充蛋白质及维生素，避免食用辛辣刺激性食物、海鲜、牛羊肉等，避免吸烟饮酒。

（6）术后 24 h 后去医院换药，外涂抗生素油膏，避免乳头压迫。

（7）在愈合期间，应避免揉擦、挤压乳头，这可能会导致切口开裂。

（8）术后 2 周拆除缝线。

（9）拆线后，待切口及针孔完全愈合后，可以外涂抗瘢痕药物，如疤克。过早地外涂抗瘢痕药物会影响切口的愈合。前半年有效的抗瘢痕药物可以预防瘢痕增生，半年后为瘢痕成熟期，切口瘢痕会趋于稳定。

第四节 乳头内陷矫正术

乳头内陷是一种较为常见的女性乳房畸形，临床表现为乳头凹陷于乳晕之中，乳头不能突出乳晕或是低于乳晕平面，呈火山口样畸形。乳头内陷不仅影响女性乳房美观和哺乳功能，而且内陷乳头易积聚污垢，造成糜烂、感染、异味等，给女性身心健康带来极大影响。

根据内陷程度不同分轻度、中度和重度：

轻度内陷：乳头部分凹陷，乳头颈仍在，用手较易使乳头挤出，乳头大小与正常相似。输乳管基本正常，可维持其凸出度。

中度内陷：乳头全部凹陷于乳晕之中，但仍可用手挤出乳头，乳头大多缺乏颈部，并较正常为小。输乳管有轻微的短缩，乳头有回缩的倾向，不能维持其凸出度。

重度内陷：乳头完全埋于乳晕下方，无法使内陷乳头挤出，无乳头颈。多伴有乳管发育不良，即使内陷外形获得矫正，也存在哺乳困难。

手术方案与优缺点

轻度乳头内陷，采用保守方法治疗可对哺乳功能无影响

对于轻度乳头内陷且有哺乳需求的求美者，需尽量保留输乳管的完整，采取保守方法矫正。

对于轻度乳头内陷且无哺乳需求的求美者，可采用保守治疗或辅器械牵引治疗。

中重度乳头内陷，矫正时均对哺乳功能有影响

对于中度乳头内陷，可行局部转移皮瓣的方法，通过皮瓣组织转移填充空虚的乳头基底，并缩窄乳头颈来防止乳头回缩。

对于重度乳头内陷，可联合皮瓣转移和器械持续牵引的方法来矫正乳头内陷。

1. 保守方法

手术操作可能会损伤输乳管，所以对于乳头内陷且未生育女性或者对术后哺乳功能有要求的求美者，都应尽量尝试保守疗法，以期保留正常的哺乳功能。保守的方法多较温和，但多只适用于轻度乳头内陷。

（1）手法牵引：乳头伸展练习：以乳头为中心，反复地自内向外做上、下、左、右的牵拉动作，使乳头自然突出，再捏住乳头颈向外来回牵拉，使乳头凸起，每日 2 ~ 3 次，每次 10 min 左右。需要注意的是，此法在孕前及产后进行，以免刺激导致早产。

（2）负压吸引：负压吸引主要包括吸奶器吸引及注射器抽吸，可自行在网络上购买。此法同样需在

孕前及产后进行。

（3）挤压法：用较小一点的胸罩或 10 cm 宽的布条在相当于乳头的位置开一个乳头大小的孔，戴上胸罩或布条后使乳头挤向外面，坚持一段时间，内陷的乳头有突出的可能。同时，选择大小合适的胸罩，避免和改正束胸的不良做法。

2. 手术方法

（1）器械牵引法——适用于轻度乳头内陷。

器械牵引法对输乳管有损伤，但损伤较小，术后有很大可能不影响哺乳。需由外科医生手术操作，切割注射器至大小合适，扣于乳头上，将钢丝由乳头基底穿过，并与注射器固定，行持续牵引，牵引时间为 3 ~ 6 个月。因未切断挛缩乳管及周围纤维组织，故复发风险较高。此法需在孕前及产后进行，以免刺激导致早产。

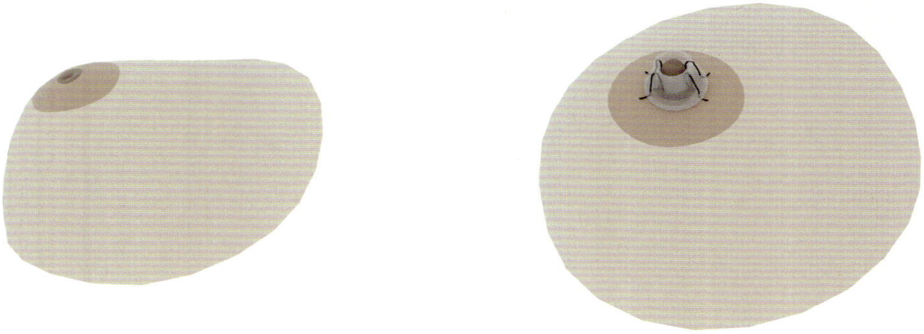

图 7-4-1　A　乳头内陷　B　器械牵引法治疗乳头内陷

（2）皮瓣法——适用于中重度乳头内陷。

皮瓣法对输乳管损伤较大，术后影响哺乳。术中通过将周围乳晕去表皮后做成皮瓣，翻转皮瓣垫在乳头基底的空虚处，同时在乳头基底周围做一圈缝合，以增加乳头下支撑，防止回缩。术中需适度松解离断缩短的纤维束或输乳管。

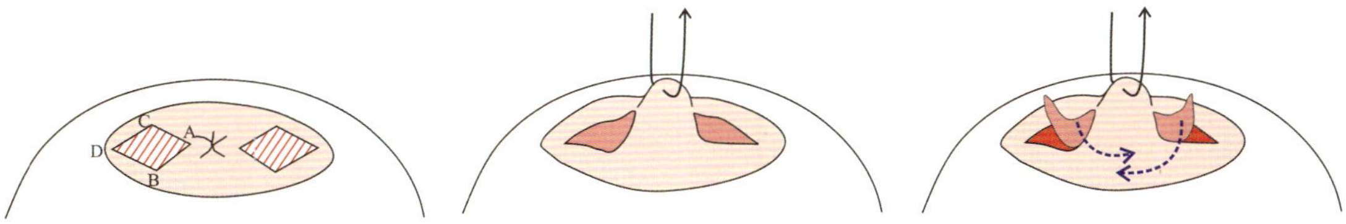

A　设计皮瓣切口　B　制作去表皮皮瓣，提起乳头　C　将皮瓣向下内侧翻转

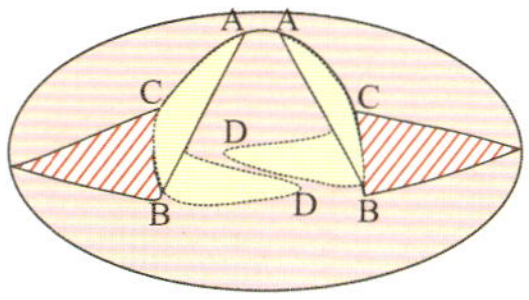

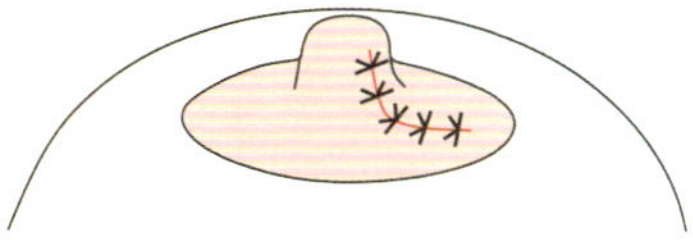

图 7-4-2

皮瓣法治疗乳头内陷　D　将皮瓣垫在乳头基底空虚处　E　缝合后

如为重度乳头内陷，需结合器械牵引法治疗。术后 2 周调整牵引力量，术后 4～8 周拆除外牵引器。

补充

采用器械牵引器持续牵引，使手术松解后的乳头基底部空间充溢的小血凝块有充裕的时间机化，形成新的纤维组织，进一步填充支撑乳头基底部。持续牵引也能促进皮肤表皮细胞和成纤维细胞的分裂增殖及胶原纤维的合成，并使血管组织增生，术后 4 周最明显。

手术前须知

1. 乳头内陷的影响有哪些?

乳头内陷使产妇哺乳困难，影响母乳喂养，母亲因乳汁淤积、乳房不能及时排空而继发乳腺炎。同时由于乳头内陷，乳头表面脱落的表皮细胞及乳晕分泌物不能及时清除而刺激乳头皮肤，易引起炎症，如炎症长期刺激，乳腺导管因慢性炎症而收缩，乳头内陷则更加严重。

2. 乳头内陷的原因是什么?

先天性乳头内陷多由于乳腺导管缩短、乳头下缺乏软组织支撑而使乳头不能正常凸出。

后天性乳头内陷多继发于外伤、炎症、肿瘤及术后瘢痕挛缩牵拉。另外，青春期文胸不合身导致乳头长期过紧压迫也可引起乳头内陷畸形。

注：

有研究显示，平时有束胸及俯卧睡眠习惯的女性发生乳头内陷的概率较大。因为束胸、俯卧睡眠等生活习惯长时间压迫乳头，尤其是处在生长发育期的年轻女性，乳头压迫可能诱发乳头、乳晕的平滑肌和乳腺导管发育不良，致乳腺导管未能导管化，形成缩短的条索，使乳腺导管向内牵拉，致使乳头外凸不明显或乳头内陷。

3. 器械持续牵引需要注意哪些问题?

器械持续牵引有时可带来乳晕色素脱失、感染等问题，也可能存在小概率乳头坏死的风险。如果需要注射肉毒毒素来减轻乳头的回缩力，要避免 1 年内有怀孕计划。

4. 手术后一定不会复发吗?

手术可最大限度地从根源上解决问题，但即使采用手术的方法，也会存在一定的复发概率。

5. 有哺乳需求时选择如何治疗?

手术或多或少都会损伤输乳管，有哺乳需求时，先采用保守治疗，如上文中提到的手法牵引、器械牵引及挤压法。

围术期注意事项

（1）手术需要避开月经期，因为此时凝血机制不好，易引起术中和术后出血。

（2）控制血压至正常值，术前 2 周内停服血管扩张、抗凝药物及活血化瘀药物，如阿司匹林、维生素 E 等。

（3）术前沐浴，尤其术区要清洗干净。

（4）术后可按医生要求酌情应用止血药及消炎药，根据情况应用止痛药。

（5）拆线前不能沾水。保持清淡饮食，适量补充蛋白质及维生素，避免食用辛辣刺激性食物、海鲜、牛羊肉等，避免吸烟饮酒。

（6）术后 2 周拆除缝线。拆线后亦避免穿戴过紧的内衣，减少俯卧位姿态。

（7）拆线后，待切口及针孔完全愈合后，可以外涂抗瘢痕药物，如疤克。过早地外涂抗瘢痕药物会影响切口的愈合。前半年有效的抗瘢痕药物可以预防瘢痕增生，半年后为瘢痕成熟期，切口瘢痕会趋于稳定。

（8）佩戴器械牵引期间需每日消毒换药，以免感染，矫正器基底可垫以纱布以防止皮肤破溃。

（9）佩戴器械牵引后，每个月需医生调整牵引力量，一般调整 5～6 次，待达到理想高度后再牵引 1 个月治疗结束。

（10）佩戴牵引器术后需穿戴柔软、透气、宽松的内衣，勿佩戴胸罩，并用 75% 乙醇每天清洁乳头 1～2 次；减少洗澡次数，避免水流直接冲洗牵引装置，且于洗澡后用棉签蘸 75% 乙醇清洁牵引器，并用纱布包扎。

第五节 乳晕缩小术

女性哺乳后乳房皮肤松弛、青春期乳晕发育过大等都可引起乳晕肥大的外观，导致乳头乳晕复合体与乳房之间比例失衡，不仅影响女性乳房的整体和谐美，严重者往往会造成女性自卑的心理，乳晕缩小术可将过大的乳晕组织部分切除，使乳晕与乳房比例和谐。

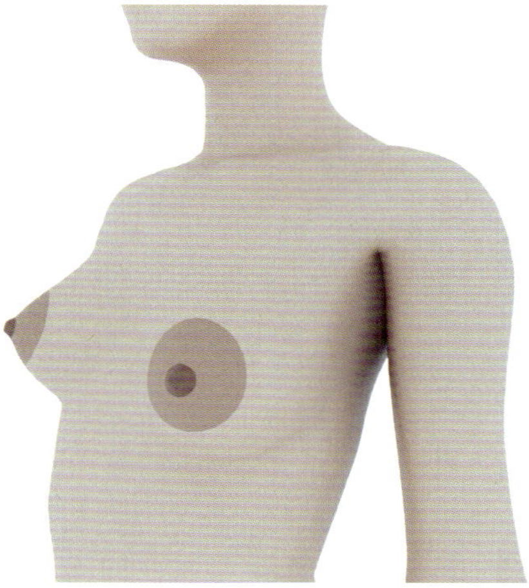

图 7-5-1
乳晕肥大

手术方案与优缺点

1. 乳头基底切口

手术切口区域均位于乳晕内，于乳头基底设计双环形皮肤切除区域，将多余的乳晕皮肤切除后缝合以减小乳晕直径。可于外环设计尖端朝外的楔形切口以缩小外环周长，使外环周长接近内环周长，以减少缝合后的褶皱。

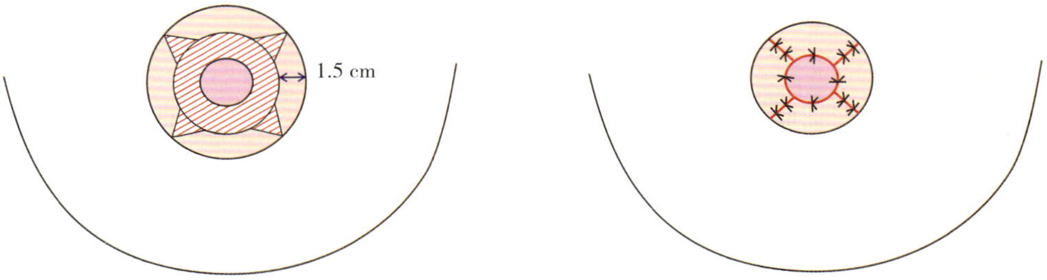

图 7-5-2　A　乳头基底切口设计　B　缝合后

2. 乳晕边缘切口

将切口设计在乳晕外缘，通过双环切口将乳晕切除，也可通过楔形切口将外环直径缩短，但乳晕外会留有瘢痕印记，且对于大部分亚洲人来说，乳晕外缘的环形切口仍难以完全避免形成可见的瘢痕。此外，由于重力牵拉的单向作用往往导致乳晕切口瘢痕增生、变宽，甚至造成乳晕继发畸形，因此该术式的应用已逐渐减少。

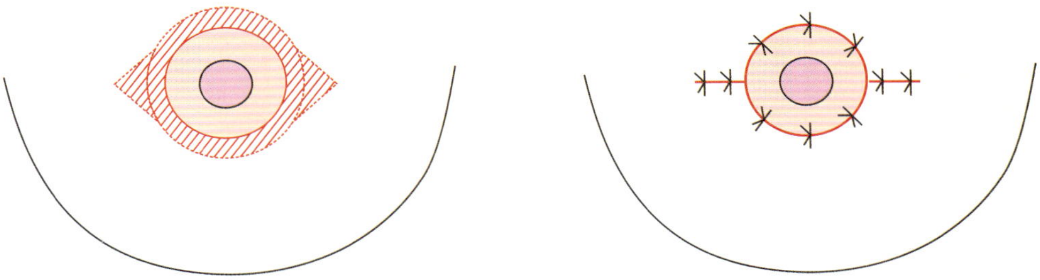

图 7-5-3　A　乳晕边缘切口设计　B　缝合后

手术前须知

1. 乳晕的大小平均是多少?

女性乳晕正常直径为 3.5 ~ 4.5 cm，如果大于此范围则为乳晕过大，常见于妊娠或哺乳后。

2. 乳晕缩小术后影响哺乳吗?

乳晕缩小术正常情况下不伤及乳腺导管，不会影响哺乳。

3. 乳晕缩小术后影响乳头感觉吗?

乳晕缩小术后，不影响乳头感觉。

4. 在乳头基底做切口比传统的乳晕边缘做切口有优势吗?

乳头基底部相对固定，且存在自然的皱褶，瘢痕隐蔽，并且通过乳晕内的 2～4 个楔形切口可使内外环周长差距大大减少，保留乳晕外缘可使乳晕外观更加自然。而乳晕周缘的稳定性差，由于重力牵拉的单向张力作用往往导致切口瘢痕增生、变宽，甚至造成乳晕继发畸形。

围术期注意事项

（1）手术需要避开月经期，因为此时凝血机制不好，易引起术中和术后出血。

（2）控制血压至正常值，术前 2 周内停服血管扩张、抗凝药物及活血化瘀药物，如阿司匹林、维生素 E 等。

（3）术前沐浴，尤其术区要清洗干净。

（4）术后可按医生要求酌情应用止血药及消炎药。

（5）拆线前不能沾水。保持清淡饮食，适量补充蛋白质及维生素，避免食用辛辣刺激性食物、海鲜、牛羊肉等，避免吸烟饮酒。

（6）术后 2 周拆除缝线。

（7）拆线后，待切口及针孔完全愈合后，可以外涂抗瘢痕药物，如疤克。过早地外涂抗瘢痕药物会影响切口的愈合。前半年有效的抗瘢痕药物可以预防瘢痕增生，半年后为瘢痕成熟期，切口瘢痕会趋于稳定。

（8）术后早期乳晕皮肤会有皱褶感显得不自然，一般 3～6 个月后可恢复自然。

第六节 腋臭祛除术

腋臭又称局部臭汗症，具有遗传倾向，多在青春期发病，青壮年期分泌最为活跃，气味也最明显，较严重影响求美者日常生活及社交。

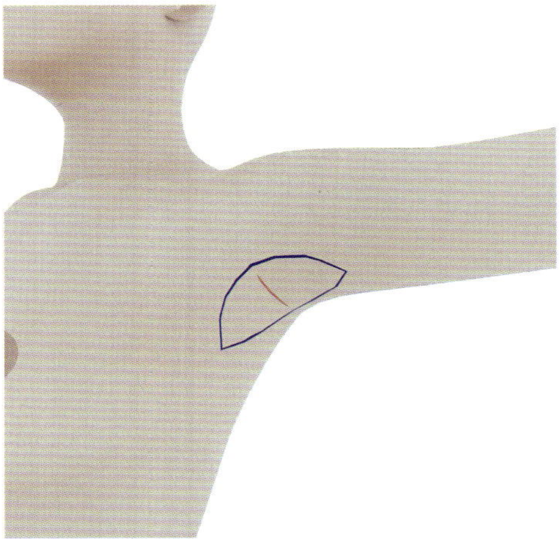

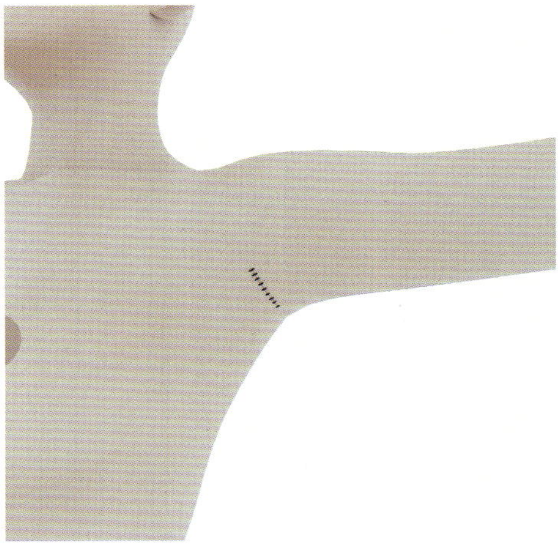

图 7-6-1　A 腋臭切口设计　B 缝合后

手术方案与优缺点

腋臭是由于大汗腺增生分泌的汗液排至皮肤表面后，在皮肤细菌的分解作用下产生不饱和脂肪酸和氨而形成异味。手术通过腋窝区一个小的切口，在切口两侧腋毛分布区进行剥离，在直视下修剪去除大汗腺，以此来减少腋窝汗液的分泌，通过减少汗液来减少异味的产生。

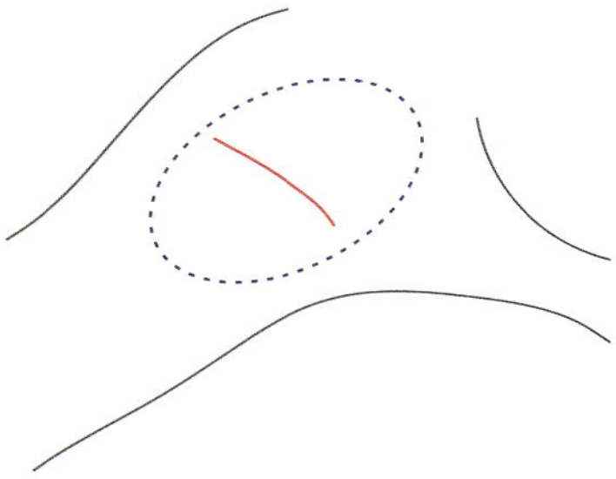

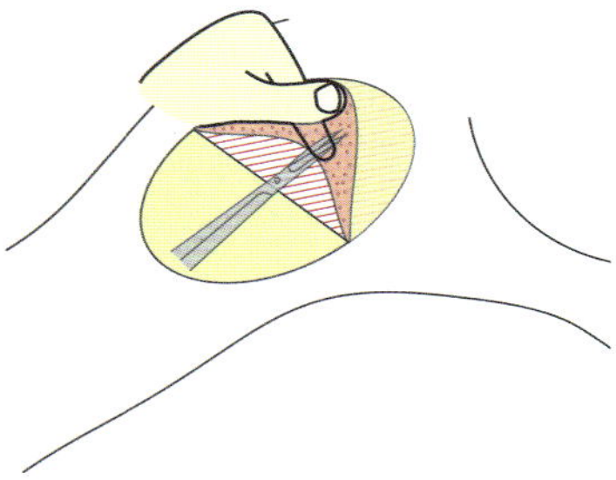

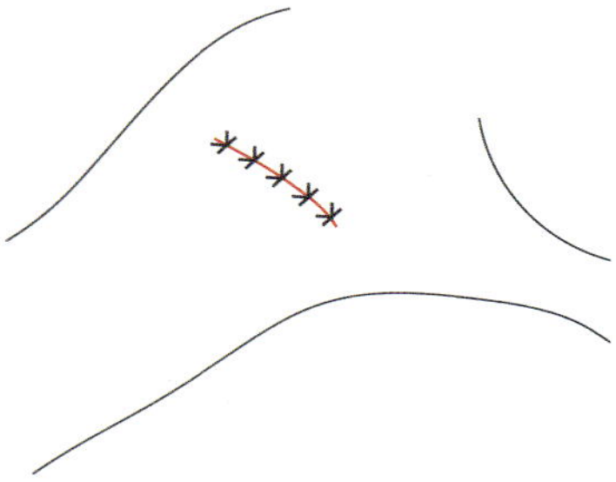

图 7-6-2　A 腋臭手术范围及切口设计　B 直视下修剪去除大汗腺　C 缝合后

补充 其他治疗方法

（1）激光治疗：激光治疗腋臭最大的优点是创伤较小，无瘢痕。激光治疗后求美者恢复较快，不需要长时间的住院以及换药处理。但激光治疗腋臭最大的缺点是非常容易复发，且激光治疗后如出现复发，因皮下瘢痕增生，与大汗腺相混，为手术增加难度。

（2）肉毒毒素注射治疗。肉毒毒素注射可以通过抑制交感神经活性来减少腋窝的汗液分泌，从而减少异味。但肉毒毒素注射并非永久性治疗，维持时间约为半年。肉毒毒素注射可以用来辅助手术治疗来获得最佳效果。

手术前须知

1. 腋臭祛除术的手术时机?

腋臭手术时机应在 18 岁以后，大汗腺（顶泌汗腺）是由小汗腺逐渐演变而来的，8 岁时即存在，随年龄的增长，其数量和大小逐渐增加。18 岁以前进行手术治疗，大汗腺（顶泌汗腺）发育尚未完全成熟，术中难以彻底清除，术后仍会产生异味。

2. 腋臭祛除术后会完全没有气味吗?

手术可以祛除大部分的大汗腺，但是无法全部祛除，只能尽量减少出汗，在剧烈运动或天气炎热时仍会出汗，出汗后仍会在细菌的分解作用下产生异味。

3. 腋臭祛除术疼吗? 术后早期会影响活动吗?

腋臭祛除术是通过小切口在腋窝范围内操作，术后早期皮肤和下层的组织属于分离状态，最担心的问题便是在腔隙内积血影响愈合，所以需要双侧腋窝的加压包扎，两侧腋窝要加压包扎 5 ~ 7 天，其间造成肩关节活动受限而明显影响日常生活、工作，术前要做好时间安排。

4. 腋臭祛除术后会影响日常生活吗?

在没有整形外科之前的腋臭祛除术会把腋毛区域的皮肤及皮下组织包括大汗腺全部切除，手术范围大，瘢痕长，术后因皮肤的缺少会形成牵拉感，可能会影响日常生活，现如今的手术保留皮肤，通过小切口细致剥离，不会影响生活。

5. 手术后腋毛还会生长吗?

腋臭祛除术后腋毛会变得稀疏或不生长，如出现腋毛不对称，可行脱毛辅助治疗。

围术期注意事项

（1）手术需要避开月经期，因为此时凝血机制不好，易引起术中和术后出血。

（2）控制血压至正常值，术前 2 周内停服血管扩张、抗凝药物及活血化瘀药物，如阿司匹林、维生素 E 等。

（3）术前沐浴，尤其术区要清洗干净，剃除腋毛，准备对襟宽松衣服。

（4）术后需双侧腋下加压包扎，减少术区活动牵拉，以预防皮下出血、血肿，此期间可出现上肢及手部的肿胀，需注意有无手臂的麻木及手部温度降低，如出现此问题，可联系医生检查是否包扎过紧。

（5）术后前2日可间断冰敷术区以减少渗血。

（6）术后可按医生要求酌情应用止血药及消炎药，根据情况服用止痛药。

（7）根据术中情况，术后伤口可能会留置引流条或引流管，一般24～48 h后拔除，留意时间，及时去医院拔除。

（8）随着恢复可减少腋下包扎的压力，5～7天根据情况可撤除弹力绷带，但依旧不可以过度活动上肢，不可提取重物。

（9）拆线前不能沾水。保持清淡饮食，适量补充蛋白质及维生素，避免食用辛辣刺激性食物、海鲜、牛羊肉等，避免吸烟饮酒。

（10）术后14天内不可沐浴，居住环境要凉爽通风，减少出汗，保持伤口清洁干燥。

（11）术后14天根据愈合情况拆除缝合线。

（12）拆线后，待切口及针孔完全愈合后，可以外涂抗瘢痕药物，如疤克。过早地外涂抗瘢痕药物会影响切口的愈合。前半年有效的抗瘢痕药物可以预防瘢痕增生，半年后为瘢痕成熟期，切口瘢痕会趋于稳定。

（13）有较多种因素影响伤口愈合，导致切口开裂的情况，如出现切口愈合不良，需延长换药治疗。

（14）1个月内需着宽松的开襟衣，避免做上肢上举或外展等容易对胸部造成拉扯的动作，以防切口愈合不良。

（15）术后前半年避免过度牵拉伤口，减少张力以减少瘢痕增生。如出现瘢痕增生，可通过瘢痕针注射改善。

（16）如出现腋毛不规整，影响美观，可根据情况行激光脱毛治疗。

（17）伤口恢复后可配合肉毒毒素的注射以获得更好的效果。

第七节 副乳祛除术

很多女性在穿衣时腋前的组织总是会被挤出来，影响美观。这常被认为是由脂肪组织受挤压形成的，但其实有一部分人是因副乳造成的。

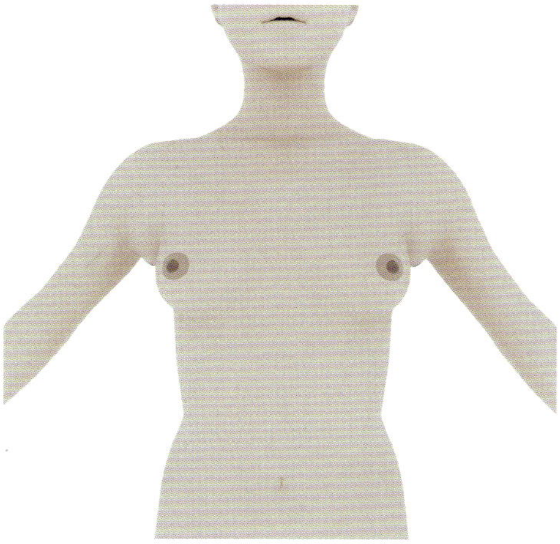

图 7-7-1
副乳外观

副乳是女性常见的一种疾病，发病率为 1%～5%，常有遗传性，一般多在正常乳腺的附近，常为双侧，有的副乳仅皮下存在乳腺组织，有些明显的副乳可见有乳头及乳晕组织。副乳在月经期、妊娠期和哺乳期可发生肿胀、疼痛，甚至有乳汁分泌。

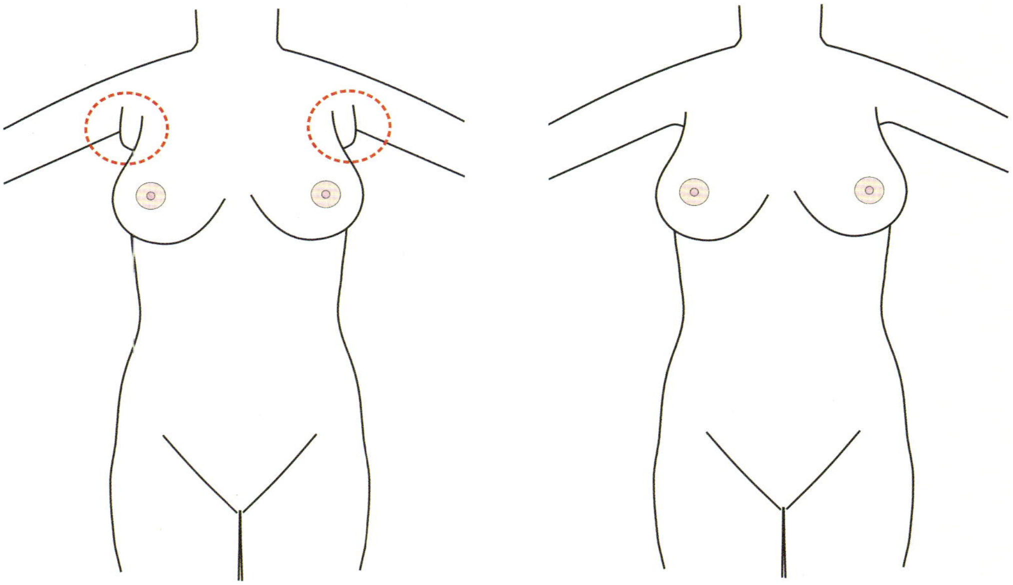

图 7-7-2　　A　副乳矫正前　　B　副乳矫正后

手术方案与优缺点

在副乳祛除术前可以彩超检查副乳内是否含有腺体，如单纯脂肪组织，可以依靠脂肪抽吸来矫正。如其内有腺体则需手术，手术切口设计在腋窝皱襞内，切口呈梭形可去除一部分皮肤，以此来增加张力，防止术后皮肤松垂，通过切口将皮下的脂肪及腺体剥离去除。

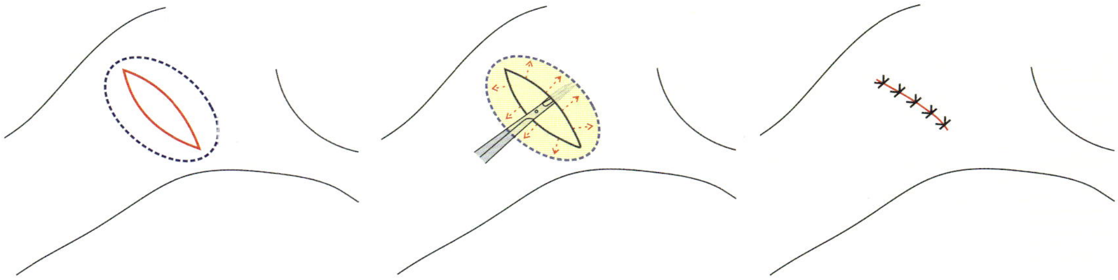

图 7-7-3　　A　副乳剥离范围及切口设计　　B　去除副乳组织及多余皮肤　　C　缝合后

手术前须知

1. 副乳腺会癌变吗?

副乳癌的癌病率为 0.1%，副乳仅有腺体而无乳头者易癌变，因仅有腺体而无乳头者不能使乳汁排出副乳腺，乳汁潴留在副乳腺内一段时间内便会分解，易产生致癌的因素。

2. 如何区分真性副乳与假性副乳?

真性副乳内存在腺体，甚至含有副乳头，与女性正常乳腺一样出现周期性经前期胀痛改变，妊娠期增大明显。含有腺体及副乳头者可随哺乳期泌乳。

假性副乳其内不含腺体者，凸出部位为增厚的脂肪组织，一般没有经前期疼痛表现，多因内衣持续穿着不当导致。

3. 真性副乳的产生原因是什么?

人类与其他哺乳动物一样，在胚胎时期，乳房始基由腋下分布至腹股沟，每侧始基的连线称为“乳线”，正常情况下，除了胸部的一对乳房始基发育，其余始基均退化消失；若不退化，则形成副乳，多见于腋部。

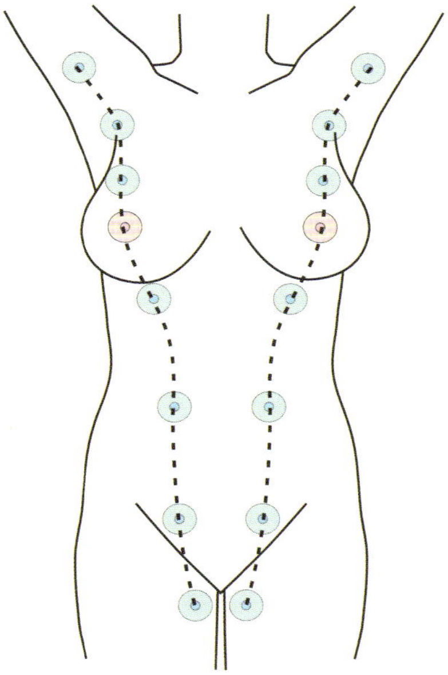

图 7-7-4 胚胎时期乳房始基由腋下分布至腹股沟，每侧始基的连线称为“乳线”

围术期注意事项

（1）手术需要避开月经期，因为此时凝血机制不好，易引起术中和术后出血。

（2）控制血压至正常值，术前 2 周内停服血管扩张、抗凝药物及活血化瘀药物，如阿司匹林、维生素 E 等。

（3）术前沐浴，尤其术区要清洗干净，剃除腋毛，准备对襟宽松衣服。

（4）术后需双侧腋下加压包扎，减少术区活动牵拉，以预防皮下出血、血肿，此期间可出现上肢及手部的肿胀，需注意有无手臂的麻木及手部温度降低，如出现此问题，可联系医生检查是否包扎过紧。

（5）术后前 2 日可间断冰敷术区以减少渗血。

（6）术后可按医生要求酌情应用止血药及消炎药，根据情况服用止痛药。

（7）根据术中情况，术后伤口可能会留置引流条或引流管，一般 24～48 h 后拔除，留意时间，及时去医院拔除。

（8）随着恢复可减少腋下包扎的压力，5～7 天根据情况可撤除弹力绷带。

（9）副乳祛除术包扎缝线需在手术完成 10～14 天方可拆线，在此期间内要保持伤口清洁干燥，避免让伤口沾水，防止手术部位碰触，以防感染。保持清淡饮食，适量补充蛋白质及维生素，避免食用辛辣刺激性食物、海鲜、牛羊肉等，避免吸烟饮酒。

（10）拆线后 2 天待伤口及缝线的针孔完全愈合后可沾水。

（11）拆线后，待切口及针孔完全愈合后，可以外涂抗瘢痕药物，如疤克。过早地外涂抗瘢痕药物会影响切口的愈合。前半年有效的抗瘢痕药物可以预防瘢痕增生，半年后为瘢痕成熟期，切口瘢痕会趋于稳定。

（12）1 个月内需穿着宽松的开襟衣，避免做上肢上举或外展等容易对胸部造成拉扯的动作，以防切口愈合不良。

（13）术后前半年避免过度牵拉伤口，减少张力以减少瘢痕增生。如出现瘢痕增生，可通过瘢痕针注射改善。

（14）如进行脂肪抽吸，术后需穿戴塑形弹力衣，塑形期 3 个月以上。

第八章

DI BA ZHANG

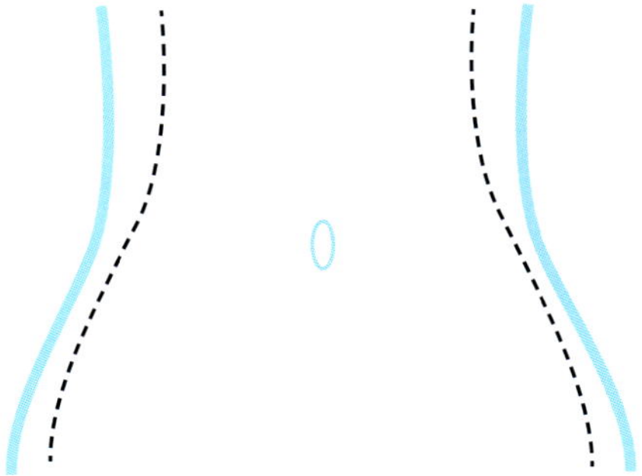

腹部

FU BU

第一节 腹壁成形术

腹壁局限性的脂肪堆积不伴有组织松弛的肥胖者可通过体育锻炼，增强肌张力，以达到减肥的目的。伴有轻度组织松弛者，可通过抽吸去脂术进行塑形。而腹直肌分离者或体重剧烈下降、多次妊娠导致明显皮肤组织松弛者，则需手术治疗。

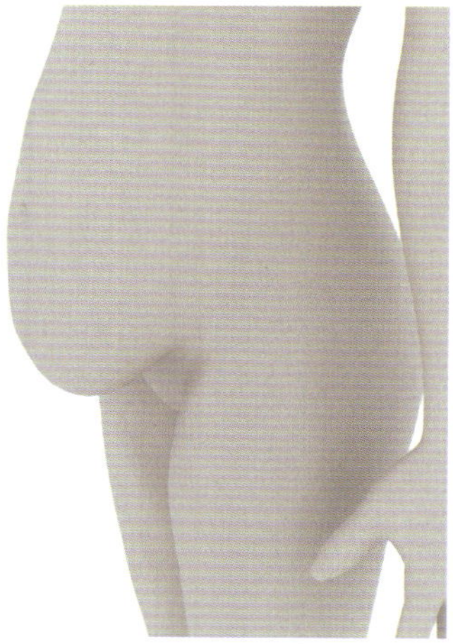

图 8-1-1

腹壁松弛组织下垂

手术治疗原理

（1）有效地切除腹部皮肤和皮下组织。

（2）修复腹直肌分离。

（3）拉紧肌肉筋膜层。

小贴士：

1. 何谓腹直肌分离?

在人体腹直肌中间为腹白线如同“拉链”样，在怀孕期，体内的激素会让身体的肌肉组织变得松弛，这个“拉链”也因此松弛，加之日渐膨胀的子宫，直接把肌肉群撑开，肚子的中间就出现一片空隙，称为腹直肌分离。几乎所有的孕妇都经历过腹直肌分离，在孕产妇生产完的最初几天，大多数孕妇的腹直肌间隙都会超过 2 指宽，再过几周后大多数都会自行恢复，但也有难以复位的情况。

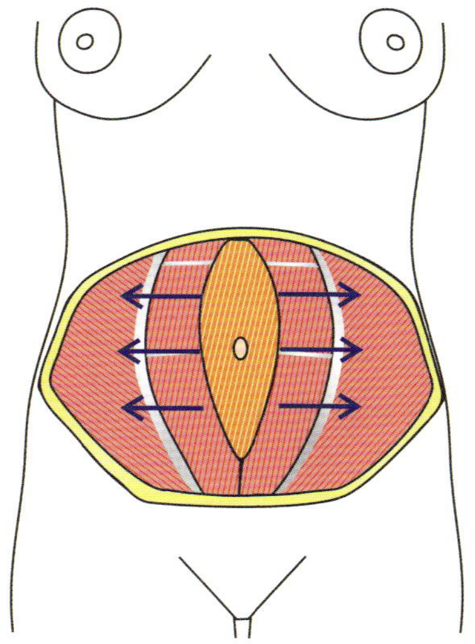

图 8-1-2
腹直肌分离

2. 腹直肌分离的自测方法?

仰卧位，双腿屈曲，露出腹部，左手置于脑后，右手食指及中指置于腹中部，将上身抬起，如感受不到紧张的肌肉，则向两边挪动手指，直到感受到肌肉的力量，肌肉之间的最远距离为腹直肌分离的距离。一般 1 指以内为正常，2～3 指的无法自行恢复，需运动改善，3 指以上的需要手术治疗。

选择手术方式

（1）微创腹壁成形术：适用于下腹部（脐下）轻度皮肤及组织松弛过多且无腹直肌分离的求美者，术中无须脐重建。在上腹部及侧腹部可辅以脂肪抽吸，下腹部通过切除皮肤组织改善皮肤松弛。

（2）标准腹壁成形术：适用于上、下腹部都存在多余的组织并能接受脐周瘢痕的求美者，术中可对腹直肌分离和腹部疝进行修复。

切口设计原则

（1）进行切口标记时，求美者着内衣，并标记内衣范围，使切口设计位于内衣遮挡范围内。

（2）低位的切口距离耻骨联合至少为 7 cm，以免影响阴阜形态。

（3）结合术中腹部皮肤的切除量，准确估计高位切口线的位置，确保切口能够闭合。

（4）在腹壁脂肪堆积处进行标记，可通过脂肪抽吸进行减量。

（5）严格遵守美容原则，上、下腹比例应为 6∶4，术后脐和耻骨联合的距离不能少于 9 cm，如果少于 9 cm，应进行脐移位的术式。

预计切除量

理想的手术切除量通过夹捏组织进行评估。

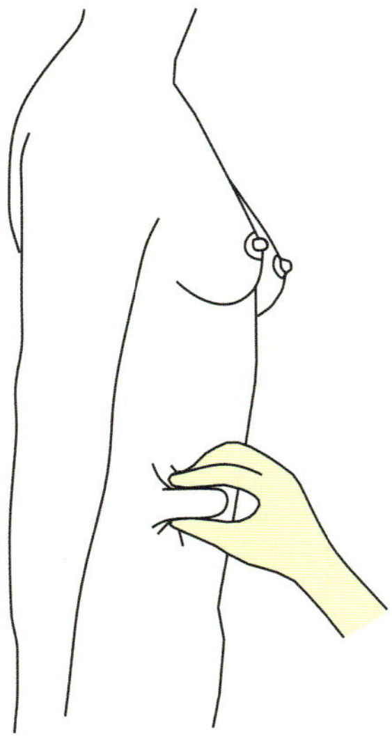

图 8-1-3
夹捏组织预估切除量

手术方法

1. 微创腹壁成形术

（1）标记切口线的下界，下界距离耻骨联合至少 7 cm，术中通过牵拉确定最终的上界切口线，根据皮肤张力评估倒 T 形切口的必要性。

（2）在深筋膜浅层向头侧分离直到脐下 2 ~ 3 指宽度。分离开深筋膜至腹直肌前鞘，间断缝合拉紧腹直肌前鞘。

（3）调整屈髋位使腹壁放松，向下拉紧皮瓣，切除多余的皮肤并缝合。

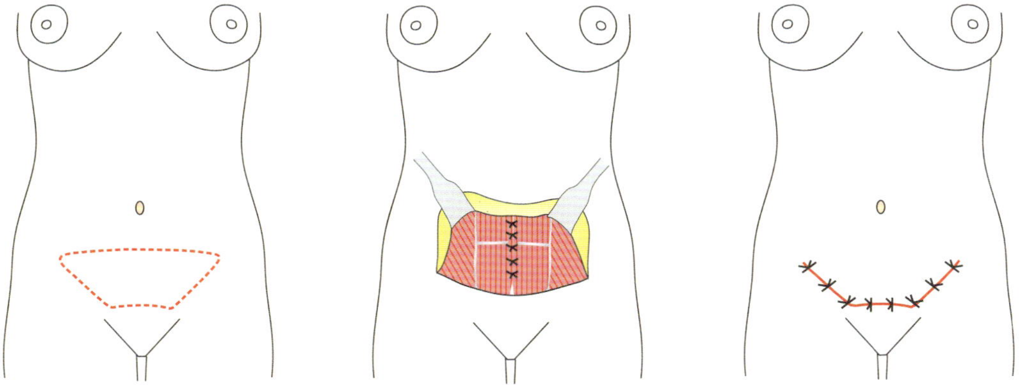

图 8-1-4 微创腹壁成形术 A 设计切口 B 由下方切口切开至深筋膜浅层，向上剥离至脐下，间断缝合拉紧腹直肌前鞘 C 缝合切口

2. 标准腹壁成形术

（1）标记切口线的下界，距离耻骨联合至少 7 cm。标记脐周的环形切口。评估求美者有无腹直肌分离。术中通过牵拉确定最终的上界切口线，根据皮肤张力评估倒 T 形切口的必要性。

（2）于深筋膜浅层分离，保留脐周部分脂肪以防止血运不佳。

（3）剥离至剑突及近两侧肋弓位置后进行腹壁缩紧缝合，首先间断缝合拉紧下腹直肌前鞘，必要时再缝合上腹直肌前鞘。

（4）对于腹直肌分离者，可以将松弛的肌鞘应用水平褥式缝合矫正，再用脐上方腹外斜肌腱膜向中间牵拉折叠进一步加强肌肉力量，折叠的多少以弯钳夹持两侧腱膜能达到无过大张力为度。

注：

原理如同弹力腰脱腹带的两侧粘扣。

（5）调整屈髋位使腹壁放松后向下拉紧皮瓣，切除多余皮肤，并定位脐孔。

（6）修剪脐周脂肪，并将脐孔缝合固定于腹直肌前鞘，使脐紧贴腹肌筋膜，呈凹陷状。

注：

新脐孔位于髂嵴最高连线与腹中线交点处。呈纵向，周围为直径 4～6 cm 的近圆形的凹陷区域。

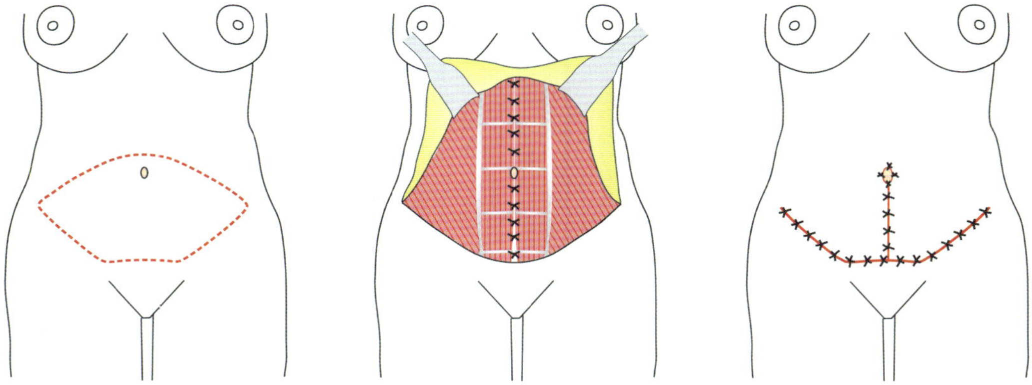

图 8-1-5

标准腹壁成形术　A　设计切口　B　于深筋膜浅层切开并潜行分离后拉紧腹直肌前鞘　C　脐部重建并缝合切口

围术期注意事项

（1）术前求美者 12 个月内体重稳定，任何减肥的手段必须在手术前完成。

（2）术前戒烟 6 周，最少 2 周。

（3）控制血压至正常值，术前 2 周内停服血管扩张、抗凝药物及活血化瘀药物，如阿司匹林、维生素 E 等。

（4）手术需要避开月经期，因为此时凝血机制不好，易引起术中和术后出血。

（5）术前通便防止腹内压力增加。

（6）术前沐浴，尤其术区要清洗干净，剃除术区周围毛发，准备塑形衣。

（7）术后观察生命体征变化，防止发生脂肪栓塞等并发症。如术后 2 天内发生发热，烦躁，颈、胸、腋下瘀斑，呼吸急促，需及时与医生沟通。

（8）术后按医生要求应用止血药、消炎药及止痛药。

（9）术后因需要长时间卧床，可使用压迫和穿弹力袜的方法术后积极预防血栓。

（10）术后于病房测量体温并予保暖，如体温过低或感觉到冷，要积极复温。

（11）术后仅食用流食 1 ~ 2 天，防止腹内压增高因素。此后需饮食清淡，避免食用辛辣刺激性食物，可适当增加膳食纤维的摄入，防止便秘。应戒烟限酒。术后无须进食大量的鸡鸭鱼肉进行滋补。

（12）术后 3 天左右根据引流量拔除引流管，如出现脂肪液化情况，引流液透明如水状（主要是由于手术中止血或对脂肪细胞的切除导致残余的大颗粒脂肪细胞液化坏死），则仍需继续保持引流，如发现时已拔除引流管，则定期换药并检查伤口渗出情况，保持切口清洁无感染。

（13）术后 1 周内卧床休息，屈髋屈膝，避免后伸活动拉伸切口；术后第 2 周可弯腰下床如厕，平时仍卧床屈髋屈膝；2 周后正常下地活动，但仍尽可能减少切口张力。

（14）根据缝合部位和愈合情况，术后 2 周左右拆除缝线，伤口未愈合未拆线前不能沐浴，以免感染伤口。在此期间要保持伤口清洁干燥，避免让伤口沾水，防止手术碰触部位，以防感染。

（15）拆线后 2 天待伤口及缝线的针孔完全愈合后可沾水。

（16）拆线后，待切口及针孔完全愈合后，可以外涂抗瘢痕药物，如疤克。过早地外涂抗瘢痕药物会影响切口的愈合。前半年有效的抗瘢痕药物可以预防瘢痕增生，半年后为瘢痕成熟期，切口瘢痕会趋于稳定。

（17）术后腹部中央切口交汇处易出现愈合不良，如出现此情况，可与主治医生沟通，常需定期换药至创面愈合。

（18）术后穿塑形衣有减少皮肤表面凹凸不平、减少出血和瘀斑的优点。在撤除弹力绷带后应选择弹力适中的塑形衣加压，持续穿戴 3 个月或更长时间。在术后的前 4 周内，需 24 h 不间断地穿塑形衣，以便局部部位更好地塑形。之后可逐渐减少穿塑形衣时间，如白天或者晚上穿半天的时间，每天不得少于 4 h。

（19）术后 6 周可逐渐开始恢复体育活动。

（20）术后半年如有必要可根据外形进行调整，如局部吸脂、瘢痕增生的激光、注射或手术治疗。

第九章

DI JIU ZHANG

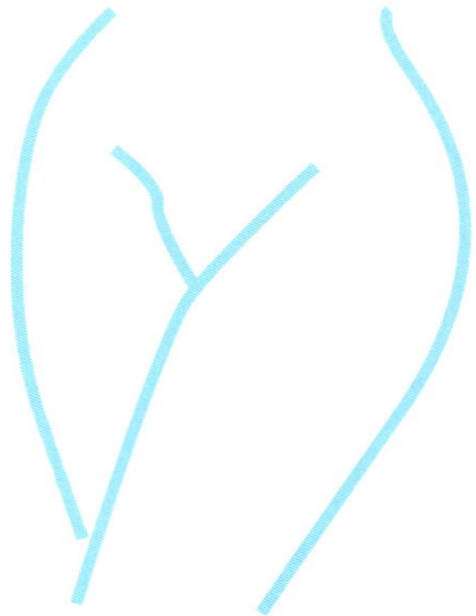

私密部

SI MI BU

第一节 小阴唇缩小术

小阴唇是位于大阴唇内侧的一对纵向的皮肤皱襞，为片状组织，较细薄，表明光滑无阴毛，富有弹性，具有保持阴道口湿润、维持阴道自净以及防止外来感染的瓣膜功能。

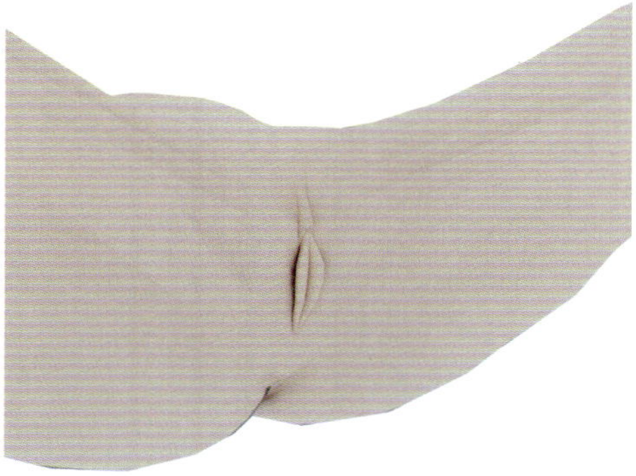

图 9-1-1

小阴唇外观

小阴唇的形态和大小因人而异，差别较大，其会因为各种原因（如骑车、穿紧身裤、分娩损伤、性交刺激、阴道炎症、皮肤弹性减退等）导致小阴唇肥大或双侧形态不对称、形状不规则。小阴唇肥大常影响尿流方向，骑自行车和步行时局部不适，同时小阴唇的局部色素沉着也会造成求美者的精神痛苦。

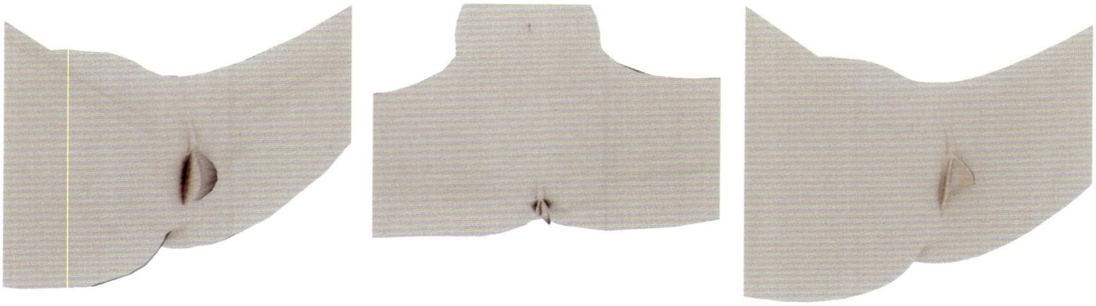

图 9-1-2

小阴唇肥大的不同角度

A B C

手术方案与优缺点

理想的小阴唇上、中、下比例约为 2∶3∶1，宽度为 1.5 ~ 2.0 cm，小阴唇肥大时小阴唇基底部至外侧缘距离＞4 cm、立位时两侧小阴唇可超出大阴唇 1 cm 以上。可通过去除过宽的小阴唇组织以矫正小阴唇肥大。

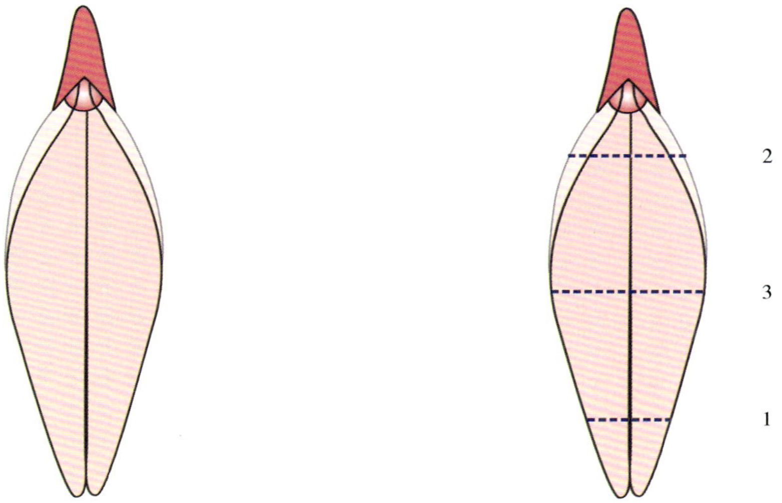

图 9-1-3　A　小阴唇形态　B　理想小阴唇的大小比例

1. 直接切除法

将小阴唇的外缘直接切除，优点是可以较充分地去除色素沉着的组织，可以黑色素沉着处为内界，从宽度方面缩小小阴唇，因切除小阴唇边缘正常的暗色波纹结构，所以术后小阴唇外缘不自然，且边缘缝线术后易出现瘢痕增生，术后可因神经损伤造成小阴唇感觉减退。

对希望去除颜色较深的小阴唇边缘的求美者，可采用此法。

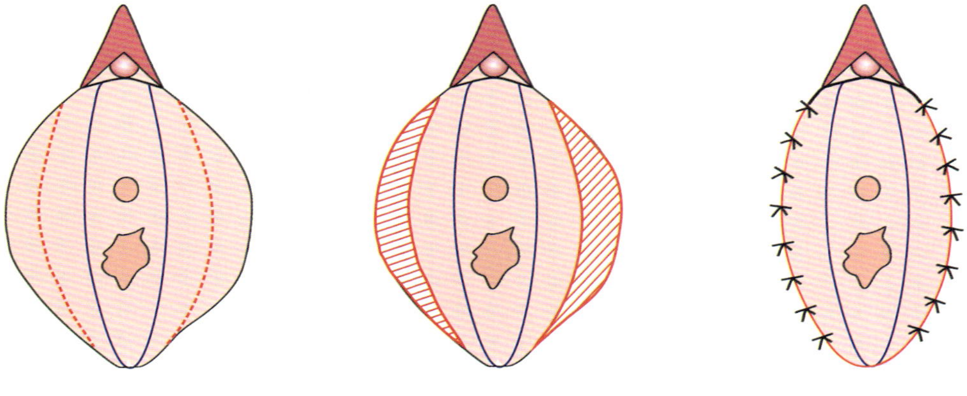

图 9-1-4　A　直接切除法小阴唇画线　B　切除多余的组织　C　缝合后

2. 皮瓣楔形切除法

皮瓣楔形切除法保留了小阴唇边缘的自然形态，可以从宽度和长度两方面缩小改变小阴唇形态，切除小阴唇中段组织最肥大的部位，瘢痕较为隐蔽，并能降低神经损伤，可以保留小阴唇波纹状边缘及其神经、血管的供应，减少手术创伤，外观更加自然。但术后早期切口容易开裂，皮瓣存在供血不足的潜在风险，早期性交时有疼痛可能。

根据求美者的具体情况，可调整小阴唇切除的范围及位置。

（1）将小阴唇切除位置设计在小阴唇的下方。

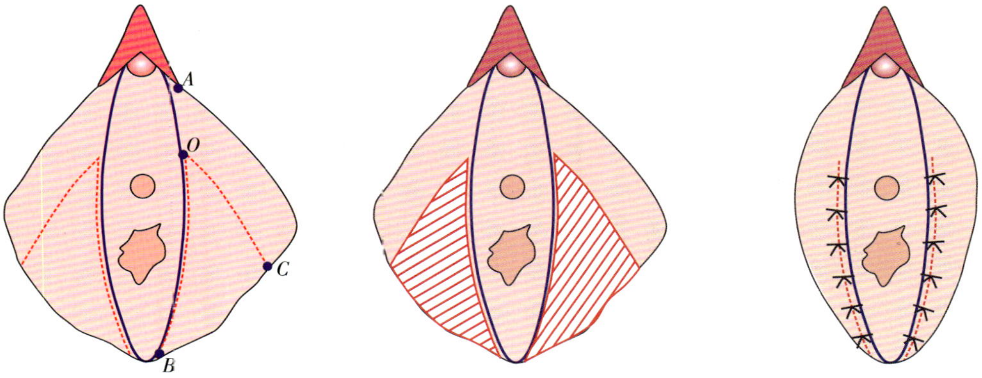

图 9-1-5　A　皮瓣楔形切除法小阴唇画线　B　切除多余的组织　C　缝合后

（2）将小阴唇切除位置设计在小阴唇的中间。

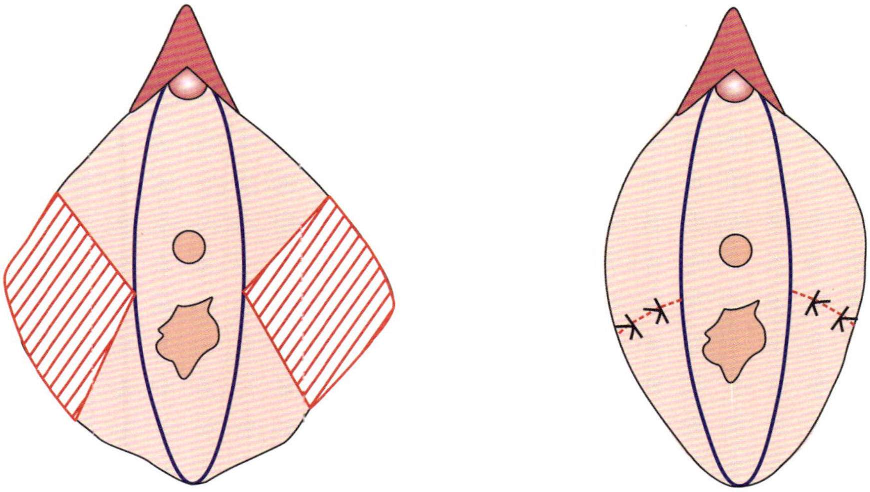

图 9-1-6　A　将切除位置设计在小阴唇中间　B　缝合后

3. 中间去表皮法

中间去表皮法可保存小阴唇的颜色和所有的自然边界，将切口设计在小阴唇中央或基底，非全层切除小阴唇，优点是可以最大限度地保留小阴唇组织，从而避免损伤血管、神经等结构，从宽度方面缩小小阴唇。但该方法会使小阴唇基底肥厚，可能存在小阴唇看似较术前增厚或出现皱褶等情况，使其舒展性受限，适用于小阴唇较薄且轻度肥大的求美者。

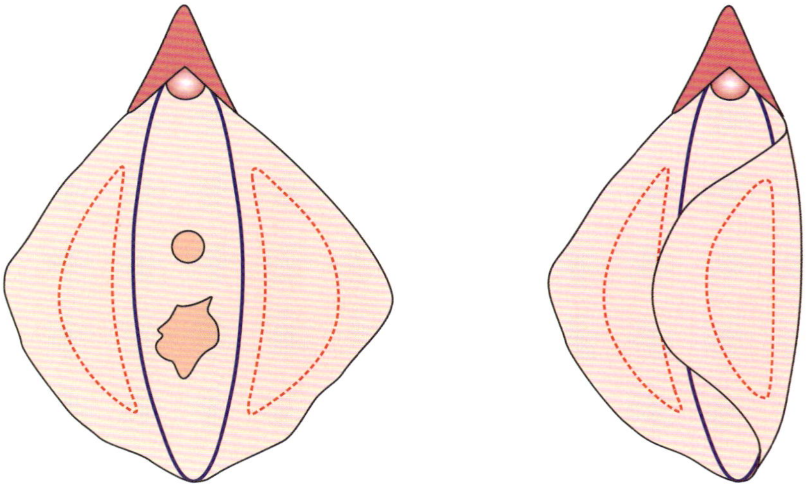

A、B 中间去表皮法小阴唇画线

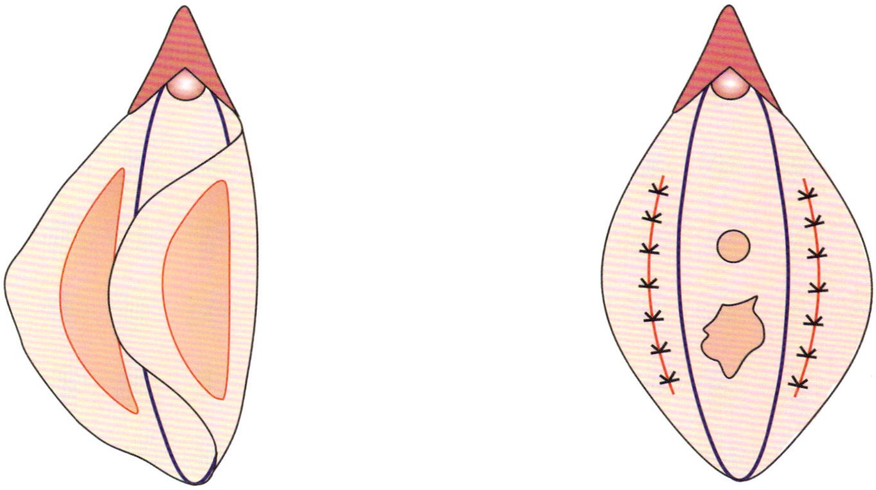

图 9-1-7　C 去除多余的组织　D 缝合后

手术前须知

1. 何种情况适合做小阴唇缩小术?

目前，学术界多采用小阴唇> 4 cm 或者小阴唇突出于大阴唇多于 1 cm 为小阴唇肥大的定义。若小阴唇肥厚或肥大，外露明显，超出大阴唇 1 cm 以上，行走时摩擦引起不适，影响尿流方向及性生活者，可考虑手术治疗。但随着社会的发展，以及人们观念的改变，因美学上的要求选择小阴唇缩小术的女性明显增加。因为美学是人心理、情感上的合理要求，这类求美者的手术要求也应视为合理，可从美容角度上选择手术矫正。

2. 哪种手术方式最好?

没有一种小阴唇整形手术的优点完全凌驾于其他手术方式之上。需要整形美容科医生根据小阴唇的具体形态及美学诉求选择最适合的手术方案。

如小阴唇较薄，则不适合采用皮瓣的方式，易出现愈合不良。

如小阴唇肥大合并阴蒂包皮系带的皮肤褶皱较多，则更适合采用皮瓣的方式。在做小阴唇的基底切口同时矫正小阴唇肥大及系带的多余赘皮。

3. 术后双侧小阴唇大小会完全一样吗?

根据术前精细的设计，术中针对多余的皮肤和组织做切除，左右对照，重塑小阴唇，使得术后双侧小阴唇近乎对称，但无法做到完全对称。正如正常人两侧小阴唇亦不是完全对称的，不必过分苛求术后两侧小阴唇的绝对对称，尤其是术后肿胀期间，两侧的消肿速度常不一致，但是对于一些消肿后确实存在明显差异的情况，可以通过再次手术做出更加精确的调整。

4. 术后多久可以上班?

一般在术后 5 天后可以上班，此时出血风险小，但只能轻微活动，要避免过度运动，如慢跑、骑车、游泳等，避免对生殖器有摩擦。

围术期注意事项

(1) 手术需要避开月经期，因为此时凝血机制不好，易引起术中和术后出血。

(2) 控制血压至正常值，术前 2 周内停服血管扩张、抗凝药物及活血化瘀药物，如阿司匹林、维生素 E 等。

(3) 术前沐浴，尤其术区要清洗干净，剃除会阴区毛发。

(4) 术后可按医生要求酌情应用止血药及消炎药。确保准备有足够的止痛药，如布洛芬，术后疼痛是始终不容忽视的问题，根据情况口服。

(5) 术后出院尽量避免久站、久行、久坐，以免出血过多。

(6) 术后 1 ~ 2 天多卧床休息，减少活动。

(7) 术后 48 ~ 72 h 会阴部进行间断冰敷，可收缩血管，且可止痛并有效地预防血肿的形成。冰敷时间以皮肤适宜为好，间断地冰敷以免冻伤。如果需要的话，冰敷可以继续进行，它会让身体舒适，但是如果有肿胀的话，在 72 h 后则建议热敷。

(8) 术后每次大小便后，用氯已定溶液或甲硝唑氯已定溶液冲洗外阴，并用无菌纱布轻轻擦拭干净。在每次清洁的基础上，也可以每天用碘伏消毒外阴 1 ~ 2 次。保持外阴清洁、干燥，不宜久坐，应多躺着、分腿休息，穿宽松透气的衣裤。

(9) 禁止泡澡或坐浴，浸泡会使可吸收缝线松散，并可能导致切口开裂。

(10) 保持清淡饮食，适量补充蛋白质及维生素，避免食用辛辣刺激性食物、海鲜、牛羊肉等，避免吸烟饮酒，1 周内避免大便干燥。

(11) 根据手术方式及愈合情况术后 1 ~ 2 周拆除缝线，使用可吸收线时可不拆线，可吸收线被吸收时，可能会引起严重瘙痒，可外用苯海拉明软膏减轻症状，或在术后 10 天左右拆除缝线。

(12) 待切口完全愈合后，可以外涂抗瘢痕药物，如疤克。过早地外涂抗瘢痕药物会影响切口的愈合。前半年有效的抗瘢痕药物可以预防瘢痕增生，半年后为瘢痕成熟期，切口瘢痕会趋于稳定。

(13) 肿胀肯定会发生，但程度不同，80% 求美者肿胀会在最初的 6 周内消失，有些求美者则消退得非常慢，最长可持续 6 个月。手指按压和热敷是预防持续肿胀的好方法。在术后 2 周后开始按摩，使用食指和拇指沿着每一侧阴唇进行按压。可以施加一定的压力，但不应摩擦组织，以免延迟切口愈合或导致开裂。每天早晚各以此按压，持续约 4 周。

（14）6 周内是一个关键时期，在此期间应避免过度外力按压，禁止性交、跑步、骑马、骑车等，避免对生殖器有直接摩擦，避免深蹲。当然，轻微的慢速走路是可以的。

（15）6 周内不允许使用卫生棉条，因插入卫生棉条可能会撕裂伤口边缘。如医生允许，且阴道分泌物较多，必要时在阴道内加塞棉条避免分泌物的感染。

（16）6 周内不要刮阴毛，以免不必要的触碰。

（17）术后 6 ~ 8 周时，伤口已完全愈合，活动不再受限制，伤口也开始变得柔软，此时可恢复包括性生活在内的全部正常活动。

（18）术后 1 ~ 2 个月手术部位由于末梢神经损伤可能会引起轻微疼痛，通常在 2 个月左右可恢复正常。

（19）术后 3 ~ 6 个月会达到最后稳定的形态和效果。

第二节

阴蒂包皮过长矫正术

女性阴蒂含有丰富的神经末梢，对触摸、挤压感觉敏感，类似于男性阴茎，为女性最敏感的部位。阴蒂外有阴蒂包皮覆盖，包皮长短因人而异，使女性得到的快感程度有所差异。过长的包皮则影响阴蒂的兴奋性，可通过手术调整阴蒂包皮的覆盖量，调整阴蒂与包皮的比例，使女性更易达到高潮。

图 9-2-1　A　阴蒂包皮肥大时遮挡阴蒂头　B　调整阴蒂包皮后阴蒂头部分暴露

手术方案与优缺点

阴蒂包皮过长可通过适当切除多余的皮肤，向上提拉过长的包皮，缩小阴蒂帽以显露阴蒂。

根据求美者阴蒂包皮形态，于阴蒂包皮处设计 2 个 V 形或 U 形切口，并重合于下方两侧皮肤处。

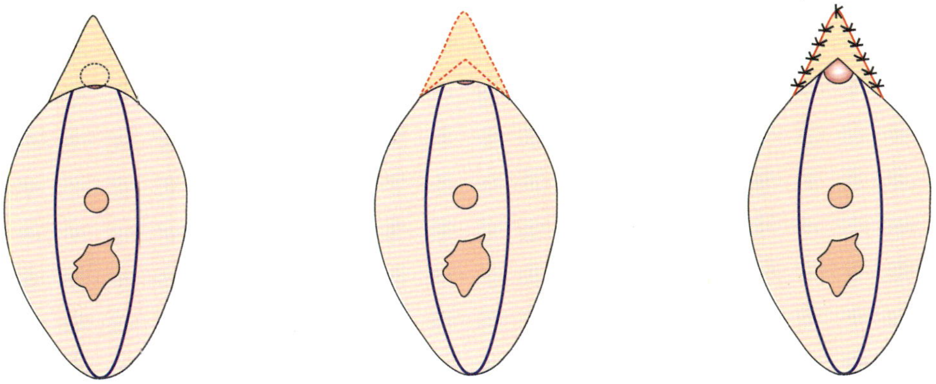

图 9-2-2　A　阴蒂包皮肥大　B　切口设计　C　缝合后

手术前须知

1. 阴蒂包皮手术适合与小阴唇肥大手术一起做吗?

一般情况下，阴蒂包皮过长与小阴唇肥大是同时发生的，因此手术可同期进行，同时切除外阴整体多余的褶皱，使外阴更加精致美观。

2. 阴蒂包皮切除后性生活时会容易达到性高潮吗?

阴蒂包皮切除后阴蒂暴露得更加充分，会更容易被摩擦刺激到，但是，如果性生活中阴蒂部位得不到持续的刺激，也很难达到性高潮。为了达到性高潮，可采取女性上位，或者阴茎插入后伴侣用手继续刺激阴蒂等措施。

3. 阴蒂包皮会随年龄逐渐变大下垂吗?

阴蒂包皮随着年龄的变大，阴蒂周围血流不畅，阴蒂包皮也会逐渐开始松弛下垂。

围术期注意事项

（1）手术需要避开月经期，因为此时凝血机制不好，易引起术中和术后出血。

（2）控制血压至正常值，术前 2 周内停服血管扩张、抗凝药物及活血化瘀药物，如阿司匹林、维生素 E 等。

（3）术前沐浴，尤其术区要清洗干净，剃除会阴区毛发。

（4）术后可按医生要求酌情应用止血药及消炎药，根据情况应用止痛药。

（5）在术后 48 h 内，对会阴部进行间断冰敷，可收缩血管，且可以达到止痛效果，并有效地预防血肿的形成。冰敷时以皮肤适宜为好，间断地冰敷以免冻伤。

（6）术后每次大小便后，用氯己定溶液或甲硝唑氯己定溶液冲洗外阴，并用无菌纱布擦拭干净。在每次清洁的基础上，也可以每天用碘伏消毒外阴 1 ~ 2 次。保持外阴清洁、干燥。

（7）术后 24 h 后于医院换药，如无血性渗出可暴露切口，涂敷抗生素油膏抑菌并防止血痂形成。

（8）禁止泡澡或坐浴，浸泡会使可吸收缝线松散，并可能导致切口开裂。

（9）保持清淡饮食，适量补充蛋白质及维生素，避免食用辛辣刺激性食物、海鲜、牛羊肉等，避免吸烟饮酒。

（10）月经期可在卫生巾上对应手术区域的位置涂抹少量抗生素油膏，防止伤口粘到卫生巾上。

（11）根据愈合情况术后 7 ~ 10 天拆除缝线。使用可吸收线时可不拆线，可吸收线被吸收时，可能会引起严重瘙痒，可外用苯海拉明软膏减轻症状，或在术后约 10 天拆除缝线。

（12）待切口完全愈合后，可以外涂抗瘢痕药物，如疤克。过早地外涂抗瘢痕药物会影响切口的愈合。前半年有效的抗瘢痕药物可以预防瘢痕增生，半年后为瘢痕成熟期，切口瘢痕会趋于稳定。

（13）术后 6 周内禁止跑步、骑车、性生活及刺激阴蒂周围等，以免牵拉伤口导致愈合不良。

第三节　处女膜修复术

处女膜为附着于阴道外口处的薄层黏膜组织，对保护幼女生殖系统有重要作用。随着生殖系统发育成熟，处女膜的保护作用下降，其本身会变薄且脆性大，血供不佳，成年处女膜本身无其他的生理功能，但在心理上却占有很重要的地位。在中国传统文化中，处女膜是女性贞洁的象征，它的重要作用是新婚之夜出血即“见红”。但处女膜常由于性交、剧烈运动、手淫、手术操作等原因引起破裂，为解除处女膜破损造成的心理压力及精神痛苦，可行处女膜修复手术。

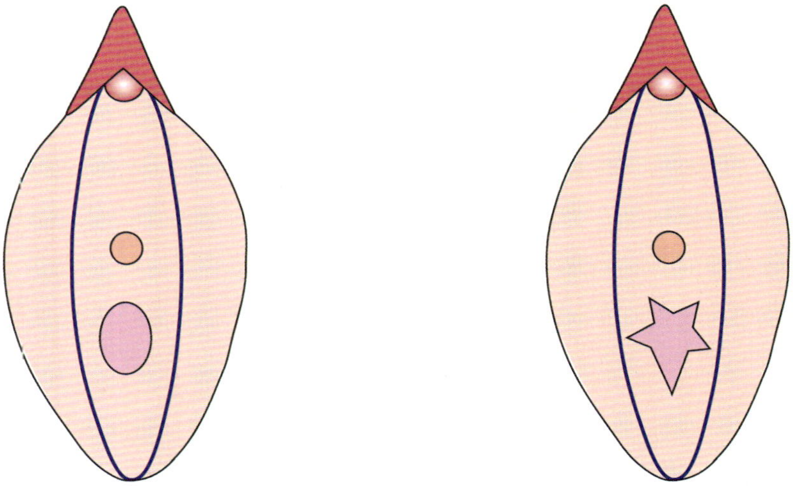

图 9-3-1　A　处女膜完整　B　处女膜破裂

手术方案与优缺点

处女膜修复术需将破裂的处女膜缘表面黏膜去除，再次制造出创面，通过直接缝合或瓦合式缝合将破裂的处女膜缘缝合重新形成处女膜环。若阴道口变宽、处女膜断端距离较远、缝合张力大，可同期行阴道缩紧术以缩短处女膜断端距离、减少张力，同时可增加出血概率。

1. 直接缝合法

将破裂的处女膜表面黏膜去除，创造出创面，后用缝合线对位缝合，关闭创面并形成环状。

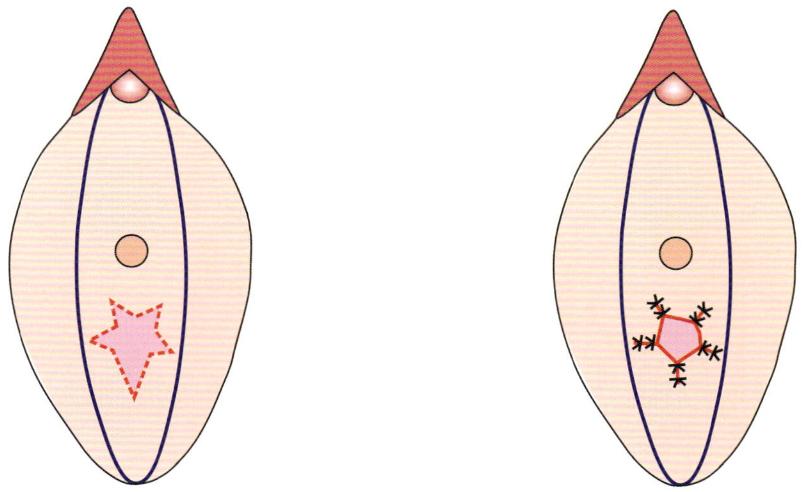

图 9-3-2 A 处女膜修复切口设计 B 缝合修复后

2. 瓦合式缝合法

将破裂的处女膜表面黏膜去除形成创面后，再将两侧断端分别去除一部分内表面黏膜和外表面黏膜，增大创面接触面积，减少切口张力，缝合后粘连更加牢固，提高修补成功率。

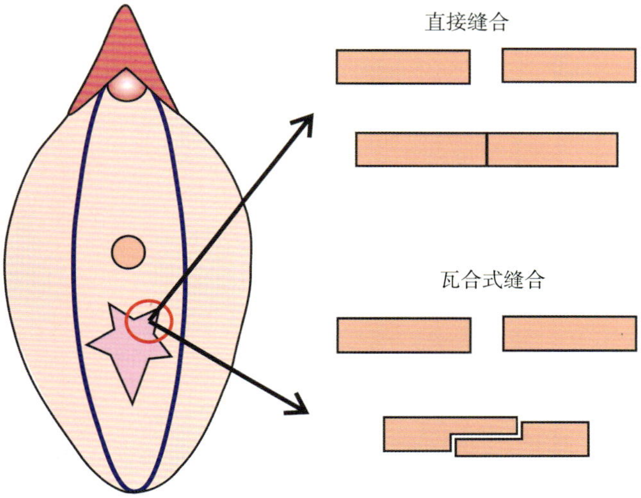

图 9-3-3 瓦合式缝合方式

3. 阴道缩紧 + 瓦合式缝合

由于处女膜很薄，即使应用瓦合式的缝合方式可增加对合面积，但对于阴道口宽松者，术后仍存在张力过高、愈合欠佳的问题。对于阴道宽松者，可在瓦合式缝合的基础上，楔形去除阴道部分黏膜组织，缩紧阴道口处处女膜环。其优势是可以减少术后切口张力，并大大增加出血的概率（处女膜环断裂或因阴道口黏膜撕裂均可造成出血）。

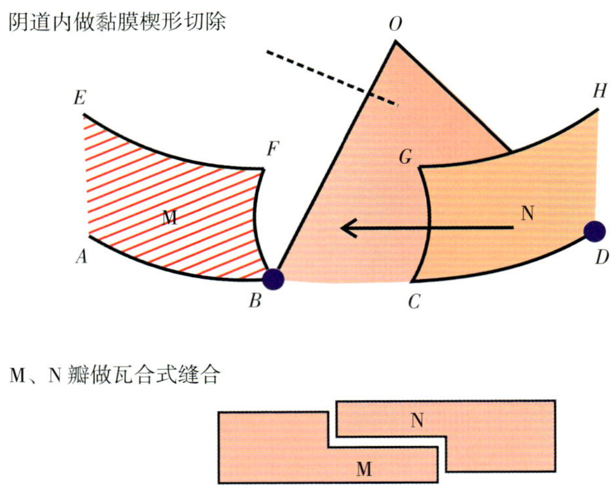

图 9-3-4
阴道口缩紧+处女膜修复

手术前须知

1. 有阴道炎症时可以手术吗?

因为处女膜位于阴道口，此部位比较特殊，无法严密包扎，伤口直接暴露并浸渍于子宫阴道分泌物中，而阴道分泌物的量及性状将严重影响缝合口的愈合，故术前阴道分泌物检查很重要，对于有阴道炎症的求美者应待其炎症治愈后再行手术。

2. 手术麻醉疼吗?

正常情况在打麻醉针时会有轻微疼痛感，如求美者过于紧张、痛觉敏感，也可先使用麻醉软膏外涂在局部，可以减轻麻醉注射时的疼痛感，两相结合，可以使手术在几乎无痛觉的情况下完成。

3. 所有的处女膜破裂都可以修复吗?

不是所有的处女膜破裂后都可以修复，如果处女膜环的破裂处过多，或残存的处女膜环过少，会对修复造成很大困难，甚至无法修复，需手术医生检查后决定能否修复。

4. 处女膜修复术后会再次开裂吗?

处女膜修复后因为接触面积小，张力大，容易开裂。可采用瓦合式缝合增加术区接触面积、阴道口黏膜缩紧减少处女膜缝合处张力来减少开裂的概率，同时需要在术后减少活动，以免牵拉导致切口开裂。

5. 处女膜修复术后性交时会出血吗?

处女膜修复术后有可能出血，这与年龄等相关因素有关。处女膜对保护幼女生殖系统有重要作用。随着生殖系统发育成熟，处女膜的保护作用下降，其本身也会变薄且脆性大，血供不佳，有的处女膜破裂本身便不会出血，或只有轻微出血。

6. 短时间内有同房需求者建议采用何种手术方式?

对于短时间内有性生活要求及不能避免剧烈活动的求美者，可在房事前 2～3 天行直接缝合法手术治疗，无须等待创面最佳愈合，以达到出血的目的为主。

7. 短时间内无同房需求者建议采用哪种手术方式？

对于短期内无同房需求的求美者，可于经期后 3～5 天手术，根据情况采用直接缝合或采用瓦合式缝合的方式，如伴有阴道口的松弛，需同时缩窄阴道外口处黏膜，以减少切口张力，促进顺利愈合，并增加出血的概率。

8. 为何在经期后的 3～5 天手术较为合适?

女性月经周期中第 2 周和第 4 周由于雌激素水平较低，因而白带量少而稠，可保持伤口的相对干燥。

围术期注意事项

(1) 手术需要避开月经期，因为此时凝血机制不好，易引起术中和术后出血。

(2) 控制血压至正常值，术前 2 周内停服血管扩张、抗凝药物及活血化瘀药物，如阿司匹林、维生素 E 等。

(3) 术前需仔细检查外阴及阴道、白带常规，如存在外阴、阴道炎，应先行治疗，防止术后感染。

(4) 术前沐浴，尤其术区要清洗干净，剃除会阴区毛发。

(5) 术后可按医生要求酌情应用止血药及消炎药，根据情况应用止痛药。

(6) 术后保持外阴清洁、干燥，穿宽松、棉质内裤。

(7) 术后多食水果，保持清淡饮食，适量补充蛋白质及维生素，避免食用辛辣刺激性食物、海鲜、牛羊肉等，避免吸烟饮酒。不可用力排便，避免大便秘结，可口服乳果糖使肠蠕动加快，加快粪便排泄。

(8) 术后 1 周内有些人表现为阴道少量出血，呈黑色或鲜红色。如果出血量大于月经量，需就诊检查。

(9) 术后 1 个月内禁用水压较强的坐便器冲洗，因为较强的水压影响手术部位的愈合，每次大小便后，用氯己定溶液或甲硝唑氯己定溶液冲洗外阴，并用无菌纱布轻轻擦拭干净。禁止泡澡或坐浴，浸泡会使可吸收缝线松散并可能导致切口开裂。

(10) 术后 1 个月内活动轻柔且不可进行体育锻炼，不可过度分腿，不可深蹲，不可泡澡。须保持高度警惕，避免人为运动过度拉伸、颠簸、摩擦，使处女膜再次破损。

(11) 术后 1 个月内不可自行检查伤口，以免导致切口撕裂。

(12) 术后 1 个月后手术切口处基本愈合，不影响日常生活。一般此时门诊术后复查，如果缝线尚未吸收好，可同时拆除。

(13) 禁止使用卫生棉条，可在卫生巾上对应手术区域的位置涂抹少量抗生素油膏以防止伤口粘到卫生巾上。

(14) 术后 2～3 周手术时的缝合线在体内吸收的过程中，可以表现为阴道流黄色分泌物。

(15) 术后第 1 次来月经若流出不通畅，须及时复诊。

第四节 大阴唇缩小术与大阴唇容量填充术

大阴唇为大腿内侧一对纵向凸起的外阴皮肤褶皱，覆盖小阴唇上部的 2/3。正常大阴唇为平坦的或凸起的结构，但由于妊娠、年龄、体重明显下降或遗传等因素的影响，大阴唇可出现形态异常，局部皮肤出现萎缩、松弛、下垂，严重时如空皮囊样褶皱悬垂，缺乏性吸引力，同时在穿紧身衣时其外形异常更加明显，不仅不美观，而且还可能导致功能问题，如失去机械保护和阴道闭合功能，导致干燥、炎症和频繁的念珠菌感染。为避免影响正常的社交生活，可行大阴唇缩小术和（或）大阴唇容量填充术。

手术方案与优缺点

如果出现阴唇皮肤冗余，则需收紧大阴唇。如果出现脂肪萎缩，建议用自体脂肪填充治疗。有些时候还需将这两种治疗方法结合起来，先行大阴唇缩小术，缝合后行自体脂肪填充术使其饱满。

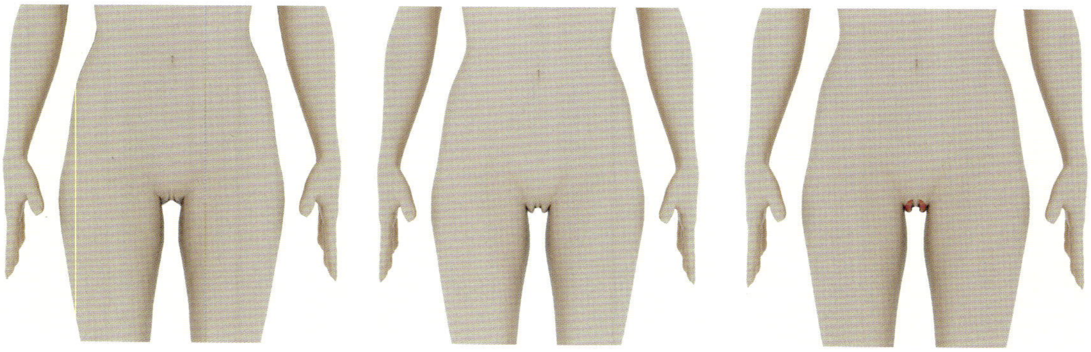

图 9-4-1　A　大阴唇正常外观　B　大阴唇松弛下垂　C　大阴唇松弛下垂的矫正

1. 大阴唇缩小术

对松弛下垂、褶皱拉伸较大的求美者可建议手术切除，通过这种方式改善大阴唇下垂褶皱、松弛赘皮，手术将切口设计在大、小阴唇交界处，切口呈月牙形，向外切除多余的松垂组织。通过切除多余的大阴唇组织来实现大阴唇缩小。

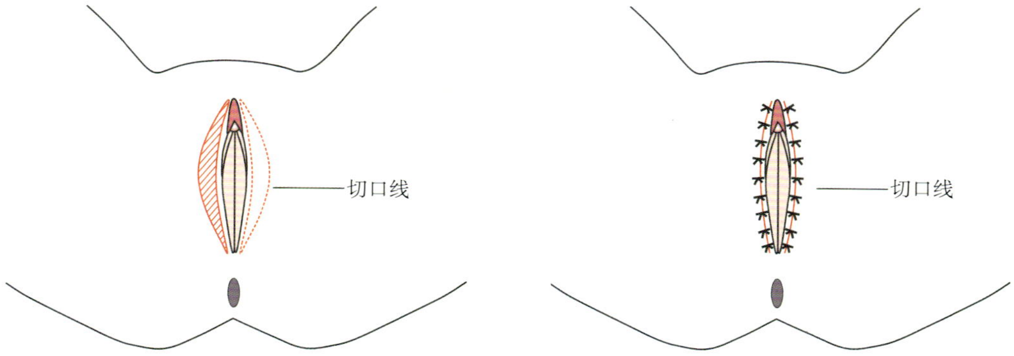

图 9-4-2 A 大阴唇缩小切口设计 B 缝合后

2. 大阴唇容量填充术

对于大阴唇只是脂肪萎缩的求美者，建议选择脂肪注射填充术，填充自体脂肪细胞，增加丰盈度。于腹部或大腿抽取脂肪，使用注脂针将脂肪注入大阴唇，在不同层面进行移植，使大阴唇丰满，改善干瘪和皱褶。

手术前须知

1. 大阴唇仅出现褶皱时可采用大阴唇缩小术吗?

可以采用大阴唇缩小术来绷紧大阴唇皮肤，但不推荐。如果大阴唇仅局部出现褶皱，未出现明显的松弛下垂或过度凸出，提示大阴唇皮肤量本不多，仅为皮下脂肪萎缩，此时更推荐采用自体脂肪填充的方式来恢复大阴唇的饱满。

2. 大阴唇缩小术后阴毛外观有变化吗?

因为切除的范围包含了部分阴毛区皮肤，因此术后阴毛区域会有所减小，减小的程度与大阴唇松垂的程度有关。

当大阴唇缩小术与容量填充术同期进行时，首先收紧组织，伤口闭合后再注射脂肪。

3. 自体脂肪填充大阴唇的效果如何?

移植脂肪的存活率不高，在大阴唇为 30% 左右，因此需要进行适当的“矫正过度”以及多次填充。不可一次进行过量填充，以免填充后造成自体脂肪聚集成团，导致中间的脂肪细胞没有血液供应，出现皮肤坏死、液化、油性囊肿等并发症。

4. 可以同时做大阴唇缩小术和小阴唇缩小术吗?

不建议在单次手术中同时进行小阴唇和大阴唇缩小术，因为愈合会变得非常困难，在联合手术后，日常活动产生的机械应力会大大延迟伤口愈合和导致伤口裂开，从而影响预期的美学效果。

5. 大阴唇缩小术对小阴唇的影响是什么?

一是暴露的影响，大阴唇的缩小可能会暴露更多小阴唇，导致小阴唇的凸出，比手术前更明显；二是张力的影响，大阴唇的收紧会影响小阴唇的张力，如果小阴唇高度本身很低，在大阴唇手术后小阴唇因为两侧的牵拉可能会变得过于平坦。

围术期注意事项

（1）手术需要避开月经期，因为此时凝血机制不好，易引起术中和术后出血。

（2）控制血压至正常值，术前 2 周内停服血管扩张、抗凝药物及活血化瘀药物，如阿司匹林、维生素 E 等。

（3）术前沐浴，尤其术区要清洗干净，剃除会阴区毛发。

（4）术后尽量采用双腿并拢的姿势，避免双腿叉开。适度走路是允许的，但体操、骑自行车及所有的可能使伤口处受力的活动都不可进行。

（5）大阴唇缩小术后，早期使用冰袋冰敷可以有效缓解疼痛及术后肿胀，术后 48 h 内冰敷手术区域对伤口恢复非常有利，冰敷 20 min 后休息 20 min，交替进行。

（6）术后可按医生要求酌情应用止血药及消炎药，根据情况应用止痛药。

（7）术后保持外阴清洁、干燥。

（8）术后保持清淡饮食，适量补充蛋白质及维生素，避免食用辛辣刺激性食物、海鲜、牛羊肉等，避免吸烟饮酒。尤其是自体脂肪填充者，在术后早期吸烟会大大降低脂肪存活率。

（9）每天用碘伏消毒外阴 1 ~ 2 次，可消毒后在切口外涂抗生素油膏。

（10）自体脂肪移植后，应尽量避免术区受压。如果可能的话，在术后的 14 天内尽量不要坐。

（11）排卵期或外阴分泌物过多者必要时术后可以加塞棉条，避免分泌物影响大阴唇切口，动作轻柔，避免牵拉伤口。

（12）根据愈合情况术后 1 ~ 2 周拆除缝线。

（13）待切口完全愈合后，可以外涂抗瘢痕药物，如疤克。过早地外涂抗瘢痕药物会影响切口的愈合。前半年有效的抗瘢痕药物可以预防瘢痕增生，半年后为瘢痕成熟期，切口瘢痕会趋于稳定。

（14）术后 1 个月内活动轻柔且不可进行体育锻炼，不可有性行为，不可过度分腿，不可深蹲，不可泡澡，以免创面裂开。

（15）术后 6 周内不要剃阴毛，以免不必要的刺激。

（16）术后 6 ~ 8 周可以恢复正常生活，包括运动与性生活。

（17）大阴唇缩小术术后有时肿胀消退非常缓慢，最长可达 1 年的时间。

（18）自体脂肪填充后，所注射的脂肪组织可能被包裹起来，而且能感觉到局部变硬。但是它们通常只是暂时性的，可以通过轻柔的加压或按摩来解决。

（19）自体脂肪填充后不可减肥，以免影响其存活率。

第五节 阴道缩紧术

女性性高潮的主要因素源自正常的阴道收缩力和弹性以及足够的阴道摩擦力。阴道松弛时由于阴道内肌肉收缩力弱，在性生活时不能对性伴侣双方产生足够的握抓感和摩擦感，导致阴道和阴茎对刺激的反应迟钝或无反应，很难达到性高潮，甚至无性高潮发生，是影响夫妻感情的一个重要因素。

手术方案与优缺点

1. 单纯阴道内缩紧

对于没有生育的女性，阴道外口大多正常，而阴道内直径较宽大。手术需要在阴道后壁做一菱形切口，将黏膜下方的肌肉（肛提肌）拉拢收紧，以增加阴道收缩能力、缩窄阴道内直径。

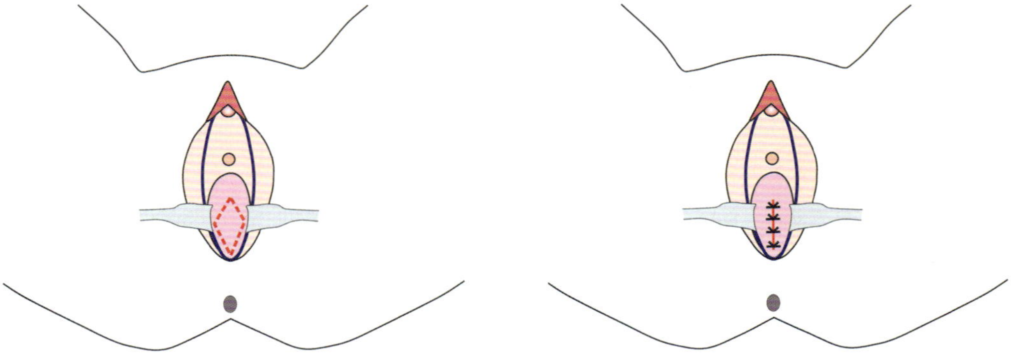

图 9-5-1 A 阴道内缩紧切口设计 B 缝合后

注解：

肛提肌位于盆膈中，有加强盆底托力及阴道括约肌的作用，当肛提肌因分娩或年龄增长而伸展、两肛提肌距离增宽、肌力减弱，阴道壁逐渐失去支持，导致阴道松弛。

2. 阴道缩紧 + 会阴体重建

中年女性或多胎自然分娩以后，阴道外口常变得宽大，闭合差，阴道外口距肛门的距离缩短。手术由宽大的阴道外口至阴道内做倒 T 形切口，将黏膜下方的肌肉（肛提肌）拉拢收紧以增加阴道收缩能力、缩窄阴道内直径，同时通过倒 T 形切口两臂之间的拉拢，缩窄阴道外口、延长阴道口至肛门的皮肤长度。

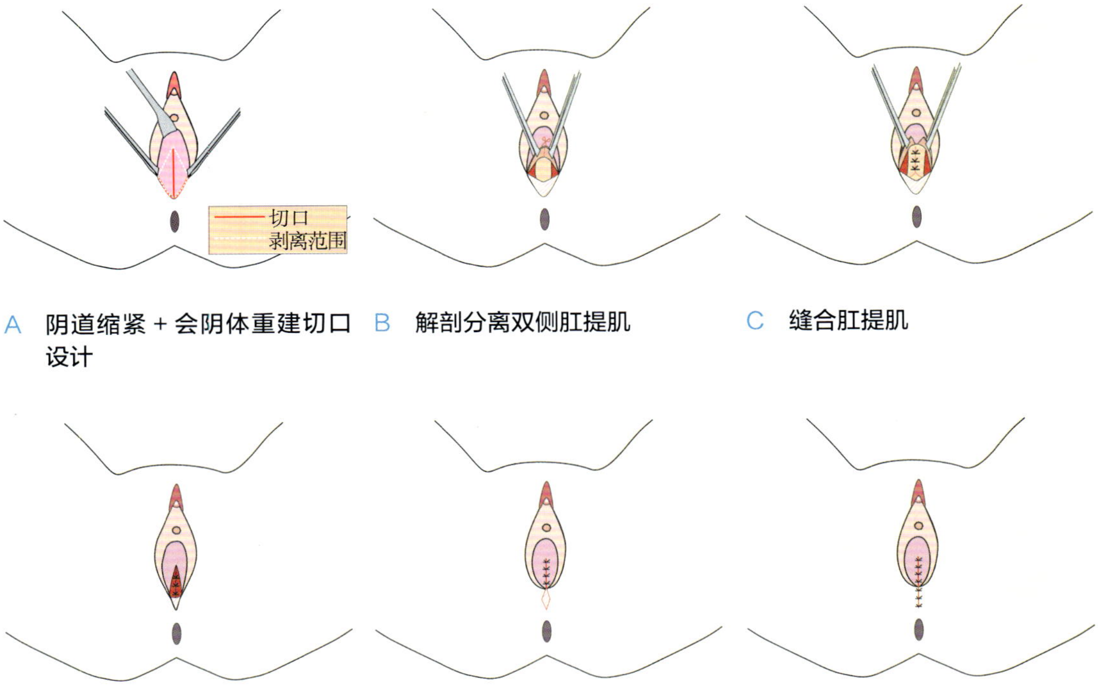

A 阴道缩紧＋会阴体重建切口设计　B 解剖分离双侧肛提肌　C 缝合肛提肌

D 缝合皮下组织　E 缝合阴道黏膜　F 会阴体重建，延长阴道外口至肛门距离

图 9-5-2

手术前须知

1. 如何判断阴道松弛?

正常女性阴道内宽度为 1.5 ~ 2 指，而阴道松弛时阴道内宽度可达 3 ~ 4 指。

2. 是否建议以注射填充的方式矫正阴道内松弛？

目前矫正的方法较多，线雕、透明质酸注射、手术等方法均有报道，但考虑松弛的主要原因为黏膜下肌肉的分离、松弛，注射填充的方法并不能从根本上矫正。

3. 术后可以将阴道缩紧到何程度?

事实上手术可以将阴道无限制地进行收紧，但不可期望过窄的阴道内直径，以免产生严重的并发症，一般将阴道缩窄到可容纳 1.5 ~ 2 指。

围术期注意事项

（1）手术需要避开月经期，因为此时凝血机制不好，易引起术中和术后出血。

（2）控制血压至正常值，术前 2 周内停服血管扩张、抗凝药物及活血化瘀药物，如阿司匹林、维生素 E 等。

（3）术前需明确有无阴道内炎症。

（4）术前沐浴，清洁术区皮肤，剃除会阴区毛发。

（5）术后会阴部疼痛严重影响心情及活动，需按时使用止痛药，并使用抗生素 5 ~ 7 天，预防感染。

（6）术后多食水果，保持清淡饮食，适量补充蛋白质及维生素，避免食用辛辣刺激性食物、海鲜、牛羊肉等，避免吸烟饮酒。不可用力排便，避免大便秘结，可口服乳果糖使肠蠕动加快，加快粪便排泄。

（7）保持会阴部皮肤清洁干燥，每次大小便后，用氯己定溶液或甲硝唑氯己定溶液冲洗外阴，并用无菌纱布轻轻擦拭干净。禁止泡澡或坐浴，浸泡会使可吸收缝线松散并可能导致切口开裂。

（8）术后 24 h 内减少活动，以卧床休息为主，会阴部间断冰敷以减少出血。

（9）术后阴道内有填塞纱布，于术后第 2 日取出，纱布可以起到压迫作用，减少阴道内切口出血。

（10）阴道内缝合线为可吸收线，术后 1～2 个月可自行脱落，无须拆线。如阴道口外有缝线，则术后 1～2 周根据愈合情况拆线。

（11）术后 1 个月内避免剧烈运动及深蹲，术后 2 个月内禁止盆浴及性生活。

（12）手术矫正阴道松弛较为彻底，但恢复期长，术后早期疼痛较为明显，且恢复后同房也存在一个疼痛的适应期，2～3 个月适应后缓解。

（13）术后肛提肌训练是维持手术效果最有效的方法。在休息状态下或空闲时通过缩肛运动来进行阴道锻炼。具体方式是缩紧肛门肌肉，保持 1～1.5 min，每天 30～40 次，坚持半年时间为佳。

第十章

DI SHI ZHANG

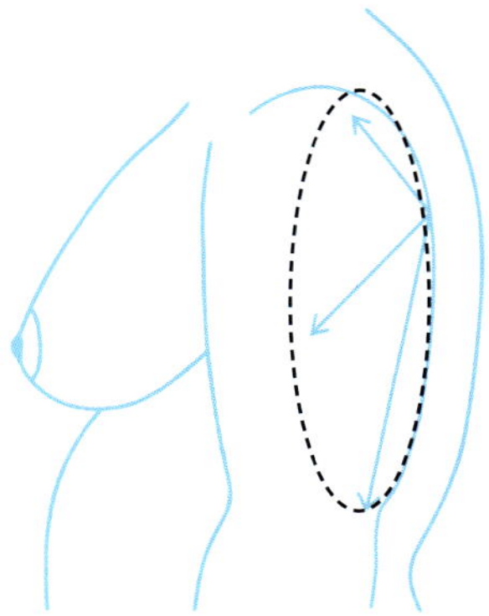

吸脂与脂肪填充

XI ZHI YU ZHI FANG TIAN CHONG

第一节

吸脂术

随着生活水平的不断提高，饮食结构从以蔬菜、水果等富含纤维素的食物转变为高能量的动物性食物，工作模式也从重体力劳动转变为以脑力、轻体力劳动为主，加上快节奏的生活压力，导致肥胖求美者不断增加。塑身美容目前已逐渐成为当今社会的一种潮流，运用吸脂技术吸除脂肪，已成为塑形最常见的方式之一。

手术方案与优缺点

吸脂术经皮肤小切口伸入皮下脂肪层，通过肿胀麻醉、共振、超声、射频等方式破碎脂肪，再以负压吸引将多余的脂肪肝颗粒吸出体外，达到减少脂肪细胞的方法。常见吸脂部位如面部、手臂、背部、腹部、臀部、腿部。

1. 面部吸脂

面颊部、下颌、颏部是面部脂肪容易堆积的地方，而这些部位的脂肪堆积会使面部失去线条美与轮廓美。

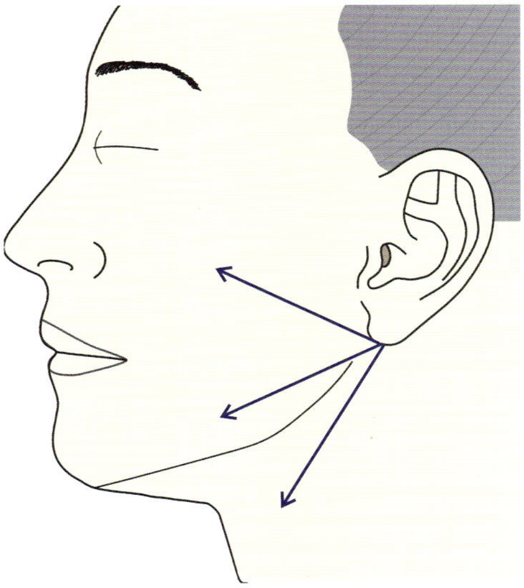

图 10-1-1
面部吸脂

2. 手臂吸脂

手臂尤其是上臂，是脂肪过度堆积的常见部位，如常常提到的蝴蝶袖，就是上臂脂肪堆积的一种表现，而且此部位的脂肪堆积很难通过运动、按摩等方式去除。

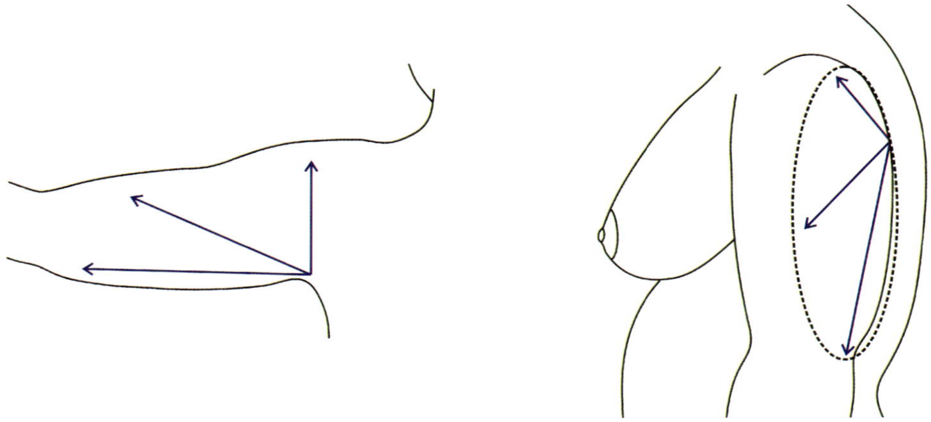

图 10-1-2　　A 手臂吸脂后面观　　B 手臂吸脂侧面观

3. 背部吸脂

对于一些整体肥胖的人群，背部的脂肪堆积也是一个不容忽略的地方，而且该部位的脂肪堆积很难通过运动的方式去除。

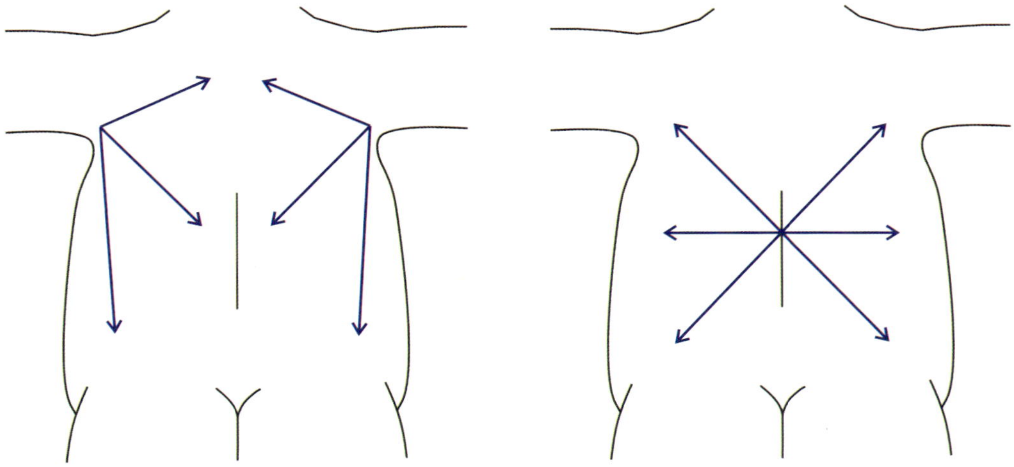

图 10-1-3
背部吸脂　　A　　B

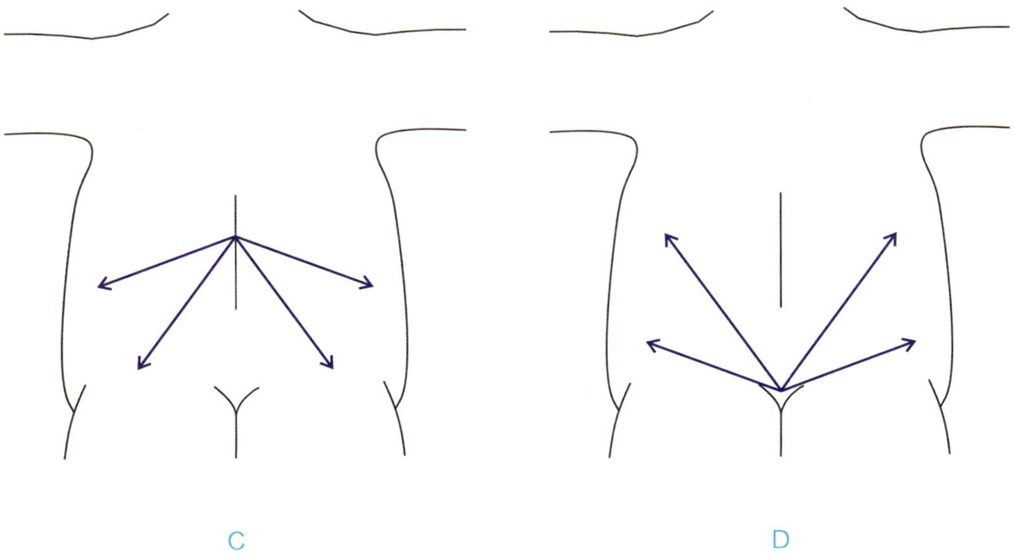

图 10-1-3 （续）

4. 腹部吸脂

腰腹部是常见的脂肪堆积部位，通过腰腹部脂肪抽吸手术，可以使局部的脂肪层变薄，实现腰部与臀部的自然过渡，可以使腰围变细，形体更美。

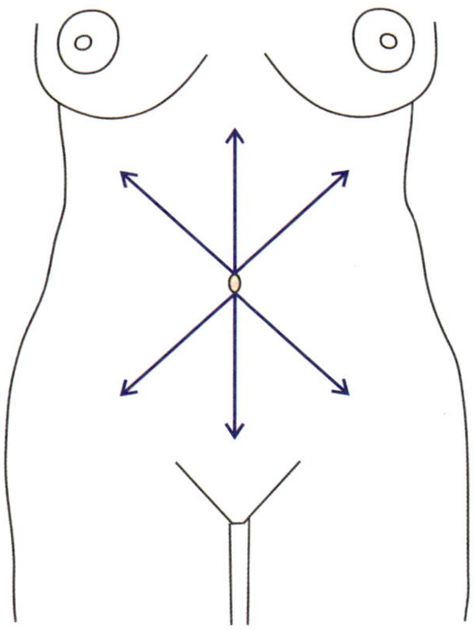

图 10-1-4
腹部吸脂

5. 臀部吸脂

臀部肥大变形会让体形的美观程度大打折扣，臀部吸脂不仅可以塑造臀形，还可以塑造臀沟。

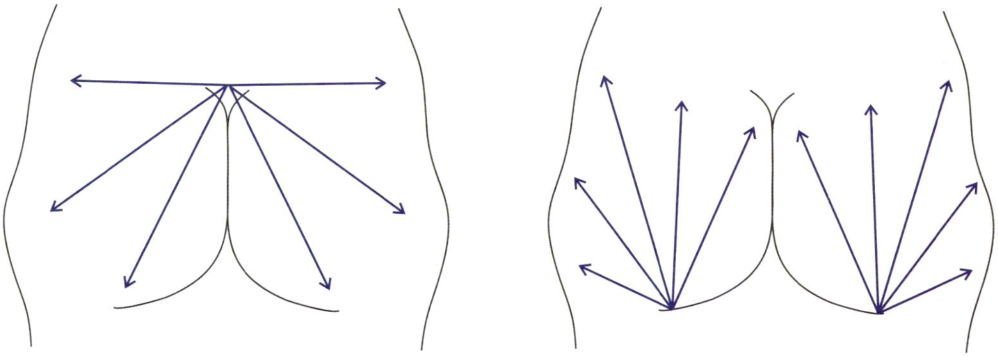

图 10-1-5
臀部吸脂

6. 腿部吸脂

腿部特别是大腿是脂肪堆积的常见部位，大腿部的脂肪堆积会导致整个身体的比例不协调，缺乏美感。

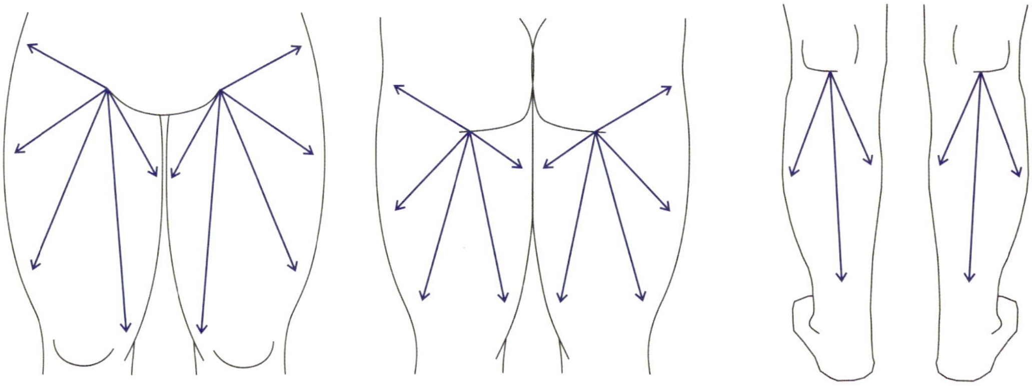

图 10-1-6 A、B 大腿吸脂 C 小腿吸脂

手术前须知

1. 运动和吸脂对脂肪细胞有哪些不同影响?

人在成年以后，体内脂肪细胞数量就基本恒定不变，胖与瘦之间的区别主要在于每个脂肪细胞的体积大小。通过运动可使身体内脂肪细胞的体积变小而数量不变，在停止运动或改变饮食结构后，脂肪细胞可能会再次增大。通过抽脂可使身体内脂肪的数量变少，而细胞个体的体积不变。

2. 吸脂术后会引起反弹吗?

吸脂术就是在数量上减少脂肪细胞，理论上讲，吸脂术后是不会引起反弹的，但是脂肪细胞的体积是会发生变化的。肥胖人群平时的饮食摄入量要多于偏瘦的人群，如果在吸脂术后，继续按照以前的饮食习惯不加以控制的话，身体就会把多余的能量储存在剩余的脂肪细胞上，进而增加脂肪细胞的体积，结果就出现了反弹。因此手术后要控制饮食，需要适当地进行锻炼，以维持较好的身材。

3. 吸脂与减肥的区别?

减肥的目的是减少全身脂肪含量，改善身体各项指标，而吸脂改善的是局部体表皮下脂肪，其目的是体形重塑，且由于这部分脂肪较少，同时由于脂肪密度低，吸脂后并不能使体重明显降低。

4. 吸脂后皮肤会变得松弛吗?

当吸脂量较小、求美者较年轻、皮肤紧致度良好时，由于皮肤有一定的回缩能力，经过术后常规穿着塑形衣 3 个月，皮肤不会出现松弛的情况。

当吸脂量大或术前伴有皮肤松弛时，那么常规吸脂后可能由于皮肤回缩能力有限，出现不同程度的皮肤松弛，可通过手术将多余的皮肤切除。

5. 吸脂术后穿塑形衣的作用是什么?

吸脂术后一般建议穿塑形衣至少 3 个月。早期穿塑形衣可以减少出血和组织水肿，避免渗出液局部堆积形成血肿或血清肿，加快术后恢复时间，之后塑形衣的持续压力对脂肪组织有塑形作用，有利于残留在吸脂部位的脂肪颗粒分布均匀，减少凹凸不平的情况。

6. 吸脂术和打溶脂针有何不同?

虽然欧美国家已开始使用，但我国还没有批准溶脂针的正式应用。溶脂针的原理主要是其含有能够加速脂肪分解的成分，如磷脂酰胆碱，通过改变脂肪代谢，加速脂肪分解，针对小的局部的脂肪堆积确实可以起到很好的作用，但不能局部大量应用，因为可能会出现脂肪液化和感染的风险。

7. 小腿部位可以吸脂吗?

首先需要确定小腿粗壮的原因，踮起脚尖检查是否为肌肉发达。若触及皮下脂肪较薄，而肌肉较发达，则不可以吸脂，可使用肌肉内注射肉毒毒素来达到瘦小腿的目的；若皮下脂肪较厚，则是可以吸脂的。

8. 吸脂术后需要缝线吗?

为了避免术后对合不良遗留瘢痕，吸脂区的孔常规是需要缝合的，但是线非常细，一般缝 1～2 针。

围术期注意事项

（1）手术需要避开月经期，因为此时凝血机制不好，易引起术中和术后出血。

（2）控制血压至正常值，术前 2 周内停服血管扩张、抗凝药物及活血化瘀药物，如阿司匹林、维生素 E 等。

（3）术前沐浴，尤其术区要清洗干净，剃除术区周围毛发，准备塑形衣。

（4）术后住院或留院观察 4～6 h，以便观察生命体征变化，防止发生脂肪栓塞等并发症。如术后 2 天内发生发热，烦躁，颈、胸、腋下瘀斑，呼吸急促，需及时与医生沟通。

（5）术后可按医生要求酌情应用止血药及消炎药，根据情况服用止痛药。

（6）术后 1～2 天肿胀较重，这期间会有一些渗出液，吸脂部位会有一些牵拉疼痛感，皮肤会有淤青等表现。需穿塑形衣，减少活动量，但不可一直卧床休息，以避免脂肪栓塞、深静脉栓塞及急性肺栓塞的发生。腹部吸脂的求美者休息时可采取半卧位有利于引流，下肢吸脂的求美者早期可卧床并抬高下肢，面部吸脂的求美者应避免低头。

（7）手术后可多饮水，加速局麻药排出，减少麻醉药的毒副作用。饮食清淡，避免食用辛辣刺激性食物，可适当增加膳食纤维的摄入，防止便秘。应戒烟限酒。术后无须大量的鸡鸭鱼肉进行滋补，否则体重未减，反而腰围又会因营养过多而增加。

（8）术后采用无菌敷料对局部进行覆盖，以弹力绷带进行包扎，如肢体末梢发紫、皮肤温度明显过凉，表明弹力绷带加压过紧，及时报告医生调整。术后第 1 天由于肿胀液的渗出，切口可能有较多渗出液，可在手术引流部位无菌敷料的外层放置吸水性强的尿不湿，以免弄脏衣物。术后次日由于外层敷料已渗湿，需行更换和包扎。

（9）根据缝合部位和愈合情况，术后 1～2 周拆除缝线，伤口未愈合未拆线前不能沐浴，以免感染伤口。在此期间内要保持伤口清洁干燥，避免让伤口沾水，防止手术部位碰触，以防感染。

（10）拆线后 2 天待伤口及缝线的针孔完全愈合后可沾水。

（11）拆线后，待切口及针孔完全愈合后，可以外涂抗瘢痕药物，如疤克。过早地外涂抗瘢痕药物会影响切口的愈合。前半年有效的抗瘢痕药物可以预防瘢痕增生，半年后为瘢痕成熟期，切口瘢痕会趋于稳定。

（12）在吸脂区应用塑形衣服有减少皮肤表面凹凸不平、减少出血和瘀斑的优点。在撤除弹力绷带后应选择弹力适中的塑形衣加压，持续穿戴 3 个月或更长时间。在术后的前 2 周内，需 24 h 不间断地穿着塑形衣，以便局部部位更好地塑形，之后可逐渐减少穿戴时间，如白天或者晚上穿半天的时间，每天不得少于 4 h。

（13）术后早期，求美者的术区可能有轻度的凹凸不平，除依靠穿弹力衣进行压迫外，应用理疗和按摩也可以对脂肪组织的重新分布与定位起到治疗的作用。在术后 1～2 周后可以进行吸脂术后按摩，每天 2 次，连续 8 周，同时早晚进行居家按摩，每次 20 min，持续 3 个月以上，以防止外观变形和内部瘢痕粘连。

（14）吸脂术后可能会发生皮下瘀斑、皮下麻木、脂肪液化外溢、局部凹凸不平等，这些通常不需做任何处理，经过一段时间后均可自愈。3～6 个月内如出现局部凹凸不平、发硬，可予热敷、理疗及包扎调整。应注意的是，吸脂术后皮肤的感觉功能会出现暂时异常，不易察觉皮肤的热损伤，应避免出现烫伤。

（15）术后 1 个月内避免阳光暴晒，以减少局部色素沉着。

（16）一般建议在吸脂术后 2 个月内不可以剧烈运动。如果吸脂的量极少，那么吸脂术后 1 个月就可以正常运动。

（17）术后对某部位不甚满意者，可在术后 3～6 个月再次进行局部吸脂术。

第二节

自体脂肪移植术

自体脂肪颗粒注射填充移植取材安全方便，供源充足且容易获取，微创无痕，无排斥反应，外形良好，手感自然，具有良好的组织相容性，是目前国内外最理想、最具发展潜力的人体软组织填充物。

手术方案与优缺点

临床自体脂肪颗粒注射填充移植后，早期处于缺血状态，依靠受区组织液渗透来获取营养，随后靠受区新生血管长入建立血液循环。临床上一般以较细的针管将脂肪颗粒注射成点状或线状，形成多点、多隧道、多层次的注射，使脂肪颗粒以每点最小的体积获得最大的表面接触面积，以获得更多的营养，减少脂肪的坏死和吸收。

常见的填充部位有额头、颞部、苹果肌、泪沟、法令纹、面颊、红唇、颏部、胸部、臀部、大阴唇等。

1. 自体脂肪填充额部

亚洲人额头大多低平，鼻部与额部角度不明显，尤其在隆鼻之后，低平的额头使整体缺乏立体感，可通过额部的自体脂肪填充来改善鼻额角度。

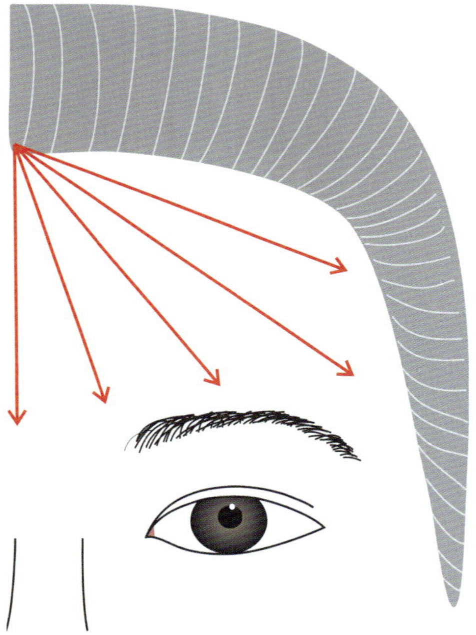

图 10-2-1
额部脂肪填充

2. 自体脂肪填充颞部

很多求美者双侧颞部（太阳穴）凹陷，使整体脸形显得过渡不自然，缺乏美感，可于颞部进行填充，使其饱满，恢复自然流畅曲线。

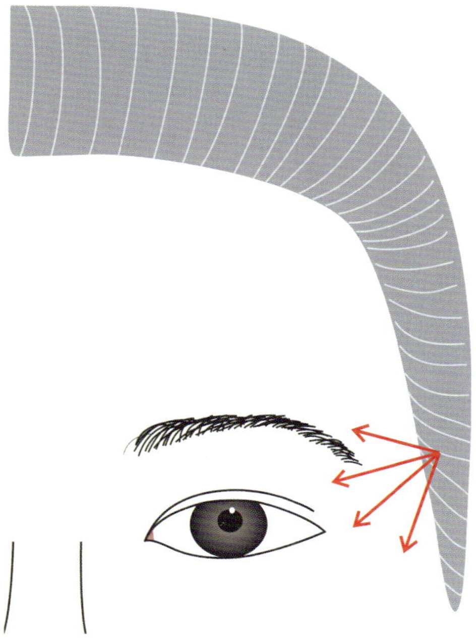

图 10-2-2
颞部脂肪填充

3. 自体脂肪填充苹果肌

苹果肌并不是一块真正的肌肉，它位于眼睛下方约 2 cm 处。当微笑或做表情时，周围肌肉组织的挤压，这块区域稍稍隆起，看起来像圆润的苹果，故得名苹果肌。有苹果肌的女孩，微笑时脸颊呈现出如苹果般的曲线，能够营造亲和感。

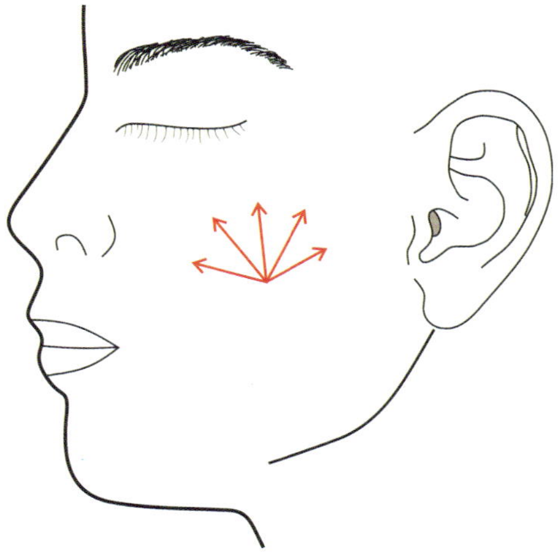

图 10-2-3
苹果肌脂肪填充

4. 自体脂肪填充泪沟

泪沟是下睑软组织萎缩形成的一条凹槽，起自内眼角延伸到眶下缘，由于泪沟的出现，可能会导致眼袋更加明显，使人感觉憔悴，影响美观，而脂肪移植则能填平这一凹槽，消除泪沟。

5. 自体脂肪填充鼻唇沟

人到中年以后，面部皮肤开始下垂，可加深鼻唇沟（法令纹）而使人显得老态，缺少活力，可通过自体脂肪填充来改善鼻唇沟的凹陷。

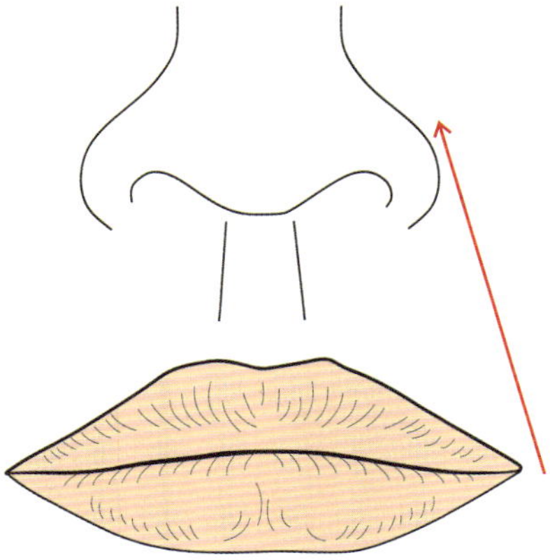

图 10-2-4

鼻唇沟脂肪填充

6. 自体脂肪填充面颊

面颊部饱满的人看起来活泼可爱，而面颊部凹陷则给人感觉以清冷严肃，也可通过自体脂肪的填充来使凹陷处饱满。

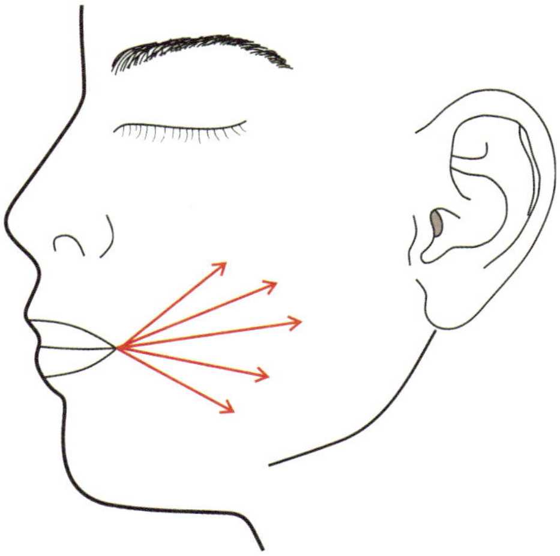

图 10-2-5

面颊脂肪填充

7. 自体脂肪丰唇

脂肪丰唇较其他材料更加真实，手感更加自然，效果更加持久，一般需要经过 2～3 次填充，以达到预期的效果。

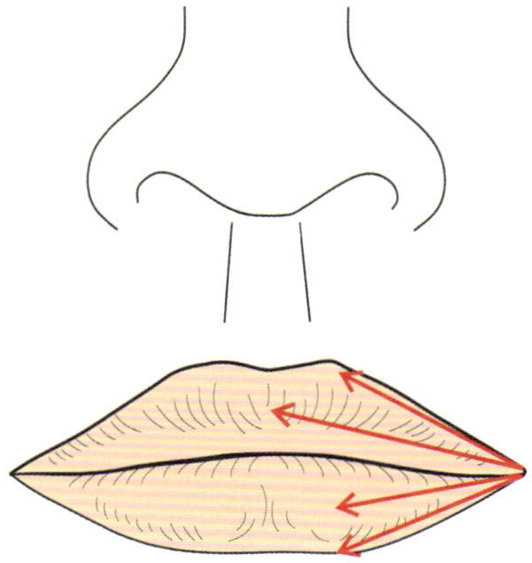

图 10-2-6
唇部脂肪填充

8. 自体脂肪隆颏

自体脂肪隆颏适合颏部有一定骨组织支撑者，但对于颏部太短、有严重下颌退缩的求美者来说，就需要假体植入，或经过假体植入后，联合自体脂肪填充，以取得更好的效果。

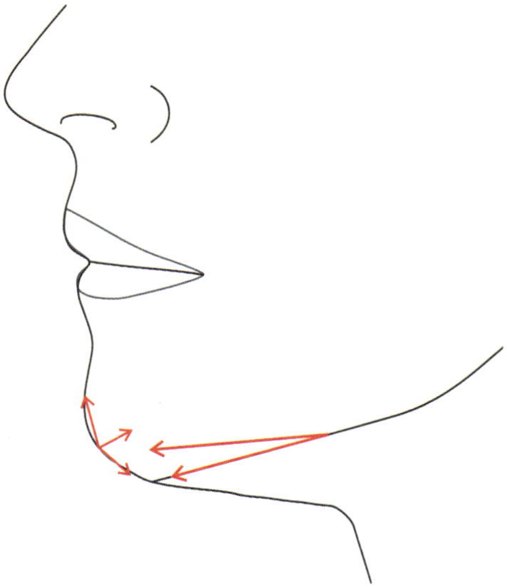

图 10-2-7
颏部脂肪填充

9. 自体脂肪隆胸

在吸脂的同时，利用自身多余的脂肪来隆胸正受到越来越多人的追捧，其不影响哺乳功能，不影响胸部的感觉、形态，手感自然真实，适合乳房发育不良、对乳房体积增加要求不高者。

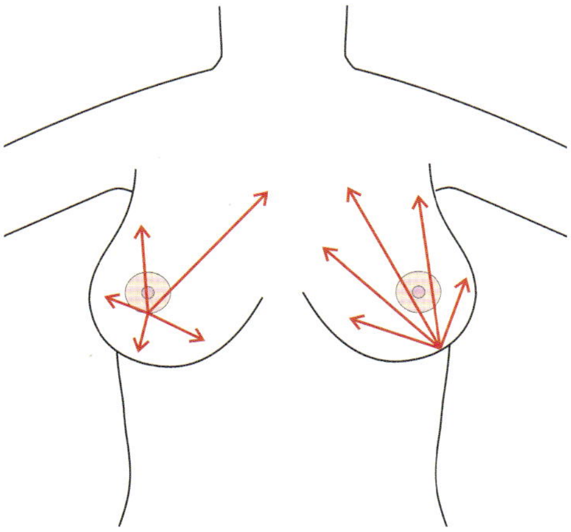

图 10-2-8
胸部脂肪填充

10. 自体脂肪丰臀

自体脂肪移植对臀部形态的改善是迅速而显著的，臀部脂肪填充不仅能增大臀围，而且通过调整臀部的脂肪分布，可以使臀部的表面更平整，曲线更平滑。

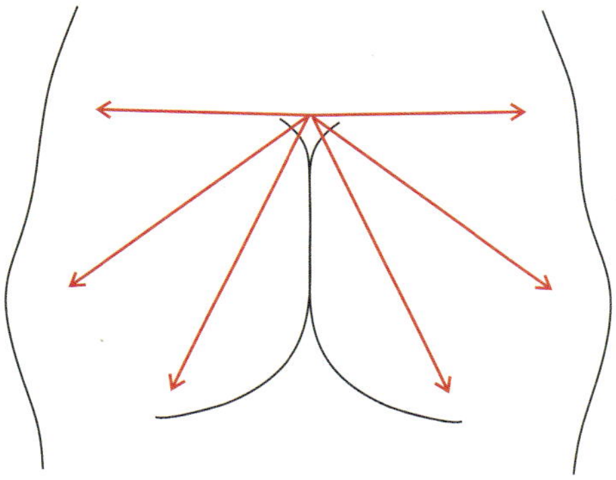

图 10-2-9
臀部脂肪填充

11. 自体脂肪填充大阴唇

对女性来说，皮下脂肪丰满的大阴唇不仅是年轻女性的象征，而且对满意的性生活也起到很大的促进作用。适合大阴唇脂肪层较薄的女性。

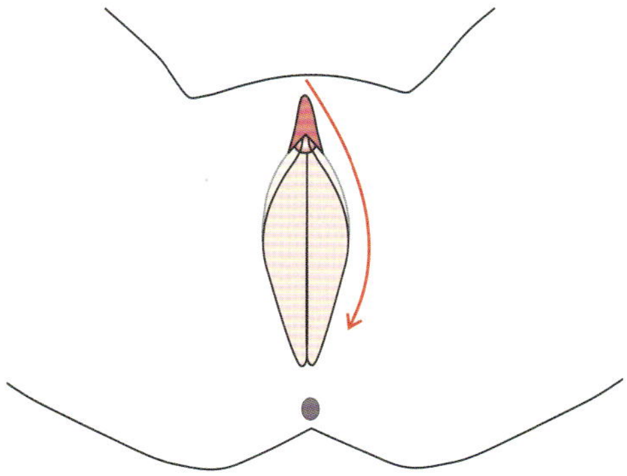

图 10-2-10
大阴唇脂肪填充

手术前须知

1. 脂肪移植后的吸收率是多少?

自体脂肪移植后吸收率较高，其吸收率可达 50% ~ 70%，但保留下来的脂肪就会永久地保存下来，可采用“少量多次”或适度矫正过度的办法来填充。

2. 每次可以填充的脂肪量是多少?

自体脂肪的存活需要其分别与周围组织密切接触来获取营养并建立血液循环，可以理解为房子里的住户一样，墙壁负责输送营养，需要将脂肪颗粒分散到各个楼层，不能聚集在一起，以免有细胞没有得到营养而坏死。

因此，在填充部位不仅需要看缺少多少脂肪量，也需要看组织原本的厚度，“楼层”越高，可以容纳的自体脂肪颗粒就越多。相反，自身组织厚度较薄的位置，可以容纳的自体脂肪颗粒量就越少。

3. 常见取脂的部位是哪里?

供区常以大腿、腹部、臀部脂肪为优先选择，其脂肪颗粒致密，较易存活，且深层的脂肪为代谢不活跃的脂肪，稳定性强，可提高脂肪移植的存活率。

4. 鼻部山根位置可以填充脂肪吗?

山根处骨感很强，这个部位皮下几乎没有脂肪组织，鼻骨表面又附着有肌肉，此处皮肤活动度较大，塑形难，另外这个部位血运条件一般，如果在山根部位移植脂肪，成活率较差。因此不建议在山根处填充脂肪，可通过假体植入或填充透明质酸来改善山根低平。

5. 填充过透明质酸后可以进行脂肪移植吗?

填充过透明质酸之后是可以进行自体脂肪移植的，但是要等透明质酸完全吸收以后才可以做自体脂肪移植，否则可能会发生感染或效果不理想。对于迫切想进行自体脂肪移植的求美者，可以先用透明质酸酶溶解透明质酸。

6. 脂肪栓塞发生率高吗?

脂肪栓塞是自体脂肪移植的最严重的并发症，较为罕见，但其严重时可危及生命。

围术期注意事项

（1）手术需要避开月经期，因为此时凝血机制不好，易引起术中和术后出血。

（2）控制血压至正常值，术前2周内停服血管扩张、抗凝药物及活血化瘀药物，如阿司匹林、维生素E等。

（3）术前沐浴，尤其术区要清洗干净，剃除术区周围毛发，准备塑形衣。

（4）术后住院或留院观察4～6 h，以便观察生命体征变化，防止发生脂肪栓塞等并发症。如术后2天内发生发热，烦躁，颈、胸、腋下瘀斑，呼吸急促，需及时与医生沟通。

（5）术后可按医生要求酌情应用止血药及消炎药，根据情况服用止痛药。

（6）术后1～2天肿胀较重，这期间会有一些渗出液，吸脂部位会有一些牵拉疼痛感，皮肤会有淤青等表现。需穿塑形衣，减少活动量，但不可一直卧床休息，以避免脂肪栓塞、深静脉栓塞及急性肺栓塞的发生。腹部吸脂的求美者休息时可采取半卧位有利于引流，下肢吸脂的求美者早期可卧床并抬高下肢。

（7）手术后可多饮水，加速局麻药排出，减少麻醉药的毒副作用。饮食清淡，避免食用辛辣刺激性食物，可适当增加膳食纤维的摄入，防止便秘。应戒烟限酒。避免减肥或者代谢率增高的行为如熬夜、吸烟、酗酒等。

（8）吸脂区术后采用无菌敷料对局部进行覆盖，用弹力绷带进行包扎，如肢体末梢发紫、皮肤温度明显过凉，表明弹力绷带加压过紧，及时报告医生调整。术后第1天由于肿胀液的渗出，切口可能有较多渗出液，可在手术引流部位无菌敷料的外层放置吸水性强的尿不湿，以免弄脏衣物。术后次日由于外层敷料已渗湿，需行更换和包扎。

（9）术后1周拆除缝线，伤口未愈合未拆线前不能沐浴，以免感染伤口。在此期间要保持伤口清洁干燥，避免让伤口沾水，防止手术部位碰触，以防感染。

（10）拆线后2天待伤口及缝线的针孔完全愈合后可沾水。

（11）拆线后，待切口及针孔完全愈合后，可以外涂抗瘢痕药物，如疤克。过早地外涂抗瘢痕药物会影响切口的愈合。前半年有效的抗瘢痕药物可以预防瘢痕增生，半年后为瘢痕成熟期，切口瘢痕会趋于稳定。

（12）面部脂肪移植后，1～2周避免过多地做表情和咀嚼动作，避免揉搓注射部位，不可频繁说话和吃过硬的食物，以免出现脂肪移位，睡前需要固定好枕头仰卧位，避免面部受压。

（13）胸部脂肪移植早期用薄软棉垫弹力绷带固定，拆线后更换佩戴无钢圈无痕软质胸罩，避免其乳房局部受到明显压迫。限制上臂活动10～14天，1月内禁止双臂上举、持重物、扩胸等运动。

（14）臀部脂肪填充术后要保持俯卧位，术后1周内应避免久卧和久坐、驾车等臀部受压的情况。

（15）会阴部脂肪填充术后要禁止盆浴2周，禁止性生活1～2个月。

（16）在吸脂区穿戴塑形衣有减少皮肤表面凹凸不平、减少出血和瘀斑的优点。在撤除弹力绷带后应选择弹力适中的塑形衣加压，持续穿戴3个月或更长时间。在术后的前2周内，需24 h不间断地穿着塑形衣，以便局部部位更好地塑形，之后可逐渐减少穿戴时间，如白天或者晚上穿半天的时间，每天不得少于4 h。

（17）吸脂区在术后早期可能有轻度的凹凸不平，除依靠穿弹力服进行压迫外，应用理疗和按摩也可以对脂肪组织的重新分布与定位起到治疗的作用。在术后1～2周后可以进行吸脂术后按摩，每天2次，连续8周，同时早晚进行居家按摩，每次20 min，持续3个月以上，以防止外观变形和内部瘢痕粘连。

（18）术后1个月内应尽量避免对术区的按摩，以便让脂肪尽早与受区建立血运，提高成活率。

（19）术后1个月内同时避免阳光暴晒，以减少局部色素沉着。

（20）术后1个月内不可以进行剧烈运动。

（21）术后局部凹凸不平可能由手术肿胀所致，也可能由移植不均引起，一般术后早期多见。多数于术后3～6个月可自行调整吸收，如果未吸收，可入院进行手术调整。

参考文献

第一章　眼部

[1] 崔心明. 眼部重睑术的整形护理分析 [J]. 世界最新医学信息文摘，2014，14（34）：434–435.
[2] 谢兆娟. 重睑（眼袋）受术者确定及术前术后护理 [J]. 医学美学美容，2012，8（8）：26–27.
[3] 周永生，李高峰，陈新. 三点式重睑成形术同期双弧线设计不对称 Z 成形矫正内眦赘皮的临床效果 [J]. 中华医学美学美容杂志，2017，23（5）：310–312.
[4] 李高峰，谭军，吴子涵. 不同类型内眦赘皮的处理对策 [J]. 中华整形外科杂志，2015，31（6）：428–431.
[5] 布希. 内眦赘皮手术的治疗进展 [J]. 中国中医眼科杂志，2017，27（3）：207–209.
[6] 安燕，姜艳华. 联合筋膜鞘悬吊与额肌瓣悬吊术在重度上睑下垂手术中的应用效果 [J]. 中国当代医药，2021，28（33）：141–144.
[7] 赵英年，葛洪刚，沈清俐. 联合筋膜鞘悬吊术和额肌瓣悬吊术治疗中重度上睑下垂的疗效比较 [J]. 国际眼科杂志，2017，17（9）：1790–1792.
[8] 费孝庆，廖荣丰. 比较额肌瓣悬吊术和联合筋膜鞘悬吊术治疗先天性重度上睑下垂前后的眼表变化 [J]. 临床眼科杂志，2017，25（3）：273–275.
[9] 刘冲丽，吕石头，李燕. 结膜上穹隆联合筋膜鞘（CFS）悬吊术对治疗严重上睑下垂的意义 [J]. 中外医疗，2016（28）：74–81.
[10] 易丽芳，刘海燕. 上睑下垂 57 例围术期护理 [J]. 齐鲁护理杂志，2013，19（8）：36–37.
[11] 罗杰，李安梅. 额肌瓣悬吊术治疗上睑下垂的围术期护理体会 [J]. 基层医学论坛，2011，15：673.
[12] 盛军，金书红，魏慧敏. 额肌悬吊术治疗重度先天性上睑下垂患儿的护理体会 [J]. 中国医疗美容，2020，10（2）：111–113.
[13] 李斌，李岩，赵洁. 眉下切口手术治疗老年性上睑皮肤松弛的临床疗效 [J]. 中国老年学杂志，2014，34（21）：6203–6204.
[14] 陈华、朱凤兰、李世荣. 眼袋整复术后常见并发症原因分析及护理体会 [J]. 中国美容医学，2010，19（11）：1720–1721.
[15] 郭同荣，任贝贝，吴少翠. "V–Y" 联合不对等 "Z" 形皮瓣外眦成形术效果观察 [J]. 中国美容整形外科杂志，2020，31（1）：45–46.
[16] 郭鹏，宋保强. 美容性外眦成形术研究进展 [J]. 中华整形外科杂志，2019，35（9）：934–937.
[17] 于浩，王佳琦，王太玲. 针对小睑裂综合征求美者的外眦开大新方法 [J]. 中国美容医学，2010，19（11）：1605–1606.
[18] 石磊，李俊岑，王鹏. 改良 V–Y 成形术与横切纵缝法开大外眦的效果比较 [J]. 中国美容医学，2016，25（8）：27–30.
[19] 张冰杰、曾高. 下睑缩肌与下睑板折叠固定行下睑缘下置术 [J]. 中华整形外科杂志，2018，24（3）：226–229.
[20] 杨超，邢新. 关于 "美容性外眦成形术" 和 "下睑下至" 的一些认识和思考 [J]. 中华整形外科杂志，2019，25（6）：519–522.

第二章　鼻部

[1] 王雪，郑月华，王艳玲. 自体耳软骨联合硅胶隆鼻术的并发症护理分析 [J]. 中国医疗美容，2020，10（2）：107–110.
[2] 田治国，张勇，伍前发. 耳甲腔 "帽状" 软骨移植矫正鼻尖圆钝肥大 [J]. 中华医学美学美容杂志，2012，18（4）：308–309.
[3] 杨蓉. 自体耳廓软骨盾牌形移植在固体硅胶假体隆鼻术中的应用 [J]. 中国美容医学，2006，15（12）：1376–1377.
[4] 王丽娟，王田田，李源林. 自体肋软骨隆鼻术病人的围术期的临床护理分析 [J]. 中国医疗美容，2013（4）：30–37.
[5] 杨海波，牛永敢. 单侧耳软骨仿生支架在短鼻延长中的应用 [J]. 中国美容整形外科杂志，2018，29（9）：554–563.

[6] 闫海涛，刘忠山. 短鼻矫正手术的研究进展 [J]. 重庆医学，2021，50（15）：2675–2679.
[7] 胡晓根，马海欢，曾高. 3 种常见鼻头肥大畸形的整形 [J]. 中日友好医院学报，2009，23（3）：146–148.
[8] 曾妍，王克明，李芯. 鼻头肥大的手术方法进展 [J]. 中国美容整形外科杂志，2017，28（11）：696–698.
[9] 潘宗琴，综述，刘凯. 鼻翼肥大的分类及临床治疗进展 [J]. 组织工程与重建外科杂志，2020，16（3）：257–259.
[10] 彭绍宗. 鼻翼缩小术的临床体会 [J]. 实用临床医学，2011，12（11）：90–91.
[11] 李矜然. 鼻基底部填充治疗中面部凹陷 23 例护理体会 [J]. 中国美容医学，2014，23（ 22）：1930–1932.
[12] 林广贤，宋震，范飞. 鼻基底填充术矫正鼻翼基底凹陷的临床应用进展 [J]. 中国美容整形外科杂志，2022，33（5）：312–314.
[13] 卢润萍. 鼻骨骨折行鼻骨复位术病人的护理 [J]. 全科护理，2013，11（7）：1861–1862.
[14] 赵艳. 鼻骨骨折行鼻骨复位术病人的护理 [J]. 中国伤残医学，2017，25（4）：99–100.
[15] 张吉，蒋萱，陈兵. 鼻背宽度的美学分析及宽鼻畸形的截骨治疗 [J]. 中国美容医学，2014，23（19）：1668–1671.
[16] 安阳. 鼻背缩窄截骨术的研究进展 [J]. 中国美容医学，2009，18（5）：733–735.
[17] 吴乐昊，尤建军，王欢. 直视下开放鼻截骨技术的临床应用 [J]. 中华整形外科杂志，2022，38（3）：321–326.
[18] 李东，秦荣生，谢宏彬. 驼峰鼻的分类与整形治疗 [J]. 中华整形烧伤外科杂志，1999，15（5）：342–244.
[19] 胡小东，尤建军，王盛. 驼峰鼻畸形的治疗进展 [J]. 中国美容医学，2012，21（8）：132–134.
[20] 许昱. 歪鼻畸形的手术治疗进展及鼻内镜的相关应用 [J]. 中华耳鼻喉头颈外科杂志，2020，55（3）：195–198.
[21] 王艇，杨明洁，吴桐. 自体软骨移植矫正鼻小柱退缩 [J]. 中国美容整形外科杂志，2009，20（11）：654–656.
[22] 晏权锭，王先成，邓毅文. 鼻翼畸形分型及相关治疗 [J]. 中南大学学报（医学版），2022，47（1）：123–128.
[23] 谭小彬，张国强，潘宝华. 鼻翼缘退缩的研究及治疗进展 [J]. 中国美容整形外科杂志，2021，32（9）：538–540.

第四章　耳部

[1] 王素芳，邓哲，韩富根. 2–6 月龄婴幼儿先天性耳形态畸形无创矫正的效果观察 [J]. 中华耳科学杂志，2019，17（4）：527–531.
[2] 张天宇，郭英. 先天性外中耳畸形——招风耳畸形的手术治疗进展 [J]. 听力学及言语疾病杂志，2020，28（4）：484–486.
[3] 傅先军，王璐，苏映军. 招风耳畸形的临床治疗体会 [J]. 西南国防医药，2017，27（3）：267–269.
[4] 赵加银. 招风耳整形矫正手术 21 例 [J]. 现代医药卫生，2006，22（14）：2173–2174.
[5] 田蒙. 杯状耳的手术治疗 [J]. 中国美容医学，2012，21（8）：130–131.
[6] 孙梦茹，彭维海，邵英. 矫正杯状耳畸形的疗效观察 [J]. 中国修复重建外科杂志，2015，29（2）：262–263.
[7] 展望，刘韵. 杯状耳畸形的整形美容 [J]. 中华医学美学美容杂志，2005，11（5）：260–262.
[8] 郭英，傅窈窈，谢友舟. 先天性杯状耳畸形的分型与治疗 [J]. 中国眼耳鼻喉科杂志，2019，19（2）：82–85.
[9] 邱伟明，徐凯. 猿耳畸形矫正 1 例 [J]. 华南国防医学杂志，2021，35（12）：923–924.
[10] 于晓波，蒋海越，潘博. Z 成形术加游离植皮法矫治隐耳畸形 [J]. 中国美容医学，2011，20（6）：887–888.
[11] 韩娟，邹艺辉，李学川. 旋转皮瓣加植皮法矫治隐耳畸形 [J]. 中国美容医学，2006，15（7）：766–767.
[12] 吕永全，冯秋元. 隐耳畸形矫正手术方法及疗效探讨 [J]. 中国美容医学，2014，23（14）：1160–1162.
[13] 孙晴，刘暾. 隐耳畸形临床治疗进展 [J]. 中国美容整形外科杂志，2021，32（9）：576–578.

第五章　面骨轮廓

[1] 王淑凤，王福茹，孙国玲. 口内入路下颌角弧线形截骨术围手术期护理 [J]. 中国美容医学，2009，18（1）：109–110.
[2] 夏欢，王瑜. 口内入路下颌角截骨术围手术期护理体会 [J]. 中国美容医学，2012，21（10）：1850–1851.
[3] 王君. 下颌角成形术围手术期的护理研究 [J]. 广州医科大学学报，2016，44（6）：69–71.
[4] 崔丽萍. 下颌角肥大整复术的围手术期护理 [J]. 中国美容医学，2016，25（9）：108–110.
[5] 王一瑾，李莎莎，赵培. 下颌角截骨术的术中配合及术后护理 [J]. 中国美容医学，2008，17（9）：1387–1388.
[6] 张余光，杨军，王丹茹. 女性下颌角肥大截骨范围的量化及手术方法的选择 [J]. 中国美容整形外科杂志，2007，18（1）：6–8.
[7] 高晓燕，杨娴娴，张如鸿. 下颌角外板矢状劈除在下颌角肥大矫治中的应用 [J]. 中华医学美学美容杂志，2006，12（2）：79–82.
[8] 张为欣. 112 例口腔前庭入路隆颏护理配合 [J]. 广西医科大学学报，2007，24（3），490–491.
[9] 刘勇，陈清. 假体植入隆颏术 20 例报告 [J]. 口腔颌面外科杂志，2000，10：37.
[10] 杨莉亚，卢建建. 隆颏术的临床应用进展 [J]. 医学综述，2014，20（16）：2953–2955.
[11] 周孝麟. 隆颏术的体会 [J]. 中华医学美学美容杂志，2006，12（2）：110–111.

[12] 鄢鹏，马永清，祝颂松. 用改良“L”形骨切开术降低颧骨颧弓突度 [J]. 中国美容医学，2011，20（11）：1692–1694.
[13] 王勇，金东一，何东镐. 颧骨缩小术临床应用探讨 [J]. 中国美容医学，2012，21（1）：25–26.
[14] 祁佐良，董佳生，张余光. 颧骨、颧弓缩小整复术的临床研究 [J]. 中华整形外科杂志，2001，17（3）：135–137.
[15] 尹琳，归来. 颧骨增大术的进展 [J]. 中国美容医学，2009，18（2）：261–263.

第六章　面部提升

[1] 王灵娟，王芳. 面部除皱术 112 例围术期护理 [J]. 临床误诊误治，2010，23（8）：790–791.
[2] 路富荣，江波. 面部除皱术的护理 [J]. 黑龙江医学，2006，30（9）：703.
[3] 牟盼盼，袁久莉，潘峰. 面部除皱术的手术配合及术后护理 [J]. 吉林医学，2013，34（22）：4624.
[4] 陈小英. 年轻化面部除皱术的护理 [J]. 现代中西医结合杂志，2019，18（33）：4154.
[5] 李丹. 女性 50 岁以上面部除皱术 36 例围手术期的护理 [J]. 中国误诊学杂志，2009，9（32）：8012–8013.
[6] 张秋霞，杨军丛，郭丽华. 全面部除皱术后的治疗与护理 [J]. 中国实用医药，2009，4（28）：163–164.
[7] 杨敏. 小切口额、颞部除皱术整体护理 [J]. 中国民康医学，2007，19（4）：296.
[8] 王兴华，程新德. 上面部除皱术的进展 [J]. 中国美容医学，2010，19（8）：1246–1248.
[9] 李雯，齐杰，生孟军. 叠瓦状荷包缝合悬吊方法在中下面部除皱术中的应用 [J]. 中国美容医学，2017，26（1）：53–55.
[10] 徐海，李凌云，肖文明. 颏下颈阔肌成形术治疗重颏与颈部松垂畸形分析 [J]. 医学信息，2011，24（3）：1712.

第七章　胸腋部

[1] 林文娟，舒小芳，熊世文. 假体隆乳术的护理体会 [J]. 中国美容医学，2012，21（9）：63–64.
[2] 潘小欢，伍艳群，胡文辉. 假体隆乳术后乳房按摩预防Ⅲ / Ⅳ包膜挛缩的回顾性研究 [J]. 中国美容医学，2018，27（4）：1–3.
[3] 楼跃仙. 假体植入式隆乳术的护理 [J]. 现代中西医结合杂志，2007，16（20）：2922–2923.
[4] 孙云霞，崔凤英. 隆乳术围手术期的护理 [J]. 中国美容医学，2011，20（5）：859–860.
[5] 徐国江. 腋路胸大肌下硅胶囊假体隆乳术围手术期护理 [J]. 右江医学，2004，32（6）：621–622.
[6] 才杰，马海欢. 应用解剖型假体隆乳治疗轻中度乳房下垂 [J]. 中华整形外科杂志，2006，22（4）：274–275.
[7] 李细乐. 1 例巨乳症求美者的围手术期护理 [J]. 当代护士，2008（10）：98–100.
[8] 刘利娜，刘云景，刘垠. 巨乳缩小术围手术期的护理 [J]. 中国美容医学，2007，6（11）：1583–1584.
[9] 叶丽丽，陈丽梅. 倒“T”形切口法巨乳缩小术的围手术期护理 [J]. 中国美容医学，2011，20（12）：1978–1979.
[10] 焦晓芳，陈德监. 巨乳缩小围手术期的护理探讨 [J]. 中国疗养医学，2014，23（12）：1145–1146.
[11] 陆春华，曹亚君，潘纬. 垂直双蒂法巨乳缩小术围手术期护理 [J]. 当代护士，2018，25（30）：48–50.
[12] 贺敏. 3 例巨乳症求美者的围术期护理 [J]. 实用临床医学，2018，19（11）：89–90.
[13] 詹天福，综述，贺光照. 常见巨乳缩小成形术及其并发症的研究进展 [J]. 现代医药卫生，2019，25（19）：3019–3022.
[14] 曾颖，刘莺. 保留乳头功能的乳头缩小整形术 [J]. 中国美容整形外科杂志，2021，32（6）：324–326.
[15] 杨思奋，梅小霞，罗谦. 改良双环法乳晕缩小整形术 [J]. 中国美容医学，2015，24（11）：6–8.
[16] 刘元媛，刘唯，郭忠梁. 经乳头根部乳晕内双环形切口行乳晕缩小术 [J]. 中国美容医学，2017，26（4）：42–43.
[17] 骆萍，周瑶，陈戈. 支架联合基底缝合法矫正乳头内陷的临床效果 [J]. 医疗装备，2021，34（21）：81–83.
[18] 高洋，崔建春，李立. 乳头内陷诱发因素分析及治疗策略 [J]. 中国现代医药杂志，2021，23（4）：61–63.
[19] 吴俐. 纵切口腋臭根治术护理 34 例 [J]. 中国美容医学，2012，21（7）：359.
[20] 陈诗颖，查选平，肖恒香. 腋臭手术全腋窝弹性加压包扎法的护理体会 [J]. 中国美容医学，2013，22（19）：1984–1986.
[21] 刘海霞. 两种手术方法治疗腋臭疗效观察与护理体会 [J]. 中国临床研究，2013，26（9）：998–999.
[22] 张义玲，徐莉杰. 脂肪抽吸法治疗腋部副乳围手术期护理体会 [J]. 中国病案，2008，9（12）：44–45.

第八章　腹部

[1] 孙敏，孙奕. 改良腹壁成形术 32 例 [J]. 全科医学临床与教育，2007，5（4）：326–327.
[2] 刘丹. 脂肪抽吸腹壁成形的术后处理及护理体会 [J]. 中国现代手术学杂志，2013，17（2）：157–158.
[3] 黄敬，邓琪. 脂肪抽吸联合腹壁成形术的围手术期护理体会 [J]. 中国医疗美容，2016，6（11）：79–81.